Inhalt *

I

Wie dieses Buch entstand

Wahrscheinlich interessiert es Sie, wie ich dazu gekommen bin, mich in den letzten acht Jahren intensiv damit zu beschäftigen, wie wir bei belastenden Gefühlen von Ärger, Stress, Ängsten, Verzweiflung und Schmerz förderlicher mit uns umgehen können? Wie können wir uns selbst besser helfen und unsere Beeinträchtigungen vermindern?

Leider habe ich mich in meinem Leben damit erst spät befaßt. In meiner Schulzeit, während des Krieges und viele Jahre in meinem Beruf war ich der Auffassung: Die Gefühle, die ich habe, sind unabänderlich; ich muß sie ertragen. Mir kam kaum in den Sinn, daß *ich* eine wesentliche Wandlung meines Fühlens herbeiführen kann. Das einzige, was ich tat, war: ich begab mich häufiger in bestimmte Situationen, in denen ich gute Gefühle erwarten konnte, in denen ich mich wohlfühlte; und ich vermied eher Situationen, die mich gefühlsmäßig belasteten.

Auch in den 29 Jahren Ehe mit meiner Lebenspartnerin Anne-Marie war ich nicht gezwungen, mich damit zu beschäftigen, wie ich mit beeinträchtigenden Gefühlen förderlich umgehe. Denn unsere Partnerschaft war sehr befriedigend, und wir unterstützten uns fortlaufend gegenseitig sehr einfühlsam.

In meiner beruflichen Tätigkeit als Psychologe habe ich mich zwar viel mit den beeinträchtigenden Gefühlen von Schülern, Klienten und Mitmenschen beschäftigt. Aber meist unter dem Gesichtspunkt: Wie können Psychologen und Soziale Helfer durch psychotherapeutische Gespräche und Gruppenbegegnungen anderen helfen, weniger Angst, Verzweiflung und seelische Bedrängnis zu erleben?

Erst als meine Lebenspartnerin vor zehn Jahren an Krebs erkrankte, wurde ich damit konfrontiert, wie Menschen sich selber helfen können, mit belastenden Gefühlen besser umzugehen. Ich erlebte es bei ihr mit, wie sie sehr viel unternahm, um trotz der Beeinträchtigungen durch die Krankheit und medizinische Behandlungsmethoden seelisch heil zu bleiben. Ich erlebte bei ihr den Wert von intensiven Entspannungsübungen, die ihr viele unangenehme Gefühle nahmen, auch vor Operationen. Ich sah bei ihr die Wichtigkeit, wie sie über ihre Krankheit und über ein mögliches Sterben dachte, welche Einstellungen sie dazu hatte. Bald nach ihrer Erkrankung erarbeitete sie sich eine Einstellung, offen und annehmend für die Wahrscheinlichkeit des Sterbens zu sein, aber auch offen für ein sehr bewußtes Leben. (171; 172)

Ferner wurde mir klar: Meine Gefühle im Zusammenhang mit ihrer Krankheit und schließlich mit ihrem Sterben vor fünf Jahren hingen sehr davon ab, welche Einstellungen, Gedanken und Bewertungen *ich* zu Krankheit und Sterben hatte, in welcher Bedeutung ich sie wahrnahm. Ich erfuhr eindringlich, daß es wesentlich von meinen Einstellungen, meinem Denken und meinem Umgang mit mir abhing, welche Gefühle ich hatte: tiefe Traurigkeit, seelische Schmerzen oder Dankbarkeit und Gelassenheit.

So wurde ich offener dafür, wie Menschen sich selber helfen können, mit ihren Gefühlen angemessener umzugehen, und wie dies mit ihren Gedanken, Bewertungen und ihrem Lebensstil zusammenhängt.

Weitere Anstöße, mich diesen Fragen zuzuwenden, waren:

▷ Menschen, die sehr offen und sensitiv für ihr Fühlen sind und sehr einfühlsam für das Seelische anderer Menschen, besonders Frauen, erleben einen großen gefühlsmäßigen Reichtum. Jedoch – sie spüren auch beeinträchtigende Gefühle wie Ängste und Traurigkeit intensiver. Sie sind verwundbarer für Verletzungen, sie werden seelisch mehr betroffen und belastet durch Schwierigkeiten in Partnerschaft, Familie oder Beruf. Deshalb beschäftigte mich die Frage: Wie können wir offen für unser Fühlen bleiben, wie können wir eine große Bewußtheit unserer selbst haben, ohne zu verletzbar und seelisch instabil zu werden? Eine Frau drückte das so aus: «Ich möchte meine Gefühle nicht unterdrücken, ich möchte sie leben; aber ich möchte nicht von ihnen überflutet werden.»

▷ Viele Menschen geraten im Laufe ihres Lebens in seelische Krisen, zum Beispiel bei einer Trennung vom Partner, bei schwerer Erkrankung, Verlust des Arbeitsplatzes, Überforderung in Familie oder Beruf. Kaum jemand bleibt davon verschont. Sogenannte Fehlschläge sind ein Teil unseres Lebens. Auch eine gute Erziehung, eine harmonische Kindheit und Jugend scheinen keine Garantie für das spätere Ausbleiben von Krisen zu sein. Wie können wir seelischen Krisen besser gerüstet begegnen? Wie können wir Fehlschläge besser ertragen und mit ihnen umgehen?

▷ Für junge Menschen ist die Fähigkeit des Umgangs mit beeinträchtigenden Gefühlen ebenfalls wichtig. Wie sollen Schüler mit ihren Enttäuschungen und Ängsten umgehen? Mit der Angst vor Klassenarbeiten? Mit der Angst, nicht versetzt zu werden? Mit der Angst, von anderen abgelehnt zu werden? Mit der Angst, keinen geeigneten Ausbildungsplatz zu finden? Was sollen sie tun, wenn sie bei vielem in der Schule ein Gefühl von Sinnlosigkeit haben? – Jeder zehnte Schüler im Alter von 13–17 nimmt mindestens einmal wöchentlich Beruhigungs- oder Kopfschmerztabletten ein (123)!

Auch Studierende an Hochschulen fühlen sich häufig belastet. So war jeder vierte Student* während des letzten Jahres durch seelische Schwierigkeiten und schwere Arbeitsstörungen beeinträchtigt, fast jeder fünfte hatte ein geringes Selbstwertgefühl.

* Zur allgemeinen Bezeichnung von Personen sind männliche Fürwörter («er», «ihn») sowie männliche Hauptwörter (der Leser, Partner, Student) noch gebräuchlich, obwohl dies unangemessen ist. Andererseits wirken Gebilde wie «sie/er», «ihr/ihn», «Leserinnen/Leser» schwerfällig. Aus diesem Grund habe ich mich bemüht, abwechselnd weibliche und männliche Hauptwörter sowie Pronomina zu verwenden.

Zwölf Prozent männliche und 22 Prozent weibliche Studierende litten an Ängsten, Unruhe und depressiven Verstimmungen. Jeder zweite hatte seelische Schwierigkeiten in Partnerbeziehungen (90).

▷ Eine weitere Erfahrung war wichtig für mich: Meine Partnerin Anne-Marie und ich hatten zwei Jahrzehnte lang das Verhalten von vielen hundert Lehrern im Unterricht untersucht. Es ergab sich: Wenn sich Lehrer partnerschaftlich im Unterricht verhalten – das heißt einfühlsam für die seelische Innenwelt der Schüler sind, achtungsvoll für sie sorgend sowie aufrichtig –, dann lernen Schüler im Unterricht fachlich und persönlich mehr (175). Studenten und Lehrer akzeptieren überwiegend derartige Erkenntnisse und begrüßen sie. Wenn sie jedoch ein derartiges Verhalten im Klassenraum leben wollen, dann scheitern viele damit. Sie erleben Ärger und Schwierigkeiten. Ein größerer Teil der Lehrer gibt es dann auf und wird autoritärer und lenkender. Sie sehen dies als einzige Möglichkeit an, dem Stress und den Spannungen auszuweichen.

In Unterrichtsbeobachtungen und durch Berichte von Lehrern wurde mir dann zunehmend deutlich: Lehrer, die schon bei kleinen Schwierigkeiten Stress und Unmut empfinden, die seelisch wenig belastbar sind, scheitern fast zwangsläufig mit einem partnerschaftlichen Unterrichtsstil. So ergab auch eine größere Befragung: die Mehrzahl der Lehrer fühlte sich in ihrem Unterricht häufig belastet. Jeder zweite Lehrer fühlte sich durch einige Schüler in der Klasse «maßlos gereizt». Jeder dritte bejahte, daß er sich in seinem Unterricht leicht stören ließ. Bei mehr als 60 Prozent der Lehrer war das körperliche Wohlbefinden abhängig davon, wie der Unterricht verlief. Auch abends vor dem Einschlafen gingen Lehrern noch häufig belastende Gedanken über den Unterricht durch den Kopf (16).

Ähnliches beobachteten wir bei Eltern und Erziehern: Viele haben den Wunsch, einfühlsam und partnerschaftlich mit ihren Kindern umzugehen. Aber manche geraten schon bei geringen Anlässen in größere Erregung, die zu vermehrten Schwierigkeiten mit Kindern führt. Sie scheitern dabei, mit Kindern so umzugehen, wie sie dies wünschen und als gut ansehen.

▷ Psychotherapeutische Gruppen- und Einzelgespräche bei qualifizierten Psychologen und Ärzten können eine günstige Möglichkeit zur Minderung seelischer Beeinträchtigungen sein. Wir haben die Auswirkungen von Gesprächspsychotherapie bei fast tausend Personen eingehend überprüft (176). Jedoch führten mich die Erfahrungen auch zu der Erkenntnis: Bei vielen Klienten sind die Änderungen durch Psychotherapie allein nicht hinreichend. Wenn Klienten nicht zusätzlich zu psychotherapeutischen Gesprächen lernen, entspannter zu leben, andere Einstellungen zu alltäglichen Stress-Situationen sowie einen neuen Lebensstil zu gewinnen, dann wird eine Psychotherapie unnötig lange ausgedehnt; und die erreichten Änderungen können nach einiger Zeit wieder fortfallen. Ferner: Wenn Personen durch Psychotherapie sensibler werden für ihr Fühlen, jedoch nicht lernen, mit vorhandenen Stress-Situationen und Ängsten umzugehen, dann kann Psychotherapie zu einer Verschlechterung des seelischen Befindens führen (19).

▷ Ein letzter Anstoß, mich mit der förderlichen Bewältigung seelischer Belastungen zu beschäftigen, war: Unangemessene Bewältigungsformen beeinträchtigen nicht nur die seelische Gesundheit, sondern können auch zu erheblichen Beeinträchtigungen der *körperlichen* Gesundheit führen. Eine 37jährige Frau: «Meine seelischen Schwierigkeiten und meine Gefühle überwältigen mich zum Teil so, daß ich nicht damit umzugehen weiß. Und das schlägt auf meinen Körper durch, ich habe Kreislauf- und Magenbeschwerden, und ich trinke wieder mehr.»

Stress, seelische Spannungen und Ängste können sich auf die körperliche Gesundheit deutlich auswirken:

1. Sie führen zu psycho-vegetativen Erkrankungen. Ärzte nehmen an, daß ein größerer Prozentsatz der Erkrankungen, mit denen ihre Patienten in die Sprechstunde kommen, mit stresshaften, belastenden Gefühlen zusammenhängen (46). Durch seelische Belastungen können körperliche Erkrankungen verstärkt, aufrechterhalten oder teilweise ausgelöst werden.
2. Viele suchen, ihre belastenden Gefühle durch Einnahme von Beruhigungstabletten, Nikotin- und Alkoholgebrauch sowie

übermäßige Nahrungsaufnahme zu vermindern oder zu beseitigen. Gewöhnen wir uns an, in dieser Art auf beeinträchtigende Gefühle zu reagieren, so führt dies längerfristig zu sehr ungünstigen Auswirkungen:

Rund 20 Millionen Bundesbürger gelten als regelmäßige Raucher. Die Folgekosten für Herz-Kreislauf-Erkrankungen, Lungenkrebs u. a. betragen in der Bundesrepublik jährlich etwa 20 Milliarden DM.

Rund 20 Millionen Bundesbürger leiden an Übergewicht. Hierdurch werden Herz-Kreislauf-Erkrankungen, Bluthochdruck, Zuckerkrankheit u. a. gefördert. Die gesundheitlichen Folgekosten (Behandlung, Rehabilitation, Arbeitsausfall) werden auf 18 Milliarden DM geschätzt.

Etwa 1,8 Millionen nehmen in der Bundesrepublik täglich mehr als 100 g reinen Alkohol zu sich und zählen als alkohol-abhängig. Die Folgekosten – ohne Arbeitsausfall und Verkehrsunfälle – betragen 17 Milliarden DM jährlich. Die Zahl der Medikamentenabhängigen wird auf ca. 800000 geschätzt, etwa 500000 davon sind von Beruhigungsmitteln abhängig.

3. Hinzu kommen ein ungünstiger Lebensstil, zum Beispiel Bewegungsmangel, unausgeglichene Ernährung, ungünstige Freizeitgestaltung u. a.

Mich haben diese Zahlen nachdenklich gemacht. Immer wieder habe ich mich gefragt: «Warum gehen wir so schädigend mit uns selber um?» – «Warum sorgen wir so wenig für unser Seelisches und für unseren Körper?» Noch betroffener bin ich, wenn ich daran denke, wie sehr durch diese unangemessene Lebensführung die *seelische* Lebensqualität von Menschen eingeschränkt wird. Es ist schwer in Worte zu fassen, wie sehr das Leben von Familien durch einen alkoholkranken oder tablettenabhängigen Angehörigen belastet wird. Und um wie viele Jahre wird das Leben von Millionen von Menschen durch diese ungünstigen gefühlsmäßigen Reaktionen und Verhaltensformen verkürzt! So wird heute mit Recht die Verhütung von Krankheiten durch günstigere Lebensgewohnheiten als vordringlich im Gesundheitswesen angesehen.

Diese Tatsachen und Erfahrungen sowie viele weitere Befunde drängten mich in den letzten sechs Jahren, mich intensiv damit zu beschäftigen, wie Menschen mit belastenden Gefühlen förderlicher umgehen können.

Ich informierte mich eingehend über neuere wissenschaftliche Untersuchungsbefunde und Auffassungen. Die Erkenntnisse von Richard S. Lazarus, Professor für Psychologie an der Universität Berkeley in Kalifornien, über die Bewältigung von Alltagsstress waren dabei für mich sehr wertvoll (95).

Ferner führte ich mit Diplomanden und Doktoranden der Psychologie Befragungen von mehreren hundert Menschen durch, wie sie im Alltag mit beeinträchtigenden Gefühlen umgingen, wie sie mit seelischen Belastungen, Enttäuschungen und Krisen fertig wurden, was für sie dabei hilfreich war (119; 133; 147; 153).

Meine sich allmählich abrundenden Auffassungen trug ich in Vorträgen in Deutschland, der Schweiz und Österreich vor, auch in mehreren Rundfunksendungen. Ich stellte eine Kurzfassung wichtiger Gedanken auf 20 Seiten zusammen; sie wurde von Organisationen und Rundfunkanstalten in 15 000 Exemplaren verbreitet. Die Reaktionen der Vortragsbesucher und Leser ermutigten mich sehr. Viele teilten mir mit, daß die Auffassungen für sie bedeutsam gewesen seien; sie fanden sich in den Lebensschritten anderer wieder. «Es war genau das, was ich suchte. Ich möchte meine Gefühle nicht unterdrücken, aber ich möchte ihrem Sog widerstehen.»

Mir wurde immer klarer, wie wichtig ein förderlicher Umgang mit schwierigen Situationen und belastenden Gefühlen für die seelische Lebensqualität, für die Vorbeugung von seelischen Beeinträchtigungen sowie körperlichen Erkrankungen ist, und welche Möglichkeiten es gibt, wie Menschen sich selber helfen können. Mannigfache Anregungen erhielt ich in Gesprächen mit meinen Kollegen Prof. Dr. Heinz Berbalk und Prof. Dr. Inghard Langer vom Psychologischen Institut III der Universität Hamburg. Ihnen sowie Prof. Dr. Bernd Dahme danke ich für die Ermöglichung meiner Arbeit am Psychologischen Institut der Universität Hamburg. Anregungen und Hilfen erhielt ich auch von meiner Tochter Dr. Daniela Tausch (Stuttgart), von Frau Sybil Schärlig (Bern) und Dr. Jürgen Höder (Hamburg). Schließlich führte ich zwei- bis dreitägige Seminare zur Verminderung von Stress und seelischen Belastungen durch, in denen die Teilnehmer lernten, weniger erregt und mehr entspannt zu leben und ihre Umwelt anders zu bewerten, sich selbst weniger zu beeinträchtigen.

Aus diesen vielen Erfahrungen und Befunden gestaltete ich allmählich dieses Buch. Frau Erika Bednarczyk und Frau Gertrud Wriede halfen mir sehr durch die sorgfältige Herstellung der maschinenschriftlichen Manuskriptfassungen.

Das Buch enthält die Summe von Erfahrungen, wie Menschen sich bei seelischen Belastungen selbst helfen und was von der wissenschaftlichen Forschung als hilfreich herausgefunden wurde. Beides – die persönlichen Erfahrungen von Menschen und die wissenschaftlichen Forschungsbefunde zur Verminderung von Beeinträchtigungen – stimmen weitgehend miteinander überein.

Ich habe mich bemüht, die wissenschaftlichen Befunde in einer verständlichen Alltagssprache darzustellen und habe mich darin durch die Auffassung Albert Einsteins ermutigt gefühlt: «Die meisten der fundamentalen Ideen der Wissenschaft sind im Grunde einfach und können in der Regel in einer leicht verständlichen Sprache ausgedrückt werden.» (53, S. 121) Ich nehme dabei auch den Nachteil in Kauf, den Einstein so beschrieben hat: «Die meisten Menschen haben einen heiligen Respekt vor Worten, die sie nicht begreifen können, und betrachten es als ein Zeichen der Oberflächlichkeit eines Autors, wenn sie ihn begreifen können.» (191, S. 24)

Was kann das Buch Ihnen als Leser geben?

Sie erhalten Kenntnis von Forschungsbefunden, Erfahrungen und Lebensschritten anderer, wie sie sich selbst halfen, mit Schwierigkeiten des Lebens sinnvoller und weniger beeinträchtigend umzugehen. Sie können sich damit und mit Ihren eigenen Erfahrungen und Schritten auseinandersetzen, auch mit anderen diskutieren, im Bekanntenkreis oder einer Gesprächs- oder Selbsthilfegruppe.

Etliches werden Sie in ähnlicher Form auch schon erfahren oder gedacht haben, wenn Sie es auch nicht in Worte gefaßt haben. Vieles wird deutlicher in Ihr Bewußtsein treten. In manchem werden Sie sich bestätigt fühlen und mehr Mut bekommen. Anderes wird neu für Sie sein, zum Nachdenken anregend. Mit manchem werden Sie beim Lesen nicht übereinstimmen. Vielleicht hilft Ihnen dabei eine Stelle aus dem Brief einer Frau, den sie mir nach einem Vortrag schrieb: «Natürlich gibt es Dinge, mit denen ich nicht einverstanden bin. Aber ich picke mir aus einem Vortrag oder aus einem Buch immer die positiven Punkte heraus, von denen ich für mich lernen kann.» – Die Erfahrungen und Schritte der Menschen in diesem Buch sind *Möglichkeiten*. Es ist selbstverständlich, daß Sie entscheiden, was für Sie und in Ihrer jeweiligen Situation angemessen ist, was Sie tun möchten.

Mein Wunsch ist es, daß der Leser durch die Erfahrungen und Kenntnisse des Buches förderlicher mit den kleinen und großen Mißgeschicken, mit den alltäglichen sowie langandauernden Lebensbelastungen umgehen kann. Ich möchte Ihre Selbsthilfeaktivität und Widerstandsfähigkeit stärken.

2
Belastende Gefühle in unserem Leben

Wie sehen die seelischen Beeinträchtigungen aus, die uns in unserem Alltag treffen? Was sind es für Ereignisse? Was spüren wir dabei?

Die Befunde hierüber, die wir durch Befragung vieler Personen gewannen, haben mich sehr beeindruckt (119; 133; 147; 153). Viele Menschen erleben Stress und Spannungen, seelische Belastungen und Krisen in größerer Häufigkeit und Intensität, als wir es vermuten. Viele scheinen sich einen größeren Teil ihres Lebens beeinträchtigt zu fühlen, im privaten und im beruflichen Bereich. Hierdurch wird ihre seelische Lebensqualität sehr geschmälert, ihre persönliche Wirksamkeit deutlich beeinträchtigt (28).

Die seelischen Alltagsbelastungen werden in der neueren Forschung als «Stress» bezeichnet. Insbesondere in den USA haben sich die Forscher in den letzten Jahren vermehrt diesen alltäglichen Belastungen zugewendet. Es sind die ärgerlichen, unerfreulichen, quälenden Alltags-Erlebnisse, auch wenn sie äußerlich gesehen oft «banal» erscheinen (95). Stress ist die empfundene Überlastung oder Überforderung durch äußere oder innere Reize. Es besteht ein Mißverhältnis zwischen den Anforderungen einer Situation und unseren Bewältigungsmöglichkeiten (159; 182). Früher dagegen wurden überwiegend nur die körperlichen Auswirkungen als Stress bezeichnet oder große belastende Ereignisse wie Tod oder Trennung vom Partner als Lebensstress (167; 78).

Im folgenden gebe ich einen Einblick in belastende Alltags-erlebnisse. Ich habe sie nach der Dauer und dem Ausmaß der Belastung geordnet. Charakteristisch ist für viele Belastungen:

▷ Eine äußere Situation, ein Ereignis oder eine innere Situation in uns ist Anlaß für Beeinträchtigungen.

▷ Ob und in welchem Ausmaß äußere und innere Ereignisse als belastend empfunden werden, hängt von unserer Bewertung, Einschätzung, Einstellung ab.

▷ Bei seelischen Stressbelastungen erleben wir uns als überfordert, vereitelt, bedroht, beeinträchtigt von der Situation. Wir empfinden Gefühle von Spannung, Angst, Ärger, Bedrückung und Versagen.

▷ Stressbelastungen sind meist verbunden mit einer Alarmierung körperlicher Vorgänge; dadurch werden die Belastungen besonders bei geringer körperlicher Aktivität verstärkt.

▷ Kurzzeitige Belastungen können eine ähnliche oder größere Intensität als längerdauernde Belastungen haben.

▷ Viele kürzere Beeinträchtigungen können sich zeitlich häufen und uns stark belasten.

▷ Wahrscheinlich nehmen seelische Stressbelastungen in der Bevölkerung zu (46).

Kurze Belastungen

Sie dauern einige Minuten bis etwa eine halbe Stunde, können aber recht intensiv sein. Menschen in der Großstadt oder mit Tätigkeiten in komplexen schwierigen Situationen erfahren sie wahrscheinlich häufiger; manche wahrscheinlich so häufig, daß sie sie fast schon als «normal» ansehen.

Der amerikanische Psychologe Lewinsohn hat durch Befragungen eine Liste dieser Belastungen zusammengestellt (96; 67). In den meisten dieser Situationen werden wir in unseren Zielen, Wünschen und unserem Wohlbefinden beeinträchtigt oder vereitelt:

– Wir sind sehr in Eile, müssen etwas unter starkem Zeitdruck erledigen.
– Wir verfehlen ein Zusammentreffen mit anderen. Wir müssen lange warten.
– Wir haben etwas verloren oder verlegt, den Hausschlüssel, das Scheckheft oder ein Handwerkszeug. Wir haben eine Panne an unserem Auto.
– Beim Kochen brennt uns etwas an.
– Wir sind hungrig oder durstig.
– Wir sind mit Leuten zusammen, die nicht unsere Interessen teilen.
– Wir sind gezwungen, schlechte Luft einzuatmen.
– Wir sehen, wie Kinder oder Tiere schlecht behandelt werden.
– Wir müssen «nein» zu einem anderen sagen.
– Wir werden mißverstanden oder falsch zitiert.
– Für einen Gegenstand müssen wir einen zu hohen Preis zahlen.
– Wir setzen uns mit einem Kind auseinander, das Regeln oder Pflichten verletzt hat.
– Wir sehen jemand weinen.

Ich möchte einiges davon veranschaulichen:

Zeitdruck, Eile und Hetze. Durch das Bemühen, Termine trotz knapper Zeit zu erreichen, vieles in kurzer Zeit erledigen zu wollen oder zu müssen, durch die Angst, etwas nicht zu schaffen, nicht zu spät zu kommen, fühlen sich viele Menschen, so auch ich, beeinträchtigt. Wenn ich zu spät von zu Hause zu einem Arbeitstermin in der Universität losfahre, dann ist die Autofahrt von 35 Minuten für mich meist recht belastend. Ich denke dann oft daran, ob ich den Termin wohl schaffen werde, wie ich noch etwas schneller oder günstiger fahren kann, um Zeit zu gewinnen, ich denke an die Schwierigkeiten, die sich durch mein Zuspätkommen ergeben. Am Ziel der Fahrt merke ich meist, daß die Muskeln meines Körpers angespannt sind. Habe ich dagegen besser geplant und nur einige Minuten mehr zur Verfügung, ist die gleiche Fahrt kaum belastend. Ich fühle mich dann abends auch weniger erschöpft.

Ziele nicht erreichen können. Viele fühlen sich beeinträchtigt, wenn ihre Absichten, Erwartungen oder Pläne vereitelt werden. «Wenn der Bus grade weggefahren ist, dann kommt Ärger hoch«, sagt ein 45jähriger Mann. «Zuerst bin ich verärgert über die Pünktlichkeit des Busses. Und dann ärgere ich mich über mich. Weil ich mich total beeilt habe, um ihn zu erreichen, und es doch nicht geklappt hat; weil ich es wieder geschafft habe, vor einem wegfahrenden Bus zu stehen.» Eine 32jährige Frau: «Ich fühle mich gleichsam hilflos und gelähmt, weil ich den Bus doch nicht geschafft habe. Ich bin erstmal total entnervt. Und dann ist es mir furchtbar peinlich. Mir darf das nicht passieren. Ich bin bekannt dafür, daß es mir nicht passiert. Und so mache ich mir selbst Vorwürfe; denn ich habe wenig Verständnis, wenn es anderen Menschen passiert. Ich merke, wie sich meine Atmung verändert. Und es dauert einige Zeit, bis ich mich beruhigt habe, bis ich normal überlegen kann, wie ich die Situation meistere.»

In einer Untersuchung befragten wir Menschen, wie es ihnen ergeht, wenn sie einen eiligen Anruf unterwegs zu erledigen haben, wenn jedoch bei dem Apparat in der Telefonzelle das Geld durchfällt, so daß keine Verbindung zustande kommt (153). Viele fühlten sich hierdurch deutlich beeinträchtigt, empfanden massiven Ärger, äußerten Beschimpfungen, versetzten dem Apparat Faustschläge. Körperlich spürten sie Erregung, Schwitzen, erhöhten Puls. Eine 22jährige Frau: «Ich ‹verfluche› das Telefon und bin so wütend, daß ich am liebsten darauf einschlagen möchte. Ich fange vor Erregung an zu schwitzen. Nur mit Mühe beruhige ich mich und suche eine andere Telefonzelle.»

Äußere und innere Anforderungen im Beruf führen bei vielen zu kürzeren stressvollen Beeinträchtigungen, auch zu Versagensängsten. «Bei meinem Telefondienst in der Zentrale konnte ich neulich einen Teilnehmer wegen seines starken ausländischen Dialekts nicht verstehen», schreibt eine Frau. «Nach zweimaligem Nachfragen wußte ich immer noch nicht, was er wollte. Niemand war in greifbarer Nähe, dem ich den Hörer in die Hand drücken konnte. Im Gegenteil, noch andere wollten etwas von mir. Ich fühlte im Körper unruhiges Flattern, Anspannung. Ich dachte: Was mache ich bloß?! Besonders beeinträchtigt hat mich, daß ich unruhig wurde und nicht überlegen konnte, was ich machen könnte.»

Lärm wurde häufig als beeinträchtigend angegeben, besonders im privaten Bereich. «Lärm ist für mich grundsätzlich der größte Stress, besonders beim Entspannen oder Schlafen, wenn ich am Schreibtisch arbeite, in der Werkstatt, beim Lesen, beim Fahrradfahren oder wenn ich auf einer Parkwiese liege. Ich empfinde Lärm als sehr belastend, er macht mich reizbar und aggressiv. Ich kann mich dann oft schlecht oder gar nicht konzentrieren.» Obwohl durch Untersuchungen bekannt ist, daß Verkehrslärm für die städtische Bevölkerung eine wesentliche Quelle von Beeinträchtigungen ist, sind die Bemühungen von Politikern, Parteien und Institutionen noch gering, durch gesetzliche Maßnahmen mehr Entlastung zu schaffen. –

Diese kurzen sowie die nachfolgend angeführten mehrstündigen Belastungen mögen äußerlich wenig wichtig erscheinen. Jedoch sind sie aus folgenden Gründen bedeutsam:

Ereignen sie sich häufig, etwa mehrmals täglich, dann summieren sich diese Belastungen und schränken unsere Lebensqualität erheblich ein.

Bei den kurzen Belastungen kann sich eine Art des Reagierens und eine Form der Bewältigung zeigen, zu der wir auch in wichtigeren Belastungssituationen neigen.

Werden wir mit größeren Belastungen konfrontiert, etwa mit einer schweren Erkrankung, dann nehmen als Folge der Erkrankung die alltäglichen Stressbelastungen zu.

Wir können in diesen alltäglichen kleinen Situationen lernen, gelassener zu reagieren, uns weniger zu belasten, so daß wir eines Tages bei schwierigeren Situationen gerüsteter sind.

Mehrstündige Beeinträchtigungen

Hier spüren wir mehrere Stunden lang einen seelischen Druck, fühlen uns unwohl, seelisch eingeschränkt, unzufrieden. Körperlich empfinden wir Spannungen, Unwohlsein, Kopfschmerzen oder Magen-Darm-Beschwerden, auch noch Stunden danach. Es sind folgende Situationen (96; 67):

– Wir erleben Schwierigkeiten im Zusammensein mit Arbeitskollegen, Vorgesetzten oder Familienangehörigen.
– Wir haben eine schwierige Aufgabe zu erledigen, etwa im Beruf eine bestimmte Arbeit zu tun, die wir schon länger aufgeschoben haben.
– Wir sind mit jemandem zusammen, den wir nicht mögen oder dem wir nicht vertrauen.
– Wir tun etwas, was wir nicht wollen, nur um einem anderen zu gefallen.
– Wir treffen jemand, den wir nicht länger lieben.
– Wir werden in sexueller Hinsicht zurückgewiesen.
– Wir werden von anderen niedergeredet, nicht verstanden.
– Wir müssen Leute anhören, die sich beschweren.
– Wir nehmen an einer Begräbnisfeierlichkeit teil oder besuchen das Grab eines lieben Angehörigen oder Freundes.
– Wir müssen zu einer unangenehmen medizinischen Behandlung.
– Bei sportlichen Aktivitäten haben wir unbefriedigende Leistungen.
– Wir sind unfähig, jemandem zu helfen.
– Etwas, was wir fehlerhaft oder unangemessen gemacht haben, wird anderen berichtet.
– Wir haben etwas Wichtiges verloren.
– Uns wird etwas gestohlen.
– Wir erhalten von verschiedenen Quellen gegensätzliche Informationen, die wichtig für uns sind.
– Wir bekommen eine unerwartet hohe Rechnung.
– Unser Besitz, zum Beispiel unser Auto, wird beschädigt.

Nach einer oder mehreren Stunden klingen die Belastungen ab. Unsere Erregung, Angst und Verletztheit werden schwächer; unsere Gedanken wenden sich wieder etwas anderem zu. Oft jedoch fühlen wir uns danach noch eine Zeitlang innerlich geschwächt. Bei manchen dauert ein Gefühl von Mattigkeit, Erschöpfung und körperlicher Beeinträchtigung an, etwa von Kopfschmerzen.

Beispiele für mehrstündige Beeinträchtigungen

▷ Unerfreuliche Begegnungen oder Auseinandersetzungen mit anderen, im Beruf, in der Familie oder im Bekanntenkreis. Eine Krankenschwester: «Der Chefarzt kritisierte mich während der Visite vor einer Patientin und beschwerte sich dann noch bei der Stationsschwester über mich. Ich habe mich in meiner Ehre verletzt und ungerecht behandelt gefühlt und völlig mißverstanden. Ich bekam Angst und wurde rot. Mir ging immerzu durch den Kopf: ‹Warum sagt er das nur hier im Zimmer?› ‹Der Chefarzt ist ungehobelt und schlecht erzogen.› ‹Wenn ich mal etwas selbständig denke, dann mache ich es falsch.› ‹Ich werde das nie hinbekommen.› Ich hatte sinnvoll gehandelt, und dafür wurde ich angeschrien. Aber hinzu kommt noch eines: Ich mag den Chef, es war die erste Kritik, es schmerzte mich sehr, besonders, da ich mich im Beruf so bemühe.»

Bei der Begegnung mit den Eltern fühlt sich ein 24jähriger Student belastet: «Das Zusammentreffen mit meinen Eltern ist meist voller unangenehmer Gefühle. Ich bin sehr gespannt, wenn meine Eltern mich besuchen, fühle mich unruhig, sehr verantwortlich, überfordert und hilflos. Körperlich habe ich ein Gefühl von Kraftlosigkeit, Bewegungen fallen mir schwer; danach bin ich immer erschöpft. Ich denke dauernd daran: ‹Wie soll ich mich verhalten? Was könnte ich tun? Warum bin ich so angespannt? Was steht zwischen uns?› Was mich besonders beeinträchtigt, ist die Angst vor dem Unbekannten, die Angst, was sich da bei mir ereignet.»

Eine 40jährige Frau berichtet, wie ihr die unerwünschte Begegnung mit Bekannten zu schaffen macht: «Ein unerwarteter Besuch von Personen, die ich nicht leiden kann, bringt mich leicht aus der Fassung. Während des Besuches lasse ich mir zwar nichts anmerken, ich bemühe mich wenigstens darum. Aber hinterher kommt es zu heftigen Aggressionen, ich bin wütend, fühle mich unwohl.»

▷ Arbeitsschwierigkeiten, zuviel Arbeit, im ermüdeten Zustand oder unter Zeitdruck schnell arbeiten zu müssen, wurde häufig als belastend angegeben. Die Anforderungen kamen teils von außen, also von anderen Menschen, teils von innen, das heißt, die Betreffenden stellten an sich selbst hohe Anforderungen. Neue Situationen, in denen wir keine oder erst wenig Erfahrung haben, werden eher als schwierig oder gar bedrohlich wahrgenommen. Eine 27jährige Frau: «Im Rahmen der Öffentlichkeitsarbeit meiner Dienststelle sollte ich einen Vortrag halten und mich den Fragen der Zuhörer stellen. Es war der erste Vortrag vor einem größeren Zuhörerkreis, Presseleute waren auch anwesend. Ich hatte Angst, die Anforderungen und Erwartungen nicht erfüllen zu können. In der Magengegend hatte ich ein mulmiges Gefühl, feuchte Hände, trockenen Mund, nervöses Herzklopfen, ein zittriges Gefühl in den Knien und Spannungen bis in die Fußzehen. Beeinträchtigt wurde ich auch dadurch, daß ich mich zwang, meine Äußerungen wegen der Auswirkung auf die Öffentlichkeit ständig auf die Waagschale zu legen. Im Weg standen mir auch meine eigenen Anforderungen, ständig die richtigen Worte zu wählen.»

Durch Änderungen in ihrem Tagesablauf fühlen sich manche beeinträchtigt. Eine 25jährige Frau beschreibt dies, auch die körperlichen Auswirkungen: «Wenn mein geplanter Tagesablauf stark durcheinandergerät, dann stehe ich völlig kopflos da, weil ich sonst alles genau plane. Wenn ich dann noch kurzfristig erfahre, was zu machen ist, und ich dafür weniger Zeit als sonst habe, dann fühle ich mich genervt, bin nervös und überreizt. Jedes laute Geräusch stört mich. Ich bekomme Schweißausbrüche, Quaddeln auf der Haut. Ich denke nur daran, wie ich diese Aufgabe bewältige. Und besonders beeinträchtigt mich dabei meine eigene Nervosität. Ich werde auch aggressiv und fange an zu rotieren. Ich habe große Schwierigkeiten, einer solchen Situation mit der nötigen Gelassenheit zu begegnen.»

▷ Mit vielen Menschen eng zusammen sein zu müssen, kann als belastend und stressvoll empfunden werden. «Bei dem Einkauf neulich in der Innenstadt war ich genervt. Es waren so viele Leute da. Mir war, als ob ich einfach darin verschwand. Mein Körper fühlte sich zusammengezogen und heiß an. Ich dachte, diese Menschenmassen! Gräßlich! Die vielen Leute haben mich beeinträchtigt, und die vielen unwichtigen Angebote. Hinzu kam die große Ungewißheit, was ich nun kaufen soll, ob es das

Richtige ist. Das Einkaufen unter solchen Bedingungen wird mir zuviel.»

▷ Ungewisse, unklare Situationen können zu Belastungen werden. Ein Mann: «Ungewisse Situationen beunruhigen mich immer. Ich bin ziemlich gespannt, wie es sein wird. Immer ist eine Art Unsicherheit und Spannung da. Seltsamerweise geht es mir bei wichtigen Situationen besser. Da fühle ich mich mehr ‹in Gottes Hand›. In kleinen Situationen dagegen nerve ich mich sehr.»

Längerdauernde Belastungen

Hier sind wir einige Tage oder auch Wochen deutlich belastet, eingeschränkt in unserem Leben. Wir fühlen uns gespannt, wenig frei, spüren einen inneren Druck; angstvolle Gedanken an vergangene oder zukünftige Belastungen bilden den Hintergrund unseres Erlebens. Unsere Fähigkeit, mit unserem Alltag umzugehen, vermindert sich. Viele sorgenvolle Gedanken lassen uns den Tag schon mit weniger Hoffnung und Mut beginnen. Wir gönnen uns weniger Erholung und Pausen. Am Ende der Belastungszeit fühlen wir uns erschöpft, seelisch und zum Teil auch körperlich. Einige Beispiele:

Schwierigkeiten in zwischenmenschlichen Beziehungen, besonders in der Partnerschaft. Jemand ist deutlich unzufrieden mit seinem Partner, oder der Partner mit ihm. Oder es gibt größeren Streit und Differenzen mit dem Partner.

«Im letzten Monat hatte ich einen Streit mit meinem Freund», sagt eine 31jährige Frau. «Ich war wütend, verzweifelt und hilflos. Körperlich spürte ich Anspannung, zusammengebissene Zähne, einen explosiv zusammengezogenen Körper. Ich dachte, daß ich es nicht mehr ertragen kann, wie er mit mir umgeht. Besonders beeinträchtigt hat mich, daß er immer das Gespräch abbricht und sich dabei so im Recht fühlt, daß er meine Annäherungsversuche und meinen Wunsch nach Einigung als belästigend ablehnt und seine Ruhe haben will. Ich habe geredet, geschrien, geschmissen und geheult. Nach einer Zeit habe ich wieder geredet, wurde wieder abgelehnt. Später habe ich einen weiteren Kontaktversuch gemacht, der auch abgelehnt wurde. Schließlich ist es dann eskaliert: Es wurde ein Riesenstreit daraus. Und dann bin ich in eine andere Wohnung und wir haben zwei Wochen keinen Kontakt miteinander gehabt.»

Weitere Anlässe sind: Wir werden gewahr, daß sich ein geliebter Mensch von uns entfernt. – Es gibt Unklarheiten über den Verlauf einer Liebesbeziehung. – Wir sind von jemand, den wir lieben, räumlich sehr getrennt.

Belastende Anforderungen im Beruf: Wir müssen längere Zeit unter Druck arbeiten. – Wir werden gewahr, daß wir etwas nicht können, was wir dachten zu können. – Wir haben Angst, etwas nicht zu erreichen oder zu bewältigen. – Wir übernehmen uns bei einem Projekt, müssen eine Aufgabe unvollendet lassen. – Wir verrichten eine wichtige Arbeitsaufgabe unzureichend. – Wir müssen zuviel und zu schnell arbeiten. – Wir sind schwierigen unklaren Situationen ausgesetzt, so einer Prüfung am Abschluß einer Ausbildung. – Wir verlieren den Überblick über größere Teile unserer Arbeit. – Unsere Arbeitssituation verändert sich, zum Beispiel durch Versetzung, durch Beginn einer neuen Arbeitsstelle. – Wir haben Streit und Auseinandersetzungen mit Vorgesetzten, mit Kollegen oder mit denen, für deren Arbeit wir mitverantwortlich sind.

Manche Anforderungen kommen von innen, wir stellen sie an uns selbst.

Eine 35jährige Frau: «Ich hatte zu einem bestimmten Termin Texte abzuliefern, ich stand sehr unter Druck. Ich habe mich mehrere Tage lang vollkommen auf die Arbeit konzentriert. Der Druck kam aus *mir* heraus, weil es mir selbst wichtig war, diese Arbeit zu beenden. Ich hatte starke Nackenspannungen; der übrige Körper, insbesondere unterhalb des Bauchnabels, war leblos. Beeinträchtigt hat mich auch die Ohnmacht, niemanden zu haben, gegen den ich rebellieren kann. Ich habe immer nur gearbeitet. Als dann die Arbeit fertig war, habe ich gedacht: Du bist eigentlich total bekloppt! Das nächste Mal planst du es besser, daß es nicht wieder vorkommt.»

Prüfungen können von Schülern, Auszubildenden und Studenten als sehr belastend erlebt werden. Auch hier sind es oft eigene Erwartungen, Anforderungen von innen, die die Belastungen verschärfen. «Ich mache mich selbst verrückt, ich steigere mich hinein.» Die Prüfungssituation und das Verhalten der Prüfer sind oft schwer voraussagbar. Wird die Prüfung als sehr bedeutsam für das eigene Schicksal gesehen, dann sind die Gefühle von Unruhe und Angst stark; und zwar nicht nur bei Studierenden mit begrenzten Leistungen. Es kann zu seelischen Blockierungen kommen, zu panikartigen Angstzuständen. Bei diesen gleichsam selbstgemachten Beeinträchtigungen ist es schwerer, Leistungen zu erbringen; und das wiederum gibt zu weiteren Sorgen und Belastungen Anlaß.

Die Einstellung, Arbeiten möglichst perfekt zu machen und nichts an andere abzugeben, ist eine starke Anforderung von innen und kann recht belastend werden:

«Das Ende des Schuljahres war für mich sehr stresshaft», sagt ein Lehrer. «Mit den Noten und Zeugnissen, der Vorbereitung des nächsten Schuljahres und Organisation des Schulfestes. Ich habe mich völlig überlastet gefühlt, unfähig, alles gleichzeitig und fehlerlos zu erledigen, um den Anforderungen zu entsprechen. Ich fühlte mich sehr nervös und müde und meinte, mir keinen Schlaf mehr leisten zu können. Ich habe immer nur gedacht, ich muß alles alleine schaffen. Man erwartet das von mir. Denn ich habe ein gutes soziales Ansehen in der Schule, aber nur, weil ich immer alles alleine schaffe. Also muß das so bleiben. Erst nach Tagen habe ich mich selbst überwunden und einen Teil der Arbeit doch an Kollegen abgegeben.» Im Rückblick einige Monate später sieht er einen Teil der Belastungen als unnötig an: «Heute würde ich schneller begreifen, daß es meinem Ansehen in der Schule nicht schadet, wenn ich eine Aufgabe an andere abgebe. Vielleicht ist es sogar besser, wenn meine Kollegen sehen, daß ich genau wie sie nicht immer alles alleine kann. Ich möchte noch deutlicher erkennen, daß die hohen Anforderungen an mich nicht von außen kommen, sondern von mir selbst. Dann kann ich selbst die Anforderungen an mich herabsetzen und würde weniger Stress erleben.»

Schwierigkeiten, Streit und Auseinandersetzungen mit Berufskollegen oder Vorgesetzten, oft mit einem geringfügigen Anlaß begonnen, können Quellen für längere Beeinträchtigungen sein.

«Mit unserer zweiten Vorgesetzten habe ich Schwierigkeiten», sagt eine 52jährige Frau: «Sie kann eine andere Meinung kaum akzeptieren. Und ich kann meinen Mund nicht immer halten. Sie empfindet meine Äußerungen oft als Angriff; ich bin dann ganz erstaunt, weil es nur eine Anfrage von mir war. Und ich reagiere erschreckt, heftig. Danach bin ich meist für Tage ziemlich zusammengeschlagen, meine Gedanken kreisen dauernd um diese Auseinandersetzung; ich grüble, ich komme nicht los davon.»

Ungewöhnliche Ereignisse mit ungewissem Ausgang. Ein Mann, 25, schildert seine Ängste, seine panikartigen Irritationen und körperlichen Beeinträchtigungen hierbei: «Meine Freundin kam im letzten Monat mit Schnittverletzungen ins Krankenhaus. Der nächste Tag war eine einzige Qual für mich. Ich hatte unglaubliche Angst, die Operation könnte schlecht verlaufen. Den ganzen Tag über fühlte ich mich elend. Ich konnte kaum essen. Am nächsten Tag ging es meiner Freundin erheblich besser. Aber trotzdem war ich die folgenden drei Tage übernervös, vollkommen hektisch, konnte mich kaum konzentrieren, nicht zur Arbeit gehen. Ich schritt in meinem Zimmer wie blöd umher, hatte keinen Hunger, rauchte unglaublich viele Zigaretten, schwitzte sehr. Meinen Körper nahm ich nicht wahr, nur dann, wenn mir regelrecht schlecht war. Meine Gedanken rotierten immer nur um das Befinden meiner Freundin. Ich war wie betäubt. Auch von meinen üblichen Aufgaben und Arbeiten ging kein Reiz aus. Sie waren mir fremd. Angst gemacht hat mir auch, daß ich nicht mehr klar denken konnte. Dadurch wurde mir vollends elend zumute. Ich war nicht in der Lage, mein Verhalten zu ändern; die Angst diktierte mein Verhalten.»

Innere Anforderungen im privaten Bereich können belastend sein, etwa durch das Setzen zu kurzfristiger Termine. Eine Frau, 30 Jahre: «Ich zog in eine neue Wohnung um. Als sich der Auszug aus der alten Wohnung und der Einzug in die neue überschnitten und ich die Wohnung noch vollständig renoviert haben wollte, kam ich in eine sehr angespannte Situation. Ich habe mich hektisch, unruhig, kopflos und hilflos gefühlt. Körperlich waren es häufig auftretende Müdigkeit, starke Verspannungen im Nacken und Schulterbereich. Ich habe immer nur gedacht: Ich muß schnell renovieren! Ich muß jede Sekunde ausnutzen! Ich darf nicht ausruhen! Dieser innere Druck wurde mit den Tagen immer stärker. Ich gönnte mir keine Ruhe und Entspannung. So habe ich Tag und Nacht so lange renoviert, bis die Wohnung fertig war. Danach war ich völlig erschöpft.»

Weitere längerdauernde Belastungen sind:

▷ Wir fühlen uns für längere Zeit körperlich unwohl. Ein Krankenhausaufenthalt wird notwendig. Es besteht Unklarheit in der Diagnose einer körperlichen Erkrankung oder Unklarheit über die Möglichkeit einer ungewollten Schwangerschaft.

▷ Wir haben Entscheidungsschwierigkeiten, zum Beispiel ob wir eine Partnerschaft eingehen sollen oder eine bestehende beenden, beim Kauf eines teuren Objektes, etwa eines Hauses, bei der Wahl zwischen mehreren Berufsmöglichkeiten oder Arbeitsplätzen.

▷ Wir fühlen uns tief verletzt durch Beleidigung, Mißachtung, Ignorierung, durch Kritik und ungünstige Bewertung.

▷ Die erwachsenen Kinder verlassen die Wohnung, die Eltern bleiben allein zurück.

▷ Ein naher Bekannter, Nachbar oder Mitarbeiter stirbt.

▷ Wir werden Opfer einer kriminellen Aktivität (Überfall oder Diebstahl). – Wir werden in eine Rechtsangelegenheit verwikkelt.

Dauerbelastungen

Wochen, Monate und zum Teil Jahre hindurch sind hier Menschen belastet, befinden sich in einer unruhigen, gespannten Dauerhaltung. «Im Grunde empfinde ich immer Stress.» «Ich empfinde kaum eine Situation als vollkommen spannungsfrei, selbst im Urlaub nicht.» «Innerlich bin ich immer auf dem Sprung.» Gefühle der eigenen Unzulänglichkeit und der Unzufriedenheit mit dem Leben herrschen vor. Menschen haben den Eindruck, daß ihnen die Schwierigkeiten über den Kopf wachsen, daß sie dem Alltag nur mit Mühe gewachsen sind. Die Belastung ist größer, wenn positive freudvolle Ereignisse, Erholungen und Abwechslungen fehlen oder selten sind. Viele fühlen sich unfähig zur Entspannung und Erholung, selbst wenn sie Zeit und Möglichkeiten dazu haben.

Mit seelischen Dauerbelastungen gehen oft einher:

▷ Körperliche Beeinträchtigungen, etwa chronisch werdende Muskelspannungen im Hals-Schulter-Rücken-Bereich, Kopfschmerzen, Magen-Darm-Störungen, häufige Müdigkeit, Erschöpfung, Schlafstörungen.

▷ In der angespannten Dauerhaltung geraten Menschen oft wegen nichtiger Anlässe schon in Spannung. Diese Belastungen summieren sich, führen zu mehr Reizbarkeit und Erregung. Mit wenig angemessenen Bewältigungsformen im gespannten Zustand schaffen sich Menschen häufig weitere Schwierigkeiten.

▷ Ein längere Zeit gestresster Organismus ist weniger leistungsfähig, in seinen seelischen Fähigkeiten eingeschränkt. Dies wirkt sich zusätzlich belastend auf das private und berufliche Leben aus.

▷ Die Wahrscheinlichkeit von Unfällen und Erkrankungen wird größer.

▷ Durch starke Dauerbelastung *können* Krankheiten – etwa Herz-Kreislauf-Erkrankungen, Bluthochdruck und Magengeschwüre – gefördert oder aufrechterhalten werden. Bestehende körperliche Erkrankungen und Schmerzen werden deutlicher gefühlt.

Äußere Quellen von Dauerbelastungen können sein: ein unbefriedigendes Zusammenleben mit dem Partner oder einem nahen Angehörigen – Überforderungen im Beruf – beengte, unbefriedigende Wohnverhältnisse.

Innere Quellen von Dauerbelastungen:

▷ Fortwährend hohe und überfordernde Erwartungshaltungen an sich selbst. In unserer Untersuchung war dies häufig bei Müttern und Ärzten der Fall. Beide stehen oft unter Zeitdruck.

▷ Starke Minderwertigkeitsgefühle, geringes Selbstvertrauen, Unterlegenheitsgefühle, Zweifel am eigenen Wert, Ängste, nicht gemocht zu werden, also ein deutlich ungünstiges Bild von der eigenen Person sind innere Quellen von fortwährenden beeinträchtigenden Gefühlen.

▷ Im Zusammenhang mit vergangenen Schwierigkeiten und Belastungen können sich Menschen unangemessene Formen der Bewältigung von Schwierigkeiten angewöhnt haben, zum Beispiel längeres Aufschieben schwieriger Arbeiten, aggressives Reagieren, Vermeiden schwieriger Situationen oder ungeplantes Handeln bei komplexen Aufgaben. Durch derartige Bewältigungen schaffen Menschen sich neue Schwierigkeiten.

Ich möchte im folgenden einige dieser Belastungen veranschaulichen:

Die Dauerbelastung einer 28jährigen Mutter: Sie ist verheiratet und hat eine Tochter: «Leider ist mein Leben von dauerhaftem Stress geprägt. Ich kann den Stress nicht vermeiden, nur manchmal mildern. Ich bin nicht stabil genug, um stressfreier zu leben. Ich habe mehrere Rollen: Mutter, Studentin, Ehefrau, Hausfrau und ich selbst als Person. Ich wünsche mir, daß alle diese Rollen zur Geltung kämen. Aber gerade hierin scheitere ich. Diese unterschiedlichen Rollen überfordern mich und machen meinen Stress. Und mein Versuch, eine Lösung zu finden, endet selbst in Stress.»

Sie beschreibt dann eine alltägliche Belastungssituation und ihre Versuche zur Bewältigung: «Ich warte auf den Zug für die Rückfahrt. Der lange Tag war angefüllt mit Arbeit. Die Nacht vorher hatte ich wenig geschlafen. Der Bahnhof ist ein lärmender Menschenhaufen. Ich wollte so gerne während des Wartens auf den Zug abschalten, aber es war nicht möglich. Lärm ist um mich. Im Zug möchte ich dann die Zeit nutzen, da es sonst verlorene Zeit ist. Also lese ich etwas, oder ich sehe in meinen Terminkalender mit wichtigen Terminen und setze Prioritäten für den nächsten Tag. Mein Körper möchte entspannen. Aber die Situation läßt es nicht zu. Ich schwitze. Ich handele gegen meinen Körper und beschäftige mich weiter. Allmählich fühle ich mich genervt, möchte am liebsten wegfliegen können, um diese Zeit nicht erleben zu müssen. Und dann bekam ich Kopfschmerzen. Und dann ärgerte ich mich, daß ich selbst dazu beigetragen hatte, daß ich vor einem solchen langen Arbeitstag vorher nicht genug ausgeschlafen habe. Nach 45 Minuten Heimfahrt komme ich abgespannt nach Hause.»

Die Dauerbelastung eines Arztes, 36, im Beruf und Privatleben: «Stress, Spannung und Erregung empfinde ich, wenn in verschiedenen Räumen Patienten auf mich warten und zum Teil ungeduldig sind. Wenn das Personal unaufmerksam ist und es Schwierigkeiten bei der Übersicht meinerseits gibt, dann fühle ich mich wie auf heißen Kohlen, aggressiv, angespannt, verbissen. Verbissener Kiefer, angezogene Beine und harter Bauch. Ich denke immer nur: ‹Schnell! Weiter!› Was mich dabei besonders beeinträchtigt, ist der mangelnde Fluß in mir und die Ungeduld der anderen. Danach fühle ich mich abgespannt und erschöpft.» Diese Spannung ist auch häufig in seinem Privatleben: «Wenn ich mehrere Pläne oder Tätigkeiten hintereinander habe, auch wenn es nur für das eigene Vergnügen ist, dann empfinde ich Spannung und Erregung. Ich denke dann: ‹Verdammt! Was soll das! Selbst das eigene Vergnügen macht keinen Spaß!› Und das ist frustrierend. Dann ist mein ganzer Körper angespannt, besonders die Beine, und ich habe verbissene Kiefer. Besonders beeinträchtigt mich der Mangel an Genuß, an Freude und an Zeit. Es würde anders sein, wenn ich die Fähigkeit hätte, dieses oder jenes abzusagen oder plötzlich zu beenden.»

Bei dieser Dauerbelastung reagiert er auch in kleinen Situationen mit Stress. Angesprochen, was er tut, wenn er ein eiliges Telefongespräch zu führen hat, aber bei dem Apparat in der Telefonzelle das Geld durchfällt, äußert er: «Ich schreie Scheiße! Warum gerade ich? Warum gerade jetzt? Ich werde wütend! Ich schlage den Apparat vor mir und schimpfe auf die blöde Technik, die nie funktioniert.» Fast können wir diesen Menschen vor uns sehen, geplagt, gequält in Hetze und Zeitdruck. Auf die Frage, wie er sich verhält, wenn er eine Scheckkarte nicht finden kann, um bei der Bank Geld zu holen, sagt er: «Ich fluche! Ich werfe alles durcheinander! Ich bin frustriert.» Auf die Frage, ob er sich von Stress und Belastungen erholen könne, sagt er: «Es fällt mir sehr schwer. Ich bin häufig unentschieden hin- und hergerissen zwischen ‹völlig abschlaffen› und ‹etwas anders machen›. Manchmal verharre ich dann dazwischen und tue gar nichts.» Und auf die Frage, ob er sich ein Leben ohne Stress vorstellen könne, sagt er: «Danach fühle ich große Sehnsucht.»

Die Dauerbelastung einer Berufsgruppe. Der deutsche Arzt Ullrich stellte bei fast 150 Ärztinnen, Ärzten, Schwestern und Pflegern auf Krankenstationen mit Krebspatienten ein hohes Ausmaß seelischer und körperlicher Belastung fest (183). Anlässe waren:

▷ Bei vielen Krebspatienten war eine Wiederherstellung der Gesundheit nicht möglich. Dies bedeutete Krisen im beruflichen Selbstverständnis für das medizinische Personal.

▷ Bei längerem Krankenhausaufenthalt kam es zu engeren Beziehungen zwischen Patient und medizinischen Helfern. «Je enger die Beziehung wird, desto problematischer ist es für das Personal, mit anzusehen, wie sich der Zustand des Patienten bis hin zum Tode verschlechtert. Sich in den Kranken einzufühlen, Mitleid zu empfinden, der Umgang mit Verlust und Trauer gehören zu den belastendsten Aspekten der Arbeit auf der Krebsstation.» Schwestern litten stärker darunter, während Ärzte eher Schutzmechanismen der Abgrenzung von ihren Patienten entwickelten. ▷ 90 Prozent der Ärzte hatten Zweifel, ob die therapeutischen Behandlungen angesichts der Einschränkung der Lebensqualität der Patienten gerechtfertigt seien. ▷ Ärzte und Pflegepersonal hatten Unstimmigkeiten, etwa wenn Patienten in aussichtslosen Krankheitsstadien mit belastenden Chemotherapeutika behandelt wurden oder Ärzte zu wenig Wert auf ausreichende Schmerztherapie legten. ▷ Für die Ärzte war das Gespräch mit den Patienten über die Diagnose und die Verschlechterung des Zustandes, das heißt der Umgang mit der Wahrheit am Krankenbett, sehr belastend. ▷ 91 Prozent des Pflegepersonals und 83 Prozent der Ärzte konnten selbst beim

Einschlafen oft nicht ihre Sorgen loslassen. Jüngere sowie Alleinstehende wurden mit den Belastungen schwerer fertig.
▷ 67 Prozent des Pflegepersonals und 55 Prozent der Ärzte fühlten sich oft ausgebrannt und sahen nur schwer einen Sinn in ihrer Arbeit.

Auffallend war ein enger Zusammenhang zwischen den seelischen Belastungen und körperlichen Symptomen. Mehr als 80 Prozent der Schwestern litten unter Schmerzzuständen der Wirbelsäule, fühlten sich müde und leicht reizbar. 90 Prozent der Ärzte klagten über Müdigkeit, etwa die Hälfte über Wirbelsäulenprobleme, 40 Prozent über Kopfschmerzen sowie 30 Prozent über Magen-Darm- und Herzbeschwerden. Diejenigen Helfer waren besonders betroffen, die sich persönlich stark in ihrem Beruf engagierten, jedoch keine Kompensationsmöglichkeiten hatten, sei es durch die Arbeit selbst oder durch befriedigende Freizeitgestaltung.

Die seelischen Dauerbelastungen mancher Ärzte lassen es verständlich erscheinen, daß der Freitod bei Ärzten 2 ½mal häufiger ist als bei der allgemeinen Bevölkerung (106).

Schwere Dauerbelastungen

Bei einschneidenden Lebensereignissen fühlen sich Menschen viele Monate und Jahre hindurch intensiv belastet. Eine Rangfolge dieser belastenden Lebensstressereignisse haben die Psychologen Holmes und Rahe ermittelt (78). Allerdings wissen wir heute, daß nicht nur das äußere Ereignis entscheidend für die Belastung ist, sondern vor allem, wie jemand das Ereignis bewertet und welche Bewältigungsmöglichkeiten er hat. Dies ist von Person zu Person unterschiedlich.

Tod des (Ehe-)Partners
Scheidung oder Trennung vom Partner
Tod eines nahen Angehörigen

Schwere eigene körperliche Erkrankung
Starke Einsamkeit
Verlust des Arbeitsplatzes, Arbeitslosigkeit
Schwere eigene seelische Erkrankung oder Funktionseinschränkung
Schwere körperliche oder seelische Erkrankung eines nahen Angehörigen
Pensionierung
Alter mit Einschränkung der körperlich-seelischen Funktionsfähigkeit

Diese Ereignisse lösen bei vielen eine schwere Dauerbelastung aus. Manche empfinden sie als so stark, daß ihnen das Leben nicht mehr lebenswert erscheint und sie ihr Leben zu beenden suchen, aus Angst und Verzweiflung. So suchen in der Bundesrepublik jährlich einige hunderttausend Menschen ihrem Leben ein Ende zu machen; bei 14000 endet der Versuch mit dem Tod. Häufigste Auslöser waren Lebenskrisen wie Partnerkonflikte, nicht verwundene Trennung oder Todesfälle, ferner tatsächliche oder befürchtete chronische Erkrankungen, Angst vor dem Älterwerden, Schulden, Abhängigkeit von Alkohol, Drogen oder Medikamenten sowie Arbeitslosigkeit. Menschen sahen sich hier nicht mehr in der Lage, die Belastungen mit Hilfe ihrer bisherigen Lebenserfahrung und ihrer Fähigkeiten zu bewältigen. Junge Menschen sind wegen geringer Erfahrenheit in der Bewältigung von Krisen stärker gefährdet. Viele von denen, die ihr Leben zu beenden suchen, sind nicht psychisch krank, sondern ihnen fehlen Kenntnisse und Fertigkeiten zur Bewältigung von Krisen. Sie geraten «in eine Rat- und Orientierungslosigkeit hinein…, so daß nur mehr die Selbstvernichtung einen Ausweg zu bieten scheint» (136).

Eine schwere Dauerbelastung ist nicht unausweichlich. Manche erleben die Ereignisse zwar auch als sehr schmerzlich, doch als weit weniger lebensbedrohlich. Dies hängt von verschiedenen Bedingungen ab:

▷ Von der seelischen Verletzbarkeit des einzelnen.
▷ Von seinen Bewertungen und Einstellungen gegenüber Leben, Tod und Schicksalsschlägen.
▷ Von seinen Fähigkeiten, in Krisensituationen hilfreich mit sich und anderen umzugehen.

▷ Vom Vorhandensein unterstützender Mitmenschen und Freunde.
▷ Von den besonderen Bedingungen der Situation, zum Beispiel Überschaubarkeit, Kontrollierbarkeit oder Ungewißheit und geringe eigene Gestaltungsmöglichkeit. –

Ich habe mich oft gefragt, ob die Art des Reagierens und Bewältigens von schweren Lebensereignissen und Krisen ähnlich dem Reagieren bei kleinen alltäglichen Stress-Situationen ist, etwa wenn uns ein Zug wegfährt oder wir etwas Wichtiges verloren haben. Es gibt hier noch keine hinreichenden Befunde. Vermutlich besteht bei manchen Menschen kein Zusammenhang, im Gegenteil: Während sie mit kleinen Belastungssituationen schwer fertig werden, wachsen sie gleichsam seelisch bei der Konfrontation mit schweren Anforderungen. Andere wiederum werden mit kleinen alltäglichen Belastungen gut fertig, aber nicht mit schweren Lebenskrisen. Bei vielen jedoch besteht wahrscheinlich eine Ähnlichkeit zwischen ihrem Reagieren in kleinen alltäglichen Situationen und ihrem Reagieren in Lebenskrisen. Bei leichten wie auch bei schweren Belastungen zeigt sich unsere seelische Belastbarkeit, Verwundbarkeit, Erregtheit, Starrheit oder unsere Gelassenheit, unsere Fähigkeit «loszulassen». So ist mein Gedanke: Wenn wir lernen, uns bei den kleinen alltäglichen Stress-Situationen weniger zu beeinträchtigen, dann sind wir seelisch mehr gerüstet für größere Lebenskrisen. Zumal größere Lebenskrisen unsere Kräfte sehr beanspruchen und wir mit vielen kleinen Stress-Situationen zusätzlich konfrontiert werden. –

Im folgenden möchte ich einige starke Dauerbelastungen veranschaulichen.

Sterben und Tod des Partners oder eines nahen Angehörigen

Bei Vorträgen nach dem Tod meiner Frau Anne-Marie wurde mir klar, daß Menschen auf ein derartiges Ereignis sehr unterschiedlich reagieren: mit Verzweiflung, Depression, Wut oder mit zwar tiefem Schmerz, jedoch annehmend und einwilligend. Ich habe dann zusammen mit anderen fast 200 Angehörige und medizinische Helfer über ihre Erfahrungen bei der Begleitung Sterbender befragt und die Ergebnisse in dem Buch «Sanftes Sterben» dargestellt (172).

Was wurde als erleichternd in dieser Lebenskrise erfahren? Dies waren: ▷ Frühzeitige Auseinandersetzung mit dem eigenen Sterben. ▷ Aktive Tätigkeit für den Sterbenden, zum Beispiel Betreuung und Pflege. ▷ Vorhandensein unterstützender Menschen. ▷ Warmherzige, ehrliche Zuwendung durch medizinische Helfer. ▷ Keine Verheimlichung der Krankheit und des wahrscheinlichen Sterbens durch Ärzte und Schwestern. ▷ Hinreichend Zeit, Abschied voneinander zu nehmen. ▷ Angemessene Schmerzlinderung für den Sterbenden in den letzten Wochen und Tagen. ▷ Akzeptierung der Erkrankung und des wahrscheinlichen Sterbens durch den Sterbenden selbst.

Scheidung und Trennung vom Partner

Obwohl mir bekannt war, daß Scheidung und Trennung an zweiter und dritter Stelle der am meisten belastenden Lebensereignisse stehen, ahnte ich nicht, wieviel seelische Schmerzen und Verzweiflung eine Scheidung oder Trennung für viele mit sich bringt. Mir wurde dies erst deutlich, als ich zusammen mit Diplomanden Betroffene bat, uns ihre Erfahrungen mitzuteilen (119). Wir erhielten einen tiefen Einblick in die seelische Situation während dieser Zeit und danach.

Ich möchte einen 25jährigen Mann zu Wort kommen lassen. Die Beziehung zu seiner zwei Jahre jüngeren Partnerin hatte fünf Jahre bestanden. Die Trennung lag zwei Jahre zurück.

«Während der Trennungskrise fühlte ich Ohnmacht, Wut und Selbstzweifel. Ich fühlte mich klein, allein gelassen, verzweifelt, ohne Hoffnung auf Besserung. Ich wußte nicht mehr weiter. Die häufigen gegenseitigen Vorwürfe, der dauernde Clinch waren während der Trennung belastend. Auch konnte ich mir eine Trennung einfach nicht vorstellen. Ich hatte mir immer eingebildet, unsere Beziehung hätte die meisten der sonst üblichen Fehler nicht.

Nach der Trennung erlebte ich grenzenlose Enttäuschung, ferner Wut auf mich und auf uns. Es war wie ein Auflösen in das Nichts. Ganz tief in mir war Leere, Tod. Ich hatte nur eine äußere Fassade, die aus Zusammenreißen bestand. Und ich hatte große Zukunftsangst. – Ich konnte meine Partnerin innerlich nicht loslassen. Vom Kopf her wußte ich, daß ich sie gehen lassen mußte. Gefühlsmäßig klammerte ich mich sehr an sie. Zugleich empfand ich ein sehr großes Gefühl der Bitterkeit ihr gegenüber. Ich habe mich in Gedanken viel mit ihr beschäftigt, empfand dabei Ärger und Wut auf sie. Lange Zeit konnte ich mit niemandem darüber sprechen, ich konnte nur sagen, daß es die Trennung gab. Ich hatte häufig Alpträume, mit Szenen aus der Trennungskrise.

Die Trennung hat mein Selbstgefühl sehr beeinträchtigt. Ich hatte das Gefühl, ich würde mit Beziehungen in Zukunft immer Schwierigkeiten haben. Belastend war auch meine Einstellung, daß diese Beziehung der größte Fehler meines Lebens war, daß also diese fünf Jahre ein einziges Mißgeschick von mir seien. Wenn wir uns nach der Trennung trafen, empfand ich eine ungeheure Fremdheit. Wir hatten uns nichts mehr zu sagen.

Auch als ich eineinhalb Jahre nach der Trennung erkannte, daß die Trennung richtig war, habe ich noch sehr darunter gelitten. Ich war noch lange Zeit in anderen Beziehungen mit meinen eigenen Gefühlen fast zu, unbeteiligt... Ich denke, ich hätte mich früher trennen müssen, um mich selbst nicht so zu schädigen. Heute würde ich versuchen, eine solche aussichtslose Situation nicht mehr endlos auszudehnen, um Verletzungen zu vermeiden... Im nachhinein kann ich sehen: Die Trennung hat allerdings auch viele neuen Erfahrungen erst möglich gemacht.»

Schwere körperliche Krankheit

Sie bringt häufig viel Belastung und Stress mit sich. Bei einer Krebserkrankung etwa müssen wir uns mit der Möglichkeit des Sterbens auseinandersetzen; wir werden mit der Endlichkeit unseres Lebens konfrontiert. Wir werden in einem Krankenhaus behandelt, getrennt von unserer Wohnung und Familie. Wir haben medizinische Behandlungsprozeduren und ihre einschränkenden Nebenwirkungen zu erdulden, ferner körperliche Schmerzen und Unwohlsein. Unsere Berufstätigkeit wird unterbrochen, eingeschränkt oder unmöglich; unsere Lebensziele sind gefährdet. Wir sind eingeschränkt in unseren körperlichen Bewegungsmöglichkeiten und unserer Freizeit. Viele Gewohnheiten und Möglichkeiten des Lebens ändern sich. Wir sind auf die Hilfe anderer angewiesen. Eine Umstellung oder Einschränkung in der Ernährung, im Nikotin- und Alkoholkonsum ist oft notwendig. Hinzu kommt die Ungewißheit über die Heilung durch die medizinischen Behandlungen, über die Dauer der Erkrankung. Und schließlich bedrücken uns auch die schmerzlichen Gefühle der Angehörigen. So führt eine schwere körperliche Erkrankung zu deutlichen seelischen Belastungen.

Sind wir fähig, mit ihnen angemessen umzugehen und sie zu vermindern? Welche Einstellungen haben wir zu der Erkrankung? Was tun wir, um trotz der Erkrankung und ihren Auswirkungen seelisch heil zu bleiben? Meine an einer Krebserkrankung verstorbene Partnerin Anne-Marie hat die hilfreichen Bewältigungsformen von krebserkrankten Menschen in ihrem Buch «Gespräche gegen die Angst» dargestellt (171).

Körperliche Beeinträchtigungen in höherem Alter können ebenfalls mit starken seelischen Belastungen verbunden sein. Die körperliche Bewegungsfreiheit älterer Menschen kann stark eingeschränkt werden und damit auch ihr sozialer Kontakt zu anderen. Das kann zu einer seelisch-sozialen Isolierung führen. Zugleich werden beim Nachlassen der körperlichen Funktionsfähigkeit viele alltägliche Fähigkeiten wie Sich-Ankleiden, die Reinigung der Wohnung und anderes erschwert. Der Umzug in ein Seniorenheim *kann* wiederum mit seelischen Belastungen verbunden sein, besonders bei mangelnder Flexibilität und negativer persönlicher Bewertung von Heimen. Selbstmitleid und Verbitterung über das eigene Schicksal *können* sich einstellen.

Starke Einsamkeit

Rund acht Prozent der Bundesbürger geben an, sich oft einsam zu fühlen. Erstaunt hat mich, daß schon zehn Prozent der Kinder im dritten bis sechsten Schuljahr unter erheblicher Einsamkeit und sozialer Unzufriedenheit leiden. Ja, manche Psychologinnen nehmen sogar an, daß die Einsamkeit bei Jugendlichen größer ist als bei jeder anderen Bevölkerungsgruppe.

Ich selbst habe Gefühle der Einsamkeit bisher kaum gekannt, und ich habe sie auch bei meiner wissenschaftlichen Tätigkeit im

Bereich der Erziehung und der Klinischen Psychologie nicht deutlich genug gesehen.

Einsamkeit bedeutet eine empfindliche Minderung der seelischen Lebensqualität; sie ist das schmerzliche Erleben des Getrennt- und Ausgeschlossenseins von anderen Menschen, eine oft sehr belastende Dauererfahrung. Der deutsche Psychologe Reinhold Schwab sieht folgende Merkmale (157):

▷ Einsamkeit ist die Folge eines deutlichen Mangels an zwischenmenschlichen Beziehungen.

▷ Einsamkeit ist eine Erlebniserfahrung und nicht gleichzusetzen mit Isoliertheit oder Alleinsein.

▷ Einsamkeit wird als beeinträchtigend und schmerzlich erlebt.

Eine häufige Reaktion auf Einsamkeit ist traurige Passivität, mit den Merkmalen Weinen, Schlafen, viel essen, Fernsehen u. a.

Einsame Menschen erlebten nach eigenen Angaben häufig folgende Gefühle: Traurigkeit, Depression, Langeweile, Selbstmitleid, Verlangen nach Zusammensein mit einem bestimmten Menschen, Verzweiflung, Angst, Ruhelosigkeit und Selbsterniedrigung. Je einsamer sich jemand erlebt, desto eher reagiert er mit trauriger Passivität.

Einsame Menschen sind öfter auch in anderen Bereichen beeinträchtigt, durch Depressivität, Ängste, Neurotizismus, ein ungünstiges Bild von der eigenen Person, mangelnde Selbstachtung, soziale Angst, Schüchternheit sowie teilweise Feindseligkeit und Aggressivität. Sie neigen eher zu negativen Einstellungen gegenüber ihren Mitmenschen und zu einer negativen Weltsicht. Diese Merkmale erscheinen verständlich, da Einsamkeit einhergeht mit geringen sozialen Beziehungen und geringer sozialer Unterstützung. Einsame Menschen schätzen auch ihren Gesundheitszustand negativer ein als nicht-einsame Menschen; dabei sind die von Ärzten feststellbaren körperlichen Erkrankungen wahrscheinlich nicht größer.

Diese Befunde haben mir die große Bedeutung der Einsamkeit mit ihren quälenden Gefühlen der Ausgeschlossenheit für die seelische Lebensqualität und Gesundheit gezeigt.

Seelische Erkrankungen und Stressbelastungen

Depressive Verstimmungen, Depressionen, Psychosen, aber auch sogenannte Neurosen (seelische Störungen) haben stressvolle Alltagsbeeinträchtigungen *zur Folge*, im beruflichen und privaten Bereich. Bei eingeschränkter seelischer Funktionsfähigkeit kommen die erkrankten Menschen mit alltäglichen Situationen ungünstiger zurecht, haben mehr Schwierigkeiten, erleben mehr Stress. So hatten Personen, wegen Depressionen in psychiatrischer Behandlung, im Vergleich zu gesunden Personen deutlich mehr alltägliche Stressbelastungen, mehr Schwierigkeiten bei der Arbeit sowie in den Beziehungen zur Familie. Ferner hatten sie weniger unterstützende zwischenmenschliche Beziehungen und bewältigten Schwierigkeiten in einer weniger günstigen Art (24; 115; 59).

Diese häufigen alltäglichen Stressbelastungen als Folge der Erkrankung fördern wiederum die Erkrankung oder erschweren ihre Heilung (59; 29). Dieser Zusammenhang zwischen seelischen Erkrankungen und Alltagsstress ist verständlich. Stellen wir uns einmal vor, wir würden während unseres Alltags Stimmen in uns hören oder wir würden uns innerlich leer und traurig fühlen. Naturgemäß würden dadurch unsere Arbeitsfähigkeit im Beruf und Haushalt sowie unsere mitmenschlichen Beziehungen stark beeinträchtigt. Wir würden größere Schwierigkeiten haben, Alltagssituationen zu bewältigen, wir wären eher entmutigt, wir würden uns mehr als Versager fühlen.

So haben seelische Beeinträchtigungen – Neurosen, Depressionen, Psychosen – stressvolle Belastungen zur Folge.

Wichtig ist aber auch: Stressvolle Dauerbelastungen, besonders Schwierigkeiten mit dem Partner, Tod eines nahen Angehörigen, Trennung oder Scheidung vom Partner können wiederum zur Entwicklung oder Verstärkung von Neurosen, Depressionen oder Psychosen beitragen (29).

Die starken Alltagsbelastungen, etwa bei einer Depression,

sind für die Mitmenschen von außen oft schwer sichtbar. Die Betroffenen bemühen sich meist, ihr Inneres möglichst wenig nach außen dringen zu lassen. Im folgenden möchte ich eine etwa 45jährige Frau zu Wort kommen lassen, die nach einem Vortrag vor Lehrern zu mir kam. Ich bat sie, ihre Belastungen aufzuschreiben und mir zuzusenden. Sie ist seit etwa drei Jahren in ärztlicher Behandlung wegen Depressionen. Leider wurde ihr außer der Dauereinnahme eines Medikamentes zusätzlich nichts angeboten, um die Beeinträchtigungen zu mindern.

«Die Arbeit in der Schule ist zur ständigen Belastung geworden. Ich habe Angst vor jedem Schultag – morgendliche Übelkeit, das Gefühl, nicht aus dem Haus gehen zu können, oftmals Kopfschmerzen, auch migräneartig. Ich habe Angst vor allem bei Leistungen, die zu erbringen sind. Ich habe in allem eine große Unsicherheit. Ich habe Angst, etwas zu vergessen und zu versäumen, ich habe Angst vor Versagen. Ich spüre dauernd einen Druck, eine innere Anspannung, Hetze und Stress. Ich werde mit den Arbeiten meist nie fertig, bin aber völlig erschöpft, ausgepumpt. Alles wird zum Problem. Ich habe das Gefühl, es nicht schaffen zu können. Vieles bringt mich aus der Fassung; mein klares Denken setzt dann aus.

Ich lebe ständig in Spannung. Häufig habe ich auch das Gefühl: jetzt zerreißt etwas in mir. Ich fühle mich äußerst unruhig. Meine schwarzen Gedanken kreisen häufig, meist sehe ich nur die negativen Seiten.

Ich habe ständig Minderwertigkeitsgefühle und Unzufriedenheit mit mir selbst. Ich habe kein Selbstwertgefühl; ich beziehe alles auf mich, bin sehr verletzlich, nehme auch die Schuld immer auf mich.

Das Wochenende und die Ferien bringen keine dauernde Abhilfe. Die Schule verfolgt mich ständig. Einmal mußte ich schon ein Jahr lang vom Schuldienst wegbleiben, wegen nervlicher und körperlicher Erschöpfung. Und nun lebe ich in der Angst, das könnte wieder passieren. Ich habe schon einen Berufswechsel erwogen; mir fehlte es aber an Mut und Durchhaltekraft.»

Die Auswirkungen seelischer Belastungen auf körperliche Vorgänge

Schon bei kleinen Belastungssituationen – wir verpassen einen Zug und ärgern uns, wir werden in der Erwartung einer Verabredung enttäuscht, wir haben Angst, etwas nicht zu schaffen, wir müssen etwas in großer Eile erledigen – spüren wir körperliche Beeinträchtigungen: Unsere Muskeln sind gespannt, wir spüren Rücken- oder Kopfschmerzen, Herz-Kreislauf-Beschwerden, Atembeschwerden, Schwitzen, leichte Schwindelgefühle, Zittern oder Magen-Darm-Beschwerden.

Diese körperlichen Vorgänge bei seelischen Belastungen sind gleichsam natürlich: Unser Organismus reagiert als Ganzes auf eine bedrohliche Situation, also seelisch *und* körperlich.

Immer dann, wenn wir uns bedroht und beeinträchtigt fühlen, wenn wir Angst spüren, etwas als sehr schwierig für uns ansehen, dann wird das vegetative (autonome) Nervensystem alarmiert: Puls und Blutdruck steigen, die Atmung wird schneller, die Muskeln spannen sich, Hormone gelangen zusätzlich in den Blutkreislauf.

Dies war ursprünglich eine sinnvolle biologische Funktion: Wenn unsere Vorfahren durch wilde Tiere oder menschliche Gegner angegriffen wurden, so wurden sie durch die Alarmierung ihres Organismus leistungsfähiger für Kampf oder Flucht. In unserer heutigen Lebenswelt dagegen sind diese körperlichen Reaktionen nicht hilfreich, sondern meist beeinträchtigend, unangemessen. Das sogenannte Kampf- oder Flieh-Syndrom, die Alarmierung des Körpers für Kampf oder Flucht, ist unnötig, ja hinderlich. Eher das Gegenteil ist erforderlich: Ruhe, Konzentration und Entspannung. So ist es verständlich, daß es in oder nach Belastungssituationen zu körperlichen Beschwerden kommt; denn wir bewegen uns kaum, die Alarmierung unseres Körpers ist unnötig.

Ja, durch diese körperlichen Vorgänge, wie erhöhter Puls, gesteigerte Atmung und Muskelspannungen, werden wir seelisch zusätzlich belastet, sie irritieren uns. Wenn wir nicht wissen, daß diese Vorgänge eigentlich natürlich sind, machen wir uns belastende Gedanken über ein falsches Funktionieren unseres Körpers.

Bei häufigen Kurz-Belastungen sowie bei Dauerbelastungen – auch bei grübelnden Gedanken und beängstigenden Vorstellungen – findet diese Alarmierung des Körpers oft statt. Muskelspannungen, veränderte Atmung, Bluthochdruck treten häufiger auf, ja, sie können chronisch werden. Das heißt, sie werden beibehalten, sie vermindern sich kaum, wenn wir uns nicht mehr bedroht fühlen. Die Folge können Herz-Kreislauf-Erkrankungen sein, Rückenschmerzen, Kopfschmerzen, Muskelspannungen, Schlafstörungen, eventuell Schwächung des Immunsystems.

Diese körperlichen Beeinträchtigungen führen oft zu beunruhigenden, sorgenvollen Gedanken, ob eine ernsthafte Erkrankung vorliegt. Und ferner: Die Muskelspannungen und anderen körperlichen Vorgänge führen wiederum zu einer vermehrten seelischen Spannung und Belastung. So ist eine Wechselwirkung vorhanden: Seelische Belastungen führen zu körperlichen Alarmierungen und Beeinträchtigungen. Und diese wiederum beunruhigen und belasten uns zusätzlich.

Die körperlichen Vorgänge bei seelischen Belastungen *können* auch gewisse Krankheiten fördern oder beschleunigen. Das hängt von verschiedenen Bedingungen ab, so von der genetischen Konstitution, vom Vorhandensein sogenannter Schwachstellen im Organismus sowie weiteren zusätzlichen Belastungen des Organismus, zum Beispiel ungesunde Ernährung, Rauchen, Bewegungsmangel.

Wahrscheinlich wirken sich längerdauernde seelische Belastungen auch auf Stoffwechselvorgänge im Gehirn aus. Etwa auch dadurch, daß durch geänderte Sekretion im Magen-Darm-Trakt bestimmte wichtige Stoffe wie Vitamine oder Spurenelemente vermindert aufgenommen werden. Diese Beeinträchtigung von Stoffwechselvorgängen im Gehirn wirkt sich wieder auf seelische Vorgänge aus, führt zu geringer seelischer Belastbarkeit.

Dieser Zusammenhang zwischen seelischen Belastungen und körperlichen Vorgängen und ihre Wechselwirkung wird durch Forschungen zunehmend geklärt. Wichtig ist: Wir sollten nicht leichtfertig schwere körperliche Erkrankungen auf seelische Belastungen als Ursache zurückführen. Dies ist ungerechtfertigt und führt zur Verunsicherung und seelischer Beeinträchtigung der Erkrankten, s. a. S. 254. Vielmehr ist folgende Annahme angemessen: Sind wir von einer organischen Erkrankung, etwa einer Virusinfektion, betroffen, so *kann* die Erkrankung durch seelische Belastungen verstärkt werden. Wir können sie jedoch auch vermindern, auch die Schmerzen und unsere körperliche Funktionsfähigkeit ein Stück verbessern, indem wir uns durch angemessene Bewältigung von Schwierigkeiten seelisch möglichst wenig belasten.

Die Auswirkungen seelischer Belastungen auf körperliche Vorgänge – Gelenkentzündungen – und umgekehrt: die Auswirkung der körperlichen Beeinträchtigungen auf Seelisches möchte ich durch die Selbstdarstellung des international bekannten Herz-Chirurgen Christiaan Barnard veranschaulichen:

«Durch meine ersten Herztransplantations-Operationen wurde ich international bekannt... Ich genoß meine plötzliche Berühmtheit und ließ es mir gut gehen. Man sollte annehmen, daß dieses hektische Leben meine Arthritis, die zu jener Zeit bereits meine ‹ständige Begleiterin› war, verschlimmert hätte. Merkwürdigerweise war dem jedoch nicht so – zunächst besserte sie sich sogar. Dann lernte ich Barbara kennen, und meine rheumatische Arthritis verschwand praktisch ganz. Barbara war jung und schön, ich ließ mich von meiner ersten Frau scheiden und heiratete sie. Ich kann Ihnen keine ‹wissenschaftliche› Erklärung für meine geradezu dramatische Besserung geben, aber ich kann sagen, daß die Begegnung mit Barbara eine solche Harmonie in meinem ganzen körperlichen und geistigen Leben bewirkte, daß auf Jahre hinaus kein Rheumatologe auch nur einen Pfennig an mir verdiente.

Dann setzten die Anfälle jedoch wieder ein, besonders in Stresszeiten – und von da an sollte es so bleiben. Es besteht kein Zweifel, daß Arthritis sowohl durch körperlichen als auch seelischen Stress hervorgerufen wird. Ich habe zum Beispiel festgestellt, daß sich die Arthritis in meinen Fingern am Abend nach einer schwierigen Operation eklatant verschlimmerte, und genauso ist es, wenn ich unter besonderer seelischer Anspannung stehe. So kamen und gingen die Anfälle, oft verursacht durch verschiedene Stress-Situationen.

Und dann, eines Tages, eröffnete Barbara mir, daß sie einen jüngeren, aktiveren Mann kennengelernt habe und sich von mir scheiden lassen wolle... Für mich brach mit der Scheidung eine Welt zusammen... Ich hatte das Gefühl, ein hoffnungsloser Fall zu sein – körperlich, seelisch, sexuell... Ich erinnere mich noch, daß meine Fuß- und Handgelenke regelmäßig in einer Entzündung aufflammten, wenn es im Zuge der Scheidung zu scharfen Auseinandersetzungen zwischen Barbara und mir kam. In solchen Momenten fühlte ich mich dann wie ein doppelter Verlierer – unglücklich und krank zugleich... Praktisch über Nacht war mein ganzes Selbstbewußtsein, mein Ehrgeiz, mein natürlicher Optimismus verschwunden. In nichts hatte ich mehr Vertrauen. Ich spielte sogar mit dem Gedanken, Selbstmord zu begehen. Und die Schuld an meiner desolaten Lage gab ich der Arthritis: Da war ich also, ein Arthritiker, der nicht Manns genug war, seine Frau zu halten, und nun noch entdecken mußte, daß der Zusammenbruch seiner Ehe seine Arthritis weiter verschlimmerte. Ein wahrer Teufelskreis... Früher war es mir immer gelungen, private Rückschläge durch Arbeit zu kompensieren – eine erfolgreiche Operation, und schon hatte ich wieder ein gutes Stück Lebensmut zurückerobert. Jetzt war ich dazu nicht mehr fähig...

Wenn ich auf meine Ehen und Scheidungen, die glücklichen und die weniger glücklichen Zeiten zurückblicke, kommt es mir vor, als bestehe eine sehr starke wechselseitige Beziehung zwischen Arthritis und emotionalem Stress. Die Mediziner haben eine lange Liste von Krankheiten zusammengestellt, bei denen Stress die definitive Ursache ist. Sie reichen von Schlaflosigkeit bis zu Rückenschmerzen, von hohem Blutdruck bis zu Arthritis... Ich bin der Meinung, daß jeder Arthritiker versuchen sollte, den Stress in seinem Leben soweit wie möglich zu reduzieren, indem er Mittel und Wege findet, wenigstens einem Teil der unvermeidlichen Stimmungsschwankungen entgegenzuwirken.» (12, S. 186ff)

3
Wie entstehen belastende Gefühle?

Viele sind der Auffassung, ihre Gefühle von Angst, Ärger, Enttäuschung, Spannung oder Verzweiflung werden durch andere Menschen oder durch äußere Ereignisse verursacht. «Du hast mich geärgert», «Das nervt mich», «Das macht mir angst», «Du bist schuld an meinem Unglück», «Das hat mich zur Verzweiflung gebracht». Der Ehepartner, der Vorgesetzte, der Verkehrsstau oder Arbeitsbedingungen werden als Gründe für belastende Beeinträchtigungen angeführt. Eltern und Lehrer sehen den Grund für ihren Ärger, Unmut oder Enttäuschung in den Jugendlichen, etwa weil sie ihre Pflichten im Haushalt nicht erfüllen oder im Schulunterricht nicht mitarbeiten. Und erwachsene Kinder sehen den Grund für ihr Unglücklichsein im früheren Erziehungsverhalten ihrer Eltern.

So nehmen wir oft an, der andere oder die Situation schaffe in uns diese ungünstigen Gefühle.

Aber diese Auffassung ist *nicht* zutreffend. Das zeigen schon einfache Alltagserfahrungen:

Zwei Menschen in der gleichen Situation haben oft recht unterschiedliche Gefühle. Wenn wir einen Zug oder Autobus verpassen, wenn Lehrerinnen oder Eltern mit lebhaften Kindern zusammen sind, wenn wir im Verkehrsstau steckenbleiben: auf derartige Situationen reagieren Menschen mit sehr unterschiedlichen Gefühlen und Bewältigungsformen. Manche mit größerem Stress, Spannung, Erregung und Ärger; andere gelassen und kaum erregt. Ebenso reagieren Menschen auf ähnliche Situationen in ihrer Partnerschaft oder in ihrem Berufsleben unterschiedlich. Auch bei stärkeren Beeinträchtigungen finden wir dies: Bei schwerer Krankheit oder Sterben reagieren Menschen gefühlsmäßig sehr unterschiedlich.

Ein weiterer Hinweis, daß unser Fühlen auch wesentlich von *uns* abhängt: Zu verschiedenen Zeiten reagieren wir auf ein ähnliches Ereignis unterschiedlich. Eine Frau: «Wenn mein geplanter Tagesablauf völlig durcheinanderkommt, finde ich es manchmal ganz toll, freue mich auf die unerwartete Abwechslung und nehme es als Möglichkeit zu sehen, wie flexibel ich reagieren kann. Es ist wie ein Spiel, ich fühle mich aufgefordert, kreativ und offen zu sein. Fühle ich mich dagegen schon vorher unausgeglichen und angespannt, dann nervt mich diese unerwartete Aufgabe völlig, ich werde sehr verbissen und angespannt und brauche viel mehr Zeit.» Diese Beispiele demonstrieren eine wichtige Erkenntnis:

Es hängt wesentlich von uns ab,
welche Gefühle wir empfinden

Dies ist das Ergebnis vieler Beobachtungen und Untersuchungen. Unsere Gefühle werden nicht von einer äußeren Situation oder von anderen Menschen geschaffen. Sondern wir selber schaffen sie in uns.

Natürlich ist die Situation auch bedeutsam. Wenn wir eine Prüfung vor uns haben, wenn wir vor schwierigen Situationen im Beruf stehen, wenn wir körperlich schwer erkranken oder wenn sich der Partner von uns trennt: das sind bedeutsame Situationen und Ereignisse in unserem Leben.

Aber diese Situationen schaffen nicht unmittelbar, nicht zwangsläufig die Gefühle in uns. Sondern *wir* reagieren auf diese Ereignisse und Situationen mit Gefühlen.

Welche Gefühle wir dabei empfinden, hängt wesentlich auch von uns ab. In welchem Ausmaß wir Spannungen, Ärger oder Verzweiflung empfinden, des öfteren verbunden mit Beeinträchtigungen des Kreislaufs, mit Kopfschmerzen oder Rückenschmerzen, das ist weitgehend unsere Art, auf ein Ereignis zu reagieren.

Zunächst ist diese Feststellung für viele fremd. Sind nicht Gefühle in ihrer Art etwas naturgegeben Vorhandenes? Und kann ich für das, was ich fühle, gleichsam verantwortlich sein? Wenn wir uns aber mehr damit beschäftigen, können wir dies eher akzeptieren. Häufig sagten mir Menschen nach Vorträgen oder Seminaren, daß die Erkenntnis für sie sehr wichtig gewesen sei: «Ich mache mir meinen Stress, meine Spannungen und Gefühle selber.»

Was in uns ist aber entscheidend dafür, wie wir gegenüber Menschen und Situationen gefühlsmäßig reagieren? Was bewirkt es, daß verschiedene Menschen in der gleichen Situation oft so unterschiedlich fühlen?

Das möchte ich im folgenden darlegen. Denn Kenntnisse darüber, womit unsere Gefühle zusammenhängen, können beruhigend für uns sein und bewirken, daß wir uns weniger den Gefühlen ausgeliefert empfinden. Wir sehen klarer die Möglichkeiten, wie wir tätig werden können, um weniger belastende Gefühle zu empfinden. Und schließlich: Es wird uns verständlicher, warum Menschen so unterschiedlich fühlen.

Wie wir die Umwelt bewerten, das beeinflußt unser Fühlen

Ob und welche belastenden Gefühle wir empfinden, das hängt wesentlich davon ab, wie wir eine Person, eine Situation oder ein Ereignis unserer Umwelt bewerten, einschätzen. Bewerten wir sie so, daß sie für unser Wohlbefinden bedrohlich, mit Nachteilen, Schaden oder Verlust verbunden sind, daß sie unsere Pläne und Ziele einschränken, blockieren oder zu hohe Anforderungen an uns stellen, dann spüren wir belastende Gefühle, Ängste, beeinträchtigende Spannungen. Schätzen wir dagegen ein Ereignis als günstig, einen Menschen als freundlich und hilfsbereit ein, dann haben wir günstige Gefühle.

Ängste, unangenehme Empfindungen und Stress sind die Folge davon, wie wir die Umwelt bewerten, in welcher Bedeutung wir sie wahrnehmen. Der Philosoph Epiktet drückte dies vor fast 2000 Jahren so aus: «Nicht die Dinge selbst beunruhigen die Menschen, sondern die Vorstellungen von den Dingen.» Unsere seelischen Schmerzen und Belastungen hängen wesentlich mit der Art unserer Bewertungen, Gedanken und Vorstellungen über die Umwelt zusammen.

Nicht das Ereignis selbst bedroht uns; sondern wie wir es bewerten, in welcher Bedeutung wir es sehen. Der römische Philosoph und Kaiser Mark Aurel schrieb vor fast 2000 Jahren: «Die Grundverfassung deiner Seele wird so sein wie die Vorstellungen, denen du nachhängst. Denn die Seele wird von den Vorstellungen gefärbt... Die Dinge selber berühren in keiner Weise die Seele, noch haben sie einen Zugang zur Seele, noch können sie sie verändern oder bewegen. Nur sie selber verändert und bewegt sich, und aufgrund der Werturteile, die sie selber fällt, stempelt sie sich selber das Wesen der Dinge, die von außen an sie herantreten.» (105, S. 58f)

Ich möchte einige Beispiele aus dem Alltag geben: Bewerten wir einen Hund, dem wir auf einer Wanderung begegnen, als gefährlich, denken wir, daß er uns beißen könnte, dann empfinden wir Angst und Ärger. Sehen wir in ihm dagegen ein Lebewesen, das bei geeignetem Kontakt liebevoll und treu ist, so haben wir günstige Gefühle. So bewerten wir Tiere oft danach, ob sie eine Bedrohung für uns darstellen oder ob sie friedvolle freundliche Lebewesen sind, und entsprechend sind unsere Gefühle.

Der Anblick und Geruch von gebratenem Fleisch löst bei vielen Feinschmeckern Lustempfindungen aus; sie haben positive Gefühle beim Essen. Vegetarier dagegen empfinden den Anblick, Geruch und Geschmack des Fleisches als unangenehm und könnten es nur mit Überwindung essen.

Zuschauer bei einem Fußballspiel oder Tennisturnier erleben oft bei einem Tor- oder Matchball starke Freude oder Enttäuschung. Das hängt davon ab, wie sie den Torschuß oder Matchball bewerten: ob er für die Mannschaft und die Spieler, die sie gerne haben und denen sie sich verbunden fühlen, von Vorteil oder Nachteil ist. Diese unterschiedlichen Bewertungen führen dann zu Jubel und großer Freude oder zu Ärger und Niedergeschlagenheit, teilweise zu Wut.

Wenn während eines Vortrages Zuhörer den Raum verlassen, dann hängen die Gefühle der Vortragenden davon ab, wie sie dieses Ereignis bewertet. Die Dozentin kann annehmen, daß sich der Herausgehende unwohl fühlt; sie wird dann so etwas wie Besorgnis empfinden. Wenn die Dozentin es als ein Zeichen bewertet, daß der Zuhörer eine Pause braucht, dann wird sie die Handlung nicht weiter bewegen; vielleicht, daß sie sich über die Abruptheit des Aufstehens etwas irritiert fühlt. Wenn aber die Dozentin das Aufstehen als ein Zeichen wertet, daß der Zuhörer den Vortrag als langweilig und fehlerhaft empfindet, dann wird sie sich verunsichert oder gar belastet fühlen. Sie mag auch fürchten, daß noch andere Teilnehmer aufstehen könnten und hierdurch die Mißbilligung sowie die geringe Qualität ihrer Veranstaltung offenbar wird. So hängen unsere Gefühle davon ab, in welcher Bedeutung wir ein Ereignis sehen, wie wir es bewerten.

Eines Tages kam eine doktorierte Psychologin, die einen Lehrauftrag hatte, in meine Sprechstunde ins Institut. Sie war ziemlich aufgelöst. An einem Anschlagbrett waren die Kurse von mehreren Lehrbeauftragten ausgehängt worden, damit sich die Studenten eintragen konnten. Aber zu ihrem Kurs hatten sich nur zwei Studenten gemeldet, bei den anderen 15 bis 20. Sie war deprimiert: offensichtlich sei sie unbeliebt, ihre Kurse würden von den Studenten nicht geschätzt. Ich erfuhr von ihr, daß sie ihren Kurs auf Montag 9–11 Uhr gelegt hatte, auf eine Zeit also, die für viele Studenten wenig angenehm war. Meine Auffassung, daß die geringe Belegung ihres Kurses mit der ungünstig gewählten Zeit zusammenhänge und nicht mit ihren Qualitäten, konnte ihre Bewertung und damit ihre Gefühle nicht ändern. Erst nachdem sie in ihrem Anschlag die Seminarzeit geändert hatte und sich bei ihr so viele Studenten wie bei den anderen eingetragen hatten, erst durch diese konkrete *Erfahrung* kam sie zu einer Neubewertung, zu einer anderen Deutung, und ihre Gefühle änderten sich.

So werden unsere Gefühle – Ängste, Furcht, Niedergeschlagenheit oder Freude und Befriedigung – wesentlich dadurch bedingt, wie wir Ereignisse und Menschen bewerten.

Diese Bewertung nehmen wir gegenüber jeder Person, jedem Ereignis, jedem Gegenstand, gegenüber allen Erfahrungen vor. Das gilt auch für große lebenswichtige Ereignisse wie den Tod eines Partners oder schwere eigene Krankheit. Entsprechend unseren Bewertungen sind unsere Gefühle, Handlungen sowie Körperempfindungen.

Machen wir neue Erfahrungen, dann können wir zu anderen Bewertungen kommen und damit zu anderen Gefühlen und zu einem anderen Verhalten.

Warum bewerten wir unsere Umwelt so unterschiedlich?

Es ist offensichtlich, daß verschiedene Menschen ähnliche Ereignisse sowie Personen ihrer Umwelt recht unterschiedlich bewerten und so auch deutlich unterschiedliche Gefühle haben. Warum bewerten wir Menschen, Situationen und Ereignisse der Umwelt, auch etwa Krankheit und Sterben, individuell so verschieden?

▷ Die Erfahrungen, die jeder von uns in der Vergangenheit mit Personen, Gegenständen und Ereignissen der Umwelt machte, beeinflussen seine Bewertungen. Haben wir zum Beispiel ungünstige Erfahrungen mit der Schule gemacht oder schmerzvolle Erfahrungen mit Hunden, dann bewerten wir sie eher ungünstig und haben ihnen gegenüber ungünstige Gefühle.

▷ Weitere neue Erfahrungen, die wir fortlaufend mit Personen und Ereignissen machen, können unsere bisherigen Bewertungen bestätigen, erweitern oder ändern. Das gilt für alle Erfahrungen und Bewertungen unserer Umwelt, zum Beispiel von Nahrungsmitteln, Institutionen wie Schulen oder Kirchen, von Vorgesetzten, Polizisten oder Ausländern.

▷ Die neuen Erfahrungen führen wir teilweise durch unsere bisherigen Bewertungen herbei: Wenn wir etwa eine Gruppe von Menschen, einen Berufsstand aufgrund vergangener Erfahrungen ungünstig bewerten, dann haben wir ungünstige Erwartungen und verhalten uns ihnen gegenüber eher unfreundlich, ablehnend oder ängstlich. Das kann dazu führen, daß sich diese Menschen uns gegenüber auch eher ablehnend und ungünstig verhalten. Diese Erfahrung bestätigt dann unsere bisherige Art der Bewertung.

▷ Wir übernehmen Bewertungen von anderen. Kinder nehmen

teilweise die Art an, wie ihre Eltern und Lehrer andere Menschen, Situationen und Ereignisse bewerten. Manchmal ist dies lebensnotwendig, etwa gegenüber gefährlichen Geräten, schädigenden Stoffen wie Reinigungsmitteln und Medikamenten oder gegenüber Motorfahrzeugen. Sie lernen auch umfassendere Bewertungen, etwa über Menschen anderer Hautfarbe, Personen anderer Religion, Menschen mit anderer Schulbildung. Sie übernehmen komplexe Auffassungen über das Verhalten und die Beziehung von Frau und Mann, über alte Menschen, über Umgang mit Krankheit und Sterben.

▷ Wissen und Informationen über Personen, Ereignisse und Gegenstände der Umwelt beeinflussen unsere Bewertungen. Etwa Informationen über den Umgang mit schädlichen Chemikalien, mit Geräten, mit Fahrzeugen im Verkehr. Sie lassen uns Teile der Umwelt als gefährlich bewerten, ohne daß wir selbst bedrohliche oder schädliche Erfahrungen machen müssen. Sind die Wissensinformationen jedoch unzureichend oder falsch und haben wir keine direkten Erfahrungen, so können sie unangemessene Wahrnehmungen, Gefühle und Verhalten bewirken. Die Information, daß eine Person im Gefängnis war, kann dazu führen, daß wir auch ihr Gesicht in anderer Bedeutung wahrnehmen und ihr gegenüber anders fühlen als ohne diese Information.

▷ Schließlich bilden wir «persönliche Theorien» über die Umwelt, die entscheidend unser Fühlen und Verhalten beeinflussen. Dies sind komplexe gedankliche Vorstellungen, Auffassungen und Bewertungen, die wir uns über die Welt und über das Unerklärliche bilden. Sie entstehen häufig aus dem Bemühen, Ereignisse zu erklären, eine Ordnung im Geschehen zu sehen.

Beruhen diese persönlichen Theorien auf einer Vielzahl eigener unverzerrter Erfahrungen, dann können sie hilfreich sein. Beruhen sie jedoch wenig oder gar nicht auf persönlichen Erfahrungen, sondern haben wir sie ungeprüft von anderen übernommen und sind sie der Realität nicht angemessen, dann können sie sich schädlich auf uns und andere auswirken. Derartige persönliche Alltagstheorien sind etwa: «Menschen werden immer aggressiv sein»; «Frauen sind weniger intelligent als Männer»; «Es ist gut (nicht gut), eigene Gefühle dem anderen mitzuteilen.» – Die persönliche Theorie eines Menschen, Krebs sei ansteckend oder die Aids-Krankheit könne dadurch übertragen werden, daß jemand einem Aidskranken die Hand gibt, führen unmittelbar zu deutlichen Gefühlen, Ängsten und zu einem entsprechenden Verhalten. Die Propagandabehauptung der Nationalsozialisten: «Juden sind minderwertig und schädlich» führte bei vielen Deutschen zu intensiven feindseligen Gefühlen und zur Duldung oder Ausführung von Mißhandlung. Oder: Menschen haben die persönliche «Theorie», das eigene Land oder der eigene Staat sei besser als alle anderen. Das beeinflußt ihre Gefühle gegenüber anderen Völkern und Kulturen.

▷ Unsere Bewertungen von der Umwelt werden noch durch verschiedene weitere Bedingungen beeinflußt. Sehen wir ein Ereignis als schwer voraussagbar, schwer beherrschbar, unkontrollierbar an – zum Beispiel eine mündliche Prüfung – oder ist ein Ereignis sehr ungewohnt und neu, dann bewerten wir dies eher als bedrohlich und ungünstig und empfinden mehr Angst.

Wie wir uns selbst bewerten, das wirkt sich auf unser Fühlen aus

Ebenso wie das Geschehen in der Umwelt, so bewerten wir auch fortlaufend uns selbst: unser Verhalten im Umgang mit Personen und Gegenständen, unsere Erfahrungen und unsere Bewältigungsformen, unsere Gefühle und Körperempfindungen.

Durch viele Erfahrungen mit uns selbst kommen wir zur Bewertung unserer Eigenschaften und Fähigkeiten in verschiedenen Lebensbereichen. Wir bewerten uns als leistungsfähig oder als eher versagend bei mathematischen Aufgaben, in technischen Bereichen oder bei handwerklicher Arbeit. Oder durch Erfahrungen im Umgang mit anderen kommen wir zur Einschätzung, daß wir bedeutsam und liebenswert für andere sind, daß wir ihnen etwas geben können oder daß wir anderen wenig bedeuten. Entsprechend diesen Bewertungen fühlen wir uns auch; also je nach unseren Erfahrungen freudig und aktiv oder stressvoll, niedergeschlagen, mißmutig. Bewerten wir uns in Mathematik oder sportlicher Betätigung ungünstig und haben eher unangenehme Gefühle, dann trauen wir uns hierin auch weniger zu und wehren eine Betätigung auch dann ab, wenn sie anderen leicht und angemessen erscheint.

So ergeben sich aus unseren alltäglichen Erfahrungen Bewertungen für wichtige Bereiche unserer Person. Manche dieser Bewertungen sprechen wir auch uns gegenüber aus: «Das hast du gut gemacht»; «Du schaffst auch gar nichts»; «Du machst immer alles falsch».

Ebenfalls bewerten wir unsere seelischen Vorgänge, zum Beispiel unsere *Gefühle*. Wir bewerten Ängste, Weinen, Gefühle der Zärtlichkeit und Sexualität oder auch der Freude unterschiedlich. Und diese Bewertungen verstärken oder vermindern diese Gefühle. Belastungsgefühle können wir als unangenehm, lästig, «ätzend» bewerten oder als zwar nicht angenehm, aber als herausfordernd, erträglich und vorübergehend.

Ein Beispiel für die Bewertung unserer Gefühle und ihre Auswirkung: Wir haben uns in einer Situation geärgert, und wir bewerten das als eine unangemessene Bewältigung. Dann kann diese Bewertung in uns ärgerliche Gefühle über den vergangenen Ärger auslösen. Ein Lehrer: «Neulich habe ich mich in der Schule furchtbar über eine Schülerin geärgert. Obwohl ich gesagt hatte, bei der Arbeit sollen alle Bücher unter den Tisch, hatte sie das Buch offen aufgeschlagen. Da sie frech und uneinsichtig war, habe ich sie angeschnauzt. Hinterher dann, als die Stunde zu Ende war, habe ich mich mächtig darüber geärgert, daß ich mich so gehenließ, daß ich nicht sinnvoller reagiert habe.» –

Wichtig ist auch, wie wir Ängste bewerten. Beachten wir sie viel, messen wir ihnen große Bedeutung bei, dann können sich unsere Ängste verstärken.

Auch unsere Körperempfindungen bewerten wir, und dies wirkt sich deutlich auf unsere Gefühle aus, auch auf unser Verhalten. Jemand hat etwa Schmerzen im Magen-Darm-Bereich, die seit einiger Zeit anhalten. Bewertet er sie als Anzeichen einer wahrscheinlichen Krebserkrankung, dann sind die Folge meist Ängste. Durch häufiges Grübeln und die dadurch zunehmenden Ängste können die körperlichen Beschwerden zunehmen, und jemand kann in seiner Einschätzung bestärkt werden, daß eine Krebserkrankung vorliegt. Wenn dann ein Arzt feststellt, daß es sich nicht um eine Krebserkrankung, sondern um eine psychovegetative Störung handelt, dann erfolgt eine Neubewertung der Beschwerden, und damit ändern sich sogleich die Gefühle. Ähnlich ist es bei leichten Herzbeschwerden: Werden sie als erste Anzeichen einer ernsthaften Erkrankung angesehen, dann folgen daraus Ängste. Die Aussage des Arztes, daß das Herz organisch gesund ist, führt meist zu einer anderen Bewertung und damit zu geändertem Fühlen.

Aus allen unseren Bewertungen der Bereiche, die wir als wichtig für uns ansehen, ergibt sich eine umfassende Gesamtbewertung unserer Person, ein Gesamtbild. Es ist die Zusammenfassung von Gedanken, Vorstellungen, Überzeugungen und Auffassungen über uns selbst. Bewerten sich Menschen insgesamt ungünstig, sehen sie sich als Versager, dann haben sie ungünstige Gefühle, sind niedergedrückt, fühlen sich eher hilflos. Diese Gefühle bilden den Hintergrund des alltäglichen Lebens. Ein ungünstiges Selbstbild von unserer eigenen Person trägt sehr zu belastenden Gefühlen bei.

Ein Aspekt dieser Gesamtbewertung unserer Person ist die sogenannte *Selbstwirksamkeit.* (10) Es ist die Einschätzung, wie wirksam oder unwirksam wir uns in der Bewältigung unseres Lebens bewerten. Wir alle kennen Menschen, die von sich selbst die Einstellung und Überzeugung haben, daß sie das zukünftige Geschehen, auch wenn es schwierig wird, «schon in den Griff bekommen werden», daß sie bestehen werden. Diese Selbstwirksamkeit beinhaltet eine Einschätzung unserer Bewältigungsmöglichkeiten und Fähigkeiten im Umgang mit schwierigen Situationen. Wahrscheinlich lernte ich diese Selbstwirksamkeit in starkem Maße in der Schule. Ich war zwar ein schlechter Schüler, hatte viele Konflikte mit den Lehrern; aber meine Erfahrung war auch: Obwohl ich wenig Schularbeiten machte und in manchen Bereichen geringe Fähigkeiten hatte: irgendwie kam ich immer «gerade über die Runden». So oft ging ich morgens mit bangen Gefühlen zur Schule, ob ich wohl in einer Pause – ungestört von der Aufsicht – meine Schularbeiten schaffen würde. Insgesamt machte ich die Erfahrung, daß ich in irgendeiner Weise die Schulsituationen bewältigte, wenn auch nicht in einer reibungslosen glatten Form.

Selbstwirksamkeit ist verbunden mit Selbstvertrauen und Selbstwertgefühl. Sie sind eine günstige Voraussetzung für effektives Bewältigungsverhalten in schwierigen Situationen. Selbstwirksamkeit ist eine Art Überzeugung von der eigenen Fähigkeit, das Leben in all seinen Unklarheiten und Schwierigkeiten zu bewältigen. Schätzen wir dagegen uns selbst als unwirksam ein, dann führt dies zu mannigfachen Belastungen: Die Gedanken, wir seien wenig wirksam, stehen belastend im Hintergrund unseres Erlebens. Ferner denken wir eher mit Sorgen und Ängsten an die Zukunft. An manche Aufgaben werden wir uns gar nicht herantrauen; wir muten uns nicht zu, daß wir sie bewältigen. Und daraus folgen erneute Belastungen. Wir fühlen uns wenig fähig zum Handeln, oft bei dem gleichzeitigen Wissen, daß wir handeln müssen.

So ist Selbstwirksamkeit eine sehr bedeutungsvolle Bewertung von uns selbst.

Warum bewerten wir uns so unterschiedlich?

Ganz offensichtlich bewerten Menschen sich selbst recht unterschiedlich und haben somit auch unterschiedliche Gefühle. Folgendes trägt dazu bei:

▷ Menschen machen unterschiedliche Erfahrungen mit sich. Das ist naheliegend: 1. Sie haben unterschiedliche intellektuelle, soziale, künstlerische oder sportliche Fertigkeiten. So machen wir unterschiedliche Erfahrungen mit uns in verschiedenen Bereichen, etwa in Sport, Musik oder Mathematik. Erfahren wir uns als häufig versagend und wenig leistungsfähig, dann bewerten wir uns auch entsprechend ungünstig. 2. Wir begegnen unterschiedlichen Situationen. Ein Mensch arbeitet zusammen mit anderen, die ihn schätzen, die ihn einfühlsam behandeln und unterstützen. Ein anderer arbeitet oder lebt mit Menschen zusammen, die ihn wenig unterstützen, die ihm Schwierigkeiten bereiten. Aufgrund dieser unterschiedlichen Erfahrungen kommt er zu einer unterschiedlichen Bewertung seiner Person in Arbeitssituationen. 3. Menschen bringen in die gleiche Situation ihre unterschiedliche Person ein und machen somit unterschiedliche Erfahrungen. Zwei Schüler etwa, die beide sehr geringe Leistungen in Mathematik haben, können trotzdem unterschiedliche Erfahrungen und Gefühle haben, weil sie die Situation unterschiedlich bewerten. Ein Schüler mag sein Versagen sehr wichtig nehmen, für den anderen ist Mathematik ein Bereich, der für ihn kaum Bedeutung hat. Ferner: Unsere Mißerfolge in vergangenen Situationen nehmen wir in neue Situationen mit hinein und reagieren somit unterschiedlich und machen unterschiedliche Erfahrungen. 4. Wir haben unterschiedliche Bewältigungsstrategien in unserem Leben gelernt. Manche neigen vor Schwierigkeiten eher zu einem Rückzug, andere werden dazu angeregt, sich vermehrt einzusetzen. Manche nehmen seelische Verletzungen oder Niederlagen sehr schwer, andere können sich leichter ablenken, kommen besser darüber hinweg. Und so machen sie unterschiedliche Erfahrungen.

▷ Verfügen wir über viele Hilfsquellen im Alltag, haben wir gute Freunde, die uns stützen, besitzen wir finanzielle Reserven, dann schätzen wir uns als stärker ein und fühlen uns besser, als wenn wir allein und ohne finanziellen Rückhalt leben.

▷ Manche Menschen neigen allgemein zu ungünstigeren Bewertungen der Erfahrungen mit sich und der Umwelt; sie beachten ferner ihre ungünstigen Erfahrungen mehr. Oft ist dies bei Menschen mit depressiven und neurotischen Beeinträchtigungen der Fall. Ebenfalls neigen diese Menschen dazu, Mißerfolge mehr sich selbst zuzuschreiben, auch wenn sie durch die Situation bedingt sind. (159; 182)

▷ Wir nehmen Bewertungen und Urteile anderer Menschen über uns an. Wurden wir von Eltern oder Lehrern oder vom Partner häufig ungünstig bewertet und neigen wir dazu, die Bewertungen anderer leicht anzunehmen, so führt dies zu einer ungünstigen Bewertung unserer eigenen Person. Ob wir die Bewertungen anderer annehmen oder nicht, hängt zum Teil von der Art der Beziehung zu ihnen ab. So habe ich als schlechter Schüler in der Schule die entmutigenden und abfälligen Bewertungen mancher meiner Lehrer kaum angenommen, denn ich hatte keine gute Beziehung zu ihnen, stand zu ihnen in Opposition. – Haben Frauen eine liebevolle hingebende Beziehung zu ihrem Partner, so neigen sie eher dazu, die Bewertungen des Mannes über sie anzunehmen. Sind diese Bewertungen beeinträchtigend und nicht förderlich-befreiend, so kann dies eine ungünstige Selbstbewertung der Frau und damit ihre seelische Belastung fördern, besonders wenn sie ausschließlich im Haushalt tätig ist und wenig anderweitige Ermutigungen erfährt, etwa im Beruf.

▷ Vergleiche mit anderen sind bedeutsam für unsere Selbst-Bewertung und unsere Ansprüche. Machen wir «Vergleiche nach unten», vergleichen wir uns also mit Menschen, denen es schlechter geht, dann bewerten wir uns selbst günstiger als bei Vergleichen «nach oben».

▷ Unsere persönlichen «naiven» Alltags-Theorien haben unterschiedliche Bewertungen und damit unterschiedliche Gefühle zur Folge. Diese persönlichen Alltags-Theorien bilden wir uns meist, indem wir einige Erfahrungen verallgemeinern und / oder indem wir Auffassungen anderer übernehmen. Es sind Überzeugungen, was richtig und gut oder falsch für uns selbst ist. Es ist eine bestimmte Sicht von uns und unserer Stellung in der Umwelt. Zum Beispiel: «Ich (man) darf keine Schwächen haben, ich muß fehlerlos sein», «Das Herauslassen von Wut ist gut für meine seelische und körperliche Gesundheit», «Als Lehrer muß ich mich so und so verhalten», «Als gute Mutter muß ich dies und jenes für die Kinder tun», «Als Frau habe ich geringere intellektuelle und technische Fertigkeiten». Diese persönlichen Theorien beruhen oft auf nur geringen eigenen Erfahrungen, beeinflussen aber deutlich unsere Bewertungen und unser Verhalten.

Schließlich sind noch unsere persönlichen Theorien über das

Unerklärliche wichtig. Auffassungen also darüber, wo wir herkommen, warum wir auf der Erde sind und wo wir hingehen. Von diesen persönlichen Theorien her stellen wir zum Beispiel unterschiedliche Anforderungen an uns, verhalten uns anders, machen andere Erfahrungen, die wieder andere Bewertungen von uns selbst bewirken.

Wie wir uns selbst bewerten, das beeinflußt unsere Bewertungen über die Umwelt

In die Bewertung jeder Situation der Umwelt fließt mit ein, wie wir uns selbst bewerten und welche persönlichen Theorien wir von uns haben.

Bewerten wir uns günstig, etwa als selbstwirksam und leistungsfähig, vertrauen wir uns selbst, dann bewerten wir viele Alltagssituationen als leichter bewältigbar, als weniger schwierig. Ja, bei einer günstigen Selbstbewertung sehen wir manche Schwierigkeiten nicht als bedrohlich, sondern als Herausforderung an.

Sehen wir uns dagegen als minderwertig, selbstunwirksam, wenig leistungsfähig an, dann bewerten wir Situationen und Ereignisse der Umwelt eher als schwierig, bedrohlich, unangenehm, kaum zu bewältigen; und wir empfinden vor und in diesen Situationen eher Erregung, Spannung und Angst. So stellten wir auch in einer Untersuchung fest: Menschen mit geringer Selbstzufriedenheit und seelischem Unwohlsein bewerteten in ihrem Alltag Situationen, Personen und Ereignisse eher als schwierig und ungünstig; sie sahen weniger Sinn in ihrem Leben, ihrer Familie und ihrer Arbeit (152).

Bewerten wir uns selbst ungünstig, sei es insgesamt oder in einem wichtigen Bereich, dann empfinden wir ungünstige Urteile und Kritik von anderen leichter als bedrohlich. Wir sind empfindlicher gegenüber Äußerungen, die wir als Kritik einschätzen. Wir haben eher Angst vor negativen Bewertungen anderer. Ein Beispiel: Wenn ein Lehrer sich selbst als unsicher, als wenig selbstwirksam wahrnimmt und wenn er die persönliche Theorie hat, daß seine Würde als Amtsperson und Erwachsener von den Schülern respektiert werden müsse, dann wird er humorvolle oder unfreundliche Äußerungen der Schüler oder eine im Unterricht auf ihn gezielte Papierkugel als bedrohlich ansehen. Dies löst bei ihm Spannungen, Belastungen oder auch Ängste aus und führt oft zu einer verminderten Qualität seiner Handlungen im Unterricht. Er macht eher Fehlgriffe im Unterricht, gerät in Konflikte mit den Schülern. Und diese Erfahrungen wieder verstärken seine eigene Bewertung als weniger kompetent und unsicher; ferner wird seine Einschätzung der Schüler als rebellisch und unkooperativ verstärkt. Auch kann sich seine persönliche Theorie verstärken, daß partnerschaftlicher Unterricht unmöglich sei und daß Schüler zu Disziplin und sorgfältiger Arbeit gezwungen werden müßten.

Persönliche Theorien – wir müßten perfekt sein oder wir wären für andere, etwa für unsere Kinder oder Gäste verantwortlich – lassen uns viele Situationen als schwierig, als schwerer zu bewältigen bewerten, und wir empfinden deshalb mehr Spannung. Weniger belastet fühlen wir uns, wenn wir uns überwiegend für uns selbst, für unsere Tätigkeit in der Situation verantwortlich sehen.

Ein weiteres Beispiel: Schätzen wir uns vor einer Prüfung oder einem Bewerbungsgespräch als wenig kompetent ein, und haben wir außerdem die persönliche Theorie: «Prüfer sind ungerecht und handeln willkürlich», dann bewerten wir die Situation als bedrohlich und schwierig; wir haben eher angstvolle Gefühle. Das Auftreten dieser angstvollen Gefühle führt wiederum zu einer Verstärkung, die Situation als bedrohlich zu bewerten. Selbst wenn wir für eine Prüfung gut vorbereitet sind und hinreichendes Wissen haben, können wir sie als bedrohlich empfinden, da sie oft unklar und wenig voraussagbar ist, etwa ob die Prüfer gerecht sind, welchen Stoff sie wählen werden. Ferner: Stellt jemand sehr hohe Anforderungen an sich und will unbedingt eine sehr gute Beurteilung erreichen, dann wird er die Situation als schwieriger bewerten und Angstgefühle selbst bei guter Vorbereitung empfinden. –

Die Bewertung von schwierigen Situationen hängt auch davon ab, wie wir unsere Hilfsquellen einschätzen. Haben wir gute

Freunde, die uns stützen, eine gute Berufsqualifikation und eine gute körperliche Gesundheit, dann erscheinen uns viele Situationen weniger bedrohlich, als wenn wir uns weitgehend ohne Hilfen wahrnehmen. Die Bedeutung von Kompetenz und Hilfsquellen mag folgendes Beispiel verdeutlichen: Sind wir in einem fremden Land in einen Autounfall verwickelt, sprechen wir nicht die dortige Sprache und haben wir wenig Geld bei uns, dann bewerten wir die Situation naturgemäß als viel schwieriger und fühlen uns eher belastet. Ähnlich ist es, wenn wir uns selbst als wenig qualifiziert in den Bereichen einschätzen, die zur Bewältigung einer Situation oder unseres Lebens notwendig sind.

Wichtige Eigenheiten bei unseren Bewertungen

Ich möchte einige Eigenheiten darstellen, die von Einfluß sind, wie wir uns und die Umwelt bewerten und welche Gefühle wir haben. Sie helfen uns auch beim Verständnis, daß Menschen ähnliche Ereignisse unterschiedlich bewerten.

Neu-Bewertungen

Fortlaufend machen wir Erfahrungen mit uns und unserer Umwelt. Manche Erfahrungen bestätigen, festigen unsere bisherigen Bewertungen und Auffassungen. Andere Erfahrungen führen zu Änderungen, fördern Neu-Bewertungen. Das, was wir bisher günstig bewerteten, einen Menschen, ein Ereignis, ein Atomkraftwerk, den Neubau von Autobahnen oder hohe Produktion von Automobilen, bewerten wir aufgrund von Erfahrungen, neuen Informationen über Nachteile und Umweltschäden dann weniger günstig.

Andere Erfahrungen führen von einer ungünstigen zu einer günstigeren Bewertung. Wir erfahren oder entdecken wertvolle

Bereiche an einem Menschen; wir lernen jemand persönlich kennen, den wir bisher aufgrund von Vorurteilen über seinen Beruf, seine Religion oder Rasse eher ungünstig beurteilt haben.– Oder wir bewältigen eine Bedrohung durch eine geänderte, neue Bewertung. Eine lebensbedrohende Krankheit sehen wir als eine Herausforderung zu einem intensiveren Leben an. In der Trennung von einem Menschen sehen wir die Herausforderung zu mehr Selbständigkeit und einem selbstbestimmteren Leben. Eine Pensionierung nach jahrelanger Routine-Arbeit wird als Herausforderung gesehen, die zukünftigen Jahre mehr selbstbestimmt zu gestalten.

Häufig beeindruckt mich folgendes: Manche Menschen sind kaum zu Neu-Bewertungen bereit, auch dann nicht, wenn sie die Möglichkeit zu Erfahrungen haben oder sie gar machen. Wissenschaftler etwa beachten des öfteren andere Befunde und Theorien wenig oder gar nicht, die ihren eigenen entgegenstehen. Oder Menschen, die Angst vor einem Hund haben, ändern ihre Einschätzung gegenüber Hunden auch dann nicht, wenn sie im Zusammensein mit einem Hund günstige Erfahrungen machen können. Offensichtlich halten manche Menschen ihre bisherigen Bewertungen von sich oder der Umwelt starr aufrecht; sie wollen oder können sie nicht ändern. Dies kann mit geringer Flexibilität und Kreativität zusammenhängen, mit geringerer Aufgeschlossenheit für Neues, für Änderungen. Es kann ferner damit zusammenhängen, daß sie sich durch neue Erfahrungen und Einsichten in ihren bisherigen Bewertungen verunsichert, bedroht fühlen. Jemand, der sich für intelligent und durchsetzungsfähig einschätzt und für den dies hinsichtlich seines Selbstvertrauens sehr wichtig ist, ignoriert eher Erfahrungen, die ihn in manchen Bereichen als fehlerhaft und begrenzt handlungsfähig erscheinen lassen. Häufig haben wir bei diesen Menschen den Eindruck, sie lassen uns oder neue Informationen nicht an sich herankommen, sie reagieren mit Ärger und Abwehr, wenn andere dies doch versuchen.

Teilweise ist dies eine Schutzfunktion. Menschen wünschen keine Beeinträchtigung durch eine möglicherweise ungünstige Bewertung ihrer Person. Je starrer Menschen sind, um so eher fühlen sie sich durch Erfahrungen bedroht, die mit ihren Bewertungen unvereinbar sind. Das gilt auch für viele Bewertungen der Umwelt gegenüber. Denken wir etwa an den Wandel der Bewertung von Nacktheit, Sexualität und Kleidung in den letzten 50 Jahren. Häufig haben Menschen zuerst einem derartigen Wandel starken Widerstand entgegengesetzt, oft weil sie annahmen, daß eine Änderung zu großen Nachteilen führen würde. Teilweise suchen sie sich in ihren bisherigen Bewertungen selbst zu bestätigen, indem sie nur die Ereignisse und Erfahrungen beachten oder heranziehen, die ihrer Auffassung entsprechen. –

Nach einem Vortrag vor Südtiroler Lehrern aus überwiegend ländlichen Dorfgemeinden fragte mich ein Lehrer: «Meinen Sie nicht auch, daß es das Wesentlichste ist, daß man sich selbst treu bleibt?» Diese Frage hat mich noch lange beschäftigt. Ich bin zu folgender Auffassung gekommen: Ich möchte, daß meine Bewertungen mit meinen Erfahrungen übereinstimmen und daß bei geänderten Erfahrungen sich meine Bewertungen ändern. Das bedeutet etwa, daß ich vieles sehe, was ich heute besser als früher machen würde, mit weniger Fehlern. Insofern möchte ich nicht starr oder in diesem Sinne «treu» sein. Auch möchte ich, daß ich meine wissenschaftlichen Auffassungen und Bewertungen immer wieder überprüfe, erweitere, ändere und korrigiere. Ich möchte möglichst bewußt Erfahrungen erleben und aus ihnen möglichst bewußt zu Bewertungen kommen, ohne mich zu täuschen oder Erfahrungen zu ignorieren. Diesem Vorgehen möchte ich treu bleiben. Ich glaube nicht, daß ich dann leichtsinnig meine Auffassungen und Bewertungen ändere, etwa entsprechend einer Mode oder auf Druck von außen. Ich nehme an, daß ich bei einem bewußten achtsamen Leben zugleich auch zuverlässig, sorgsam mit anderen und mir umgehe.

Der Einfluß von Spannung und Entspannung auf Bewertungen

Sind wir im Zustand von körperlich-seelischer Anspannung, fühlen wir Ängste, Ärger, Zeitdruck oder Schmerzen, so sind unsere Bewertungen von uns selbst und der Umwelt häufig ungünstig. Spannungen und Stress sind meist verbunden mit negativen Bewertungen und negativen Gefühlen. Im gespannten Zustand erinnern wir auch eher ungünstige Ereignisse. Und beim Blick in die Zukunft drängen sich leichter ungünstige Aspekte auf.

Das Gegenteil ist der Fall im Zustand von körperlich-seelischer Entspannung: Die Bewertungen von uns und der Umwelt – in der Gegenwart, bei der Erinnerung an die Vergangenheit, beim Blick in die Zukunft – sind eher positiv.

Dieser Einfluß von Spannung und Entspannung auf Bewertungen ist seit Jahrzehnten in Untersuchungen immer wieder bestätigt worden. Aber die große Bedeutung dieser Erkenntnis sehen Psychologen, Ärzte und Laien erst allmählich: Durch größere Entspannung können wir uns günstigere Bewertungen und damit ein günstigeres Fühlen im Alltag ermöglichen. Dies ist auf S. 132f dargestellt.

Bewertungen bilden sich oft ohne Bewußtheit

Als unsere jüngste Tochter Daniela etwa zwei Jahre alt war, gingen Anne-Marie und ich bei einem Spaziergang mit ihr in einen Friseurladen. Sie fing jedoch zu schreien und zu weinen an. Sie konnte uns keine Erklärung geben, auch später, als wir von unserem Vorhaben abgelassen hatten. Dann fiel uns ein, daß sie vor kurzem im Krankenhaus gewesen war. Offensichtlich bewertete sie die Friseusen mit den weißen Kitteln als bedrohlich und schmerzbringend, entsprechend ihren Erfahrungen mit den weißen Kitteln von Ärzten und Schwestern.

Gewiß machen wir bewußte Erfahrungen, so Daniela mit Ärztinnen und Schwestern in weißen Kitteln. Bewußt sind uns auch die Gefühle, die erlebnismäßige Folge unserer Bewertungen, so bei Daniela Angst und Schmerzen. Und bewußt nahm sie auch die Bedeutung der weißen Friseurkittel wahr, als bedrohlich und schmerzankündend.

Nicht bewußt ist uns dagegen oft der Vorgang des Bewertens, daß und wie sich in uns aus den Erfahrungen Bewertungen bilden. Dies erfolgt oft ohne bewußtes Denken, ohne Reflexion. In einer späteren Situation kann die Bewertung – zum Beispiel weiße Kittel bringen Schmerzen – auftreten und sich deutlich auswirken, ohne daß die ursprünglichen Erfahrungen, die zur Bewertung führten, erinnert werden.

Auch beim Lesen von neuen wissenschaftlichen Artikeln oder Büchern komme ich meist bald zu einer Bewertung, daß das Buch für mich bedeutsam oder unbrauchbar ist. Erst viel später werden mir oft die Gründe für meine Bewertung klar.

Daß Bewertungen auch ohne Denken und Überlegungen zustande kommen, geht aus folgendem hervor: Auch Tiere mit einfacher biologischer Organisationsform lernen durch Erfahrungen, Reize in bestimmter Weise zu bewerten und zum Beispiel durch Flucht oder Annäherung zu reagieren. Bienen können durch Training dahin gebracht werden, eine gelbe Farbe anzufliegen und nicht eine rote, entsprechend den Erfahrungen, die sie vorher in Verbindung mit einer Zuckerlösung gemacht haben. Dies sind auch Bewertungsprozesse. Wir können annehmen, daß sie sich ohne denkende Reflexion bilden. Dabei sind die Erfahrungen, Wahrnehmungen und Reaktionen selbst, die zu den Bewertungen führen, bewußt, sofern wir Tieren bewußte Vorgänge zuschreiben.

Die Tatsache, daß sich Bewertungen oft aufgrund gefühlsmäßiger Erfahrungen bilden, ohne denkende Überlegungen, macht es auch verständlich, daß sich unsere Bewertungen durch Wissen oder bewußtes Denken manchmal nur schwer ändern. Auch wenn Menschen wissen, daß ein Tier, ein Ereignis oder ein Mensch für sie ungefährlich ist, reicht häufig dieses bewußte Wissen oder Denken nicht aus, die vorhandene Bewertung zu ändern, die sich aufgrund intensiver gefühlsmäßiger Erfahrung gebildet hat. Dies erklärt, warum wir des öfteren mit dem Verstand, der Vernunft so schwer Gefühle und Bewertungen ändern können, auch wenn wir es möchten und einsehen, daß sie unzutreffend sind. Wirksamer ist dann die Änderung der Bewertungen durch andersgeartete intensive gefühlsmäßige Erfahrungen, etwa durch positive Erfahrungen mit einem bisher als gefährlich bewerteten Tier.

Zur unterschiedlichen Auswirkung von Bewertungen auf Gefühle

Bei manchen ist der Zusammenhang zwischen ihren Bewertungen (Gedanken, Vorstellungen) und Gefühlen gering. Ungünstige Vorstellungen und Bewertungen wirken sich wenig auf ihre Gefühle aus. Männer etwa neigen in schwierigen Verlustsituationen zu weniger gefühlsmäßigen Reaktionen (190). Dies mag in manchen bedrohlichen Situationen günstig sein. Personen empfinden dann weniger Angst, sind handlungsfähiger. Wird dies allerdings eine allgemeine Haltung im Leben, so besteht die Gefahr einer Verarmung des Gefühlslebens (174).

Dagegen erleben Menschen einen größeren gefühlsmäßigen Reichtum, wenn sich ihre Gedanken, Vorstellungen und Bewertungen recht unmittelbar auf ihre Gefühle auswirken. Bei ungünstigen bedrohlichen Bewertungen von Ereignissen, Personen und Nachrichten sind sie allerdings stärker gefühlsmäßig belastet. Sie sind leichter erregbar, verwundbar und verletzt.

Womit mag die verminderte Auswirkung von Bewertungen auf Gefühle zusammenhängen?

▷ Manche filtern ungünstige Wahrnehmungen, Nachrichten, Informationen, sie klammern sie gleichsam aus, beachten sie wenig oder ignorieren sie. Sie suchen die Bedeutung abzuwerten, herunterzuspielen.

▷ Sie lenken sich ab.

▷ Intensive verstandesmäßige Bemühungen bei der Bewältigung eines beeinträchtigenden Ereignisses können die ungünstigen Gefühle abschwächen, ferner intensives Engagement in eine Arbeit oder ein Ziel.

▷ Die belastenden Gefühle werden unterdrückt, wie etwa körperliche Schmerzen bei einer Verletzung. Allerdings ist dies mit Spannungen verbunden.

▷ Trotz schwieriger Situationen bleiben manche relativ entspannt und gelassen – aufgrund vieler Erfahrungen mit derartigen Situationen oder weil sie eine entspannte Haltung durch regelmäßiges Training erlernt haben oder weil sie die Situation von einer übergeordneten Warte sehen. Ihr Organismus reagiert nicht mit der Alarmierung von Körpervorgängen. Und dies erleichtert ihnen wiederum eine weniger bedrohliche Bewertung sowie mehr Gelassenheit.

Fehler in unseren Bewertungen

Wie wir bei der Bedienung von Geräten oder bei Denkaufgaben Fehler machen, so kommen wir auch zu fehlerhaften Bewertungen. In Zuständen von Angst, niedergedrückter Stimmung oder Stress-Spannung haben wir eine eingeengte Wahrnehmung, übersehen Informationen und Erfahrungen, machen eher Fehler. Wir sehen in Stress-Situationen nicht die Mannigfaltigkeit anderer Möglichkeiten, alternativer Wege. Ein gespannter niedergedrückter Gefühlszustand schränkt den Vorgang des Bewertens ein, besonders bei ungewissen, schwer voraussagbaren Ereignissen, für die wir wenig Erfahrung mitbringen.

Weitere Gründe für fehlerhafte Bewertungen sind: Wir ignorieren Erfahrungen und Informationen, um uns zu schützen, um uns nicht bedroht zu fühlen. Ferner: Wir sind zu wenig offen für neue Erfahrungen und für eine Änderung unserer Bewertung, wir sind eher starr, wir sind zu sehr von der Richtigkeit unserer Bewertung überzeugt. – Im folgenden möchte ich auf einige wichtige Fehler eingehen:

Wir filtern unsere Erfahrungen. Bei der Bewertung von sich selbst und der Umwelt sehen manche überwiegend die negativen Anteile in ihren Erfahrungen und berücksichtigen kaum die positiven. Das führt zu ungünstigen Gefühlen. Eine Frau, 27, schrieb mir nach einem Vortrag: «Ich beobachte dieses Filtern meiner Erfahrungen an mir besonders häufig und stark, wenn ich begonnen habe, mich ‹schlecht› zu fühlen. Was da in Gang kommt, erscheint mir wie ein Schneeballsystem.» Wahrscheinlich beachten wir negative Aspekte besonders, wenn wir mit uns wenig zufrieden sind, wenn wir uns in depressiver Stimmung befinden. In ungünstiger Gefühlsstimmung erinnern und sehen wir eher ungünstige Aspekte und Erfahrungen von uns und der Umwelt. Im angenehmen entspannten Zustand sehen und erinnern wir uns mehr an das Günstige.

Filtern wir dagegen überwiegend die positiven Erfahrungen über uns heraus und ignorieren ungünstige Aspekte, dann bewerten wir uns recht günstig. Aber wir verleugnen einen Teil unserer Erfahrungen. Geschieht dies häufig, dann sehen wir uns wenig real, neigen zur Selbstüberschätzung, können weniger unsere Fehler und Schwächen korrigieren. – Sehen wir in der *Umwelt* überwiegend die günstigen Aspekte, so mag uns das Hoffnung und Engagement geben. Aber wir sehen nur einen Teil der Wirklichkeit. Wahrscheinlich liegt eine günstige Einstellung darin, möglichst alle Aspekte der Umwelt zu sehen, uns keinem zu verschließen, aber uns mehr den positiven Aspekten zuzuwenden und uns für ihre Förderung zu engagieren.

Fehler- und Schuldzuweisungen. Erfolg und Mißerfolg können wir uns selbst oder anderen zuschreiben. Depressive Personen schreiben meist ihren Erfolg anderen Menschen oder der Gunst der Situation zu. Haben sie Mißerfolg, so schreiben sie ihn oft sich selbst zu, auch wenn er durch äußere Umstände bedingt ist.

Polarisierende Bewertungen. Hier bewerten wir Menschen, Ereignisse oder uns selbst entweder gut oder schlecht, schwarz oder weiß. Wir selbst sind entweder perfekt oder völlige Versager. Andere sind entweder «gut» oder «böse». «Es gibt nur zwei Arten von Menschen, anständige oder gemeine.» Wir haben in unseren Bewertungen kaum einen Mittelbereich.

Übergeneralisierung ist ein anderer Fehler. Unserer Bewertung eines Menschen oder eines Ereignisses liegen nur einige wenige Erfahrungen zugrunde. Wenn etwas Ungünstiges sich einmal ereignet hat, so erwarten wir, daß es sich immer wieder so ereignen wird. «Alle Männer sind schlecht.» «Von den Ärzten habe ich genug.» «Beamte sind faul.» «Politiker sind korrupt.»

Katastrophendenken. Wir bewerten ein ungünstiges Ereignis als sehr unglücklich für uns, als Katastrophe. Ein Student etwa glaubt, bei einer nicht bestandenen Prüfung sei sein Leben wertlos. Oder bei einer Erkrankung, die noch ungeklärt ist, denken wir an das Schlimmste, etwa an Krebs. «Ich neige dazu, schwierige Situationen durch ein Vergrößerungsglas zu betrachten, und je mehr ich sie betrachte, um so schlimmer werden sie.»

Befinden wir uns im Stress, so bewerten wir Ereignisse eher als bedrohlich. Wir spüren Ängste. Dadurch engt sich unsere Aufmerksamkeit ein, und durch Grübeln und negative Selbstgespräche wird das unglückliche Ereignis größer und nimmt unser Bewußtsein ein. Bei manchen kommt es dann zu Panikängsten. Sie haben Angst vor der Angst und den damit verbundenen körperlichen Symptomen wie schneller Puls, Schwitzen, Zittern der Hände. Sie sehen nicht die Breite der noch verbliebenen Möglichkeiten. Ansätze davon verspüre ich des öfteren wenige Tage vor einem längeren Urlaub. Dann erscheint mir das, was ich alles noch tun muß, riesengroß. Und entsprechend belastet fühle ich mich dann. Bin ich einige Tage im Urlaub, kann ich es kaum verstehen, warum ich vieles als so schwierig und wichtig ansah, warum ich es nicht zurückstellte. Ja, in einer solchen Situation kann auch das Packen des Koffers für mich schwierig werden, während ich ohne Stressbedrängnis das schnell und reibungslos mache. Häufig steht im Hintergrund der Gedanke: Ich schaffe es nicht.

Gefühle als Denkergebnisse ansehen. Hier nehmen wir an: das, was wir gegenüber einem Menschen, einem Tier oder einer Situation gefühlsmäßig spüren, sei automatisch eine wahre, zutreffende Bewertung. Gewiß, Gefühle sind real. Wenn wir Mißtrauen oder Angst fühlen, dann ist dies real! Aber der Schluß und das Urteil: ein anderer Mensch *ist* nicht vertrauenswürdig, weil wir Mißtrauen oder Angst fühlen, kann ein Fehler sein. Wenn wir uns unzureichend, unintelligent, ängstlich und für eine Prüfung nicht gerüstet *fühlen*, dann ist dieses Fühlen Realität. Aber es kann ein Fehler und eine Täuschung sein zu denken, wir *seien* dumm oder unzureichend gerüstet.

Absolutheit von Bewertungen. Oft sind wir sehr überzeugt bei einer Bewertung von uns oder anderen. «Mir kann niemand helfen.» «Entspannung hilft mir nicht.» «Ich werde das niemals lernen.» «Der lehnt mich mit Sicherheit ab.» Oder wir haben die Überzeugung, daß unser Leben fast ausschließlich durch äußere

Ereignisse bestimmt wird, wir sehen uns selbst als hilflos, als Opfer des Schicksals. Wir sehen kaum, wieviel innere Kontrollmöglichkeiten und Selbstbestimmung uns verbleiben. Gerade wenn wir im Stress sind, haben wir leicht das Gefühl, in Situationen zuwenig freie Wahl und zuwenig Kontrolle zu haben. Und dadurch fühlen wir uns mehr belastet.

Wir bewerten uns im Vergleich mit anderen. Durch «Vergleiche nach oben» bewerten wir uns ungünstig und erleben beeinträchtigende Gefühle; wir vergleichen uns etwa mit Menschen, denen es äußerlich gesehen besser geht, die mehr Prestige, Besitz oder Gesundheit haben. Was mich in Psychotherapiegruppen oft erstaunt hat, war: Viele Teilnehmer sagten, sie hätten angenommen, nur ihnen allein gehe es so schlecht, alle anderen kämen besser mit ihrem Schicksal zurecht.

«Vergleiche nach unten» können auch unrealistisch sein, aber sie geben Menschen eher ein günstiges Gefühl, sind ein Schutzprozeß. Derartige Schutzprozesse durch «Vergleiche nach unten» nutzen etwa manche Schwererkrankte, die ihre Krankheit zu bewältigen suchen. In einer Untersuchung von Frauen, die an Brustkrebs erkrankt waren, sahen sich ältere Frauen in einer vorteilhafteren Situation als jüngere Frauen. Jüngere Frauen wiederum empfanden sich als vorteilhafter im Vergleich zu älteren. Verheiratete Frauen bedauerten die Alleinlebenden; aber keine alleinlebende Frau sagte, daß es für sie leichter wäre, wenn sie verheiratet wäre (178).

Seelische Belastungen und ihr Zusammenhang mit körperlichen Vorgängen

Seelische Belastungen stehen mit körperlichen Vorgängen in komplexen Wechselwirkungen. Wir kennen sie erst teilweise. Ich möchte einiges Wesentliche darstellen.

Unsere Bewertungen haben körperliche Folgen

Bewerten wir unsere Umwelt als bedrohend, gefahrvoll und nachteilig sowie uns selbst als unzureichend und schwach, dann erfolgt eine Alarmierung von Körpervorgängen. Das sympathische Nervensystem wird aktiviert; Hormone wie Adrenalin und Noradrenalin («Notfallhormone») gelangen vermehrt in den Kreislauf. Es tritt eine deutliche Beschleunigung des Herzschlags ein, Erhöhung des Blutdrucks, schnelleres flacheres Atmen, höhere Empfindlichkeit der Sinnesorgane. Die Muskeln des Körpers spannen sich. Die Blutverteilung im Körper ändert sich: Muskulatur, Herz und Kopfbereich werden stärker versorgt, den Eingeweiden wird Blut entzogen. Die Muskeln erhalten verstärkt Zucker aus der Leber. Die Blutgerinnung steigt an, so daß sich bei eventuellen Verletzungen Wunden schneller schließen.

Manche körperlichen Alarmsymptome empfinden wir auch. Wir spüren größere Spannung, Herzklopfen, Erregung, Zittern von Stimme und Händen, harte Muskeln, einen trockenen Mund, ein seltsames Gefühl in der Magengegend und eine eingeengte Wahrnehmung. Menschen, die dies nicht als körperliche Alarmvorgänge auf Stressbelastungen erkennen, fühlen sich dadurch sehr beunruhigt, haben Ängste, die Kontrolle über sich zu verlieren, «überzuschnappen»; einige fühlen den unerklärlichen Wunsch, zu schreien, wegzulaufen oder jemanden zu schlagen.

Diese Alarmierung des Körpers bei Bedrohung und Belastung war bei unseren Vorfahren biologisch sinnvoll. Tiere reagieren in gleicher Weise. Die körperlichen Vorgänge versetzten unsere Vorfahren in einer feindlichen Umwelt besser in die Lage, gegenüber wilden Tieren oder Feinden plötzlich starke Kräfte zu entwickeln, zu kämpfen oder schnell zu fliehen.

Die Schwierigkeit ist, daß diese biologischen Reaktionen immer noch in unserem Organismus bei seelischen Einschränkungen und Belastungen eintreten, obwohl sich unsere Umwelt sehr geändert hat und wir es nicht mehr mit wilden Tieren oder plötzlich auftauchenden Gegnern im Urwald zu tun haben. Diese gleichen körperlichen Reaktionen werden heute ausgelöst, wenn wir uns durch einen Autofahrer im Straßenverkehr bedroht fühlen, durch ungünstige Nachrichten, durch Konflikte am Arbeitsplatz oder in der Familie. Hier aber benötigen wir diese Alarmierung des Körpers gar nicht. Wir können nicht kämpfen, wir können die Muskelaktivität nicht einsetzen, wir können uns nicht durch den Verkehrsstau boxen. Im Gegenteil, wir benötigen eigentlich mehr Ruhe und Konzentration zum Überlegen, zum angemessenen Reagieren.

Fühlen wir uns *häufig* eingeschränkt, überfordert, bedroht, unzulänglich – sei es durch schwierige Umweltsituationen, sei es durch ungünstige Bewertungen von uns selbst oder durch sorgendes angstvolles Grübeln –, dann werden diese körperlichen Alarmreaktionen häufig, mehrmals am Tag aktiviert. Geschieht dies über Wochen und Monate, so kann es zu chronischen, anhaltenden Beeinträchtigungen körperlicher Funktionen kommen, zum Beispiel zu häufigen Kopf-, Nacken- und Rückenschmerzen als Folge starker Muskelspannungen und mangelnder Durchblutung, Muskelkrämpfen, Brustschmerzen, Bluthochdruck, Verdauungsstörungen, Schweißausbrüchen, Schlafstörungen. Die häufige Alarmierung des Körpers führt zu leichter Ermüdbarkeit und Erschöpfung und zugleich zu Schlaflosigkeit. «Ich bin erschöpft, aber ich kann nicht schlafen», sagt eine Frau. Wir sind anfälliger für Infektionen. Vorhandene Erkrankungen können sich verschlechtern, wie etwa Polyarthritis (Rheuma). Wir empfinden Schmerzen stärker. Diese Funktionsstörungen werden häufig auch als psychosomatische oder psychovegetative Störungen bezeichnet. Das vegetative (nicht durch den Willen beeinflußbare) Nervensystem ist in seinem harmonischen Zusammenwirken gestört.

Im Sommer vorigen Jahres spürte ich eine Anzahl körperlicher Beeinträchtigungen, Nackenschmerzen, Schmerzen in der Brust und der rechten Bauchseite, des öfteren Gelenkschmerzen sowie Erschöpfung. Ich fand keinen Grund dafür. Zwar arbeitete ich viel, besonders an diesem Buch, fuhr zu Seminaren und Vorträgen, aber diese Belastungen hatte ich sonst auch. Da ich die häufig wechselnden und zeitweilig verschwindenden Beschwerden als psychosomatisch erkannte, beunruhigte ich mich nicht sehr. Dann gönnte ich mir einen zehntägigen Wanderurlaub im Gebirge. Seltsamerweise nahmen die Beschwerden zu; oft fühlte ich mich schon nach drei Stunden Wanderung müde. Allmählich beunruhigte mich das. Dann, einige Wochen später, mußte ich dem Verlag mitteilen, dieses Buch könne nicht in einem halben Jahr, sondern erst in einem Jahr erscheinen. In den folgenden Tagen verminderten sich die Beschwerden und fielen nach zwei Wochen ganz fort. Dann wurde mir allmählich klar: Ich hatte mich körperlich und seelisch sehr stark unter Druck gesetzt. Ich spürte die Erwartung des Lektors und des Verlages, ich wollte sie nicht enttäuschen und ihre bisher begonnenen Vorarbeiten zunichte machen. So setzte ich mich unter Druck. Immer wieder dachte ich darüber nach, ob ich den Termin wohl schaffen würde, die vielen Untersuchungen und Bücher noch durcharbeiten könnte. Oft beunruhigte mich, daß ich noch so viele Einzelheiten zu lesen oder zu erforschen hatte. Und ich fühlte mich eingeschränkt und teilweise bedroht durch andere Anforderungen, zum Beispiel Verwaltungsaufgaben. Zugleich wünschte ich das Buch bald abzuschließen, um für andere Aktivitäten frei zu werden. Im Rückblick zeigt sich: Es war eine Dauerbelastung, in die ich durch *meine* Anforderungen an *mich* hineingeriet, durch die *ich mich* überforderte. Und die Zunahme der körperlichen Beeinträchtigungen im Urlaub? Ein Arzt sagte mir später, daß die Wanderungen in größerer Höhe und dünner Luft für den erschöpften Organismus eine zusätzliche Belastung dargestellt hätten, zumal ich mir keine Zeit zur Anpassung an den Höhenunterschied gegeben hatte. –

Ob und in welchem Ausmaß körperliche Störungen durch Stressbelastungen eintreten, hängt von verschiedenen Bedingungen ab:

▷ Von der Art, Intensität und Dauer seelischer Belastungen.
▷ Von Schwachstellen in unserem Körper.
▷ Von der Robustheit unserer körperlichen Konstitution.
▷ Von weiteren seelischen Belastungen.
▷ Von weiteren körperlichen Belastungen wie Mangel an Bewegung, unangemessener Ernährung.

▷ Von dem Ausmaß erfreulicher positiver Ereignisse, die förderliche körperliche Vorgänge und Entspannung in uns auslösen und Belastungen mindern.

▷ Von der Art, wie wir diese körperlichen Beeinträchtigungen bewerten. Registrieren wir sie mit Angst, sehen wir sie als bedrohlich an, dann tritt eine Steigerung der Stressalarmierung und der körperlich-seelischen Belastung ein.

Körpervorgänge beeinflussen unser Bewerten und Fühlen

Fühlen wir uns an einem Abend nach viel Arbeit erschöpft oder gespannt, dann bewerten wir weitere Anforderungen als eher schwierig; wir nehmen uns und unsere Umwelt ungünstiger wahr. Oder bei einer beginnenden Grippeerkrankung sind wir seelisch weniger belastbar und spüren in sonst einfachen Situationen mehr Anforderungen und Schwierigkeiten als sonst. Waren unsere Muskeln längere Zeit angespannt, zum Beispiel durch Teilnahme an einer schwierigen konfliktreichen langen Sitzung, dann sind wir oft auch seelisch gespannt; die Art, wie wir die Umwelt und uns bewerten, ist anders, ungünstiger, als wenn wir entspannt sind. –

Sehr wesentliche Beeinflussungen unseres Bewertens und Fühlens, die uns oft nicht bekannt sind, gehen von körperlichen, biochemischen Vorgängen des Gehirns und des hormonalen Geschehens aus. Abweichungen vom normalen Stoffwechsel oder Mangelzustände können stärkere Auswirkungen auf seelische Vorgänge haben. Mangel an Vitaminen oder Mangel an bestimmten Mineralien wie Kalzium, Eisen und Magnesium oder Spurenelementen in den Körperzellen können seelische Belastungen fördern (38; 113; 126; 129). Die Mängel können bedingt sein durch einen erhöhten Bedarf an Vitaminen und Mineralien bei seelischen Belastungen, durch ungünstige Ernährung sowie ferner durch die biochemische Individualität eines Menschen (33).

Wie wir Körperempfindungen bewerten, das beeinflußt unser Fühlen

Wie wir die körperlichen Alarmierungen in Bedrohungs- und Belastungssituationen bewerten oder deuten, zum Beispiel Muskelspannungen, Schlafschwierigkeiten, beschleunigten Puls, Kopfschmerzen oder Angstgefühle, das beeinflußt deutlich unser Fühlen und in der Folge wiederum die Körpervorgänge. Im ungünstigsten Fall kann es zur panikartigen Beunruhigung kommen.

Befinden wir uns vor einem schwierigen Ereignis, in einem angespannten Zustand und können wir nachts schwer einschlafen, dann ist entscheidend, wie wir das bewerten. Bei der Auffassung, mindestens acht Stunden Schlaf seien für unser Wohlergehen notwendig, werden wir uns über den verminderten Schlaf und unsere Leistungsfähigkeit am nächsten Tag Sorgen machen. Wir werden weniger entspannt schlafen. Am Morgen fühlen wir uns eher erschöpft, müde und versagend und führen dies auf den Schlafmangel zurück. Ein anderer dagegen kann die Auffassung haben, daß ein verkürzter Schlaf von nur sechs Stunden sich nicht bedeutsam auf seine Leistungsfähigkeit auswirkt. So geben wir den Körpervorgängen bestimmte Bedeutungen. Bewerten wir sie ungünstig, dann beeinträchtigen wir uns dadurch seelisch und auch körperlich.

So ist es entscheidend, wie wir in schwierigen Situationen körperliche Stresszeichen bewerten. Sehen wir sie als biologische Alarmsituation des Körpers, die wir eigentlich im 20. Jahrhundert und in dieser Situation gar nicht benötigen, die aber biologisch vorhanden sind, dann fühlen wir uns anders, als wenn wir die Körpervorgänge dem Ereignis – etwa einer Prüfung – anlasten oder uns selbst, unserer Instabilität oder Unfähigkeit. So schließen wir also fälschlich aus den körperlichen Alarmierungssymptomen auf die Schwierigkeiten der Situation oder auf unsere mangelnden Fähigkeiten.

Eine hilfreiche Möglichkeit statt dessen ist, körperliche Vorgänge möglichst wenig zu bewerten, sondern sie ganz *bewußt wahrzunehmen*. So werden wir weniger belastet. Und uns wird eher deutlich, daß wir mit unserer Art des Reagierens und durch unseren Lebensstil zu diesen körperlichen Vorgängen beitragen.

Zur Entwicklung sogenannter seelischer Erkrankungen

«Neurotische» Beeinträchtigungen (ungünstiges Selbstgefühl, Störungen des Verhaltens), schwere Angst-Beeinträchtigungen, depressive, psychotische und schizophrene Beeinträchtigungen entwickeln sich meist aus dem Zusammentreffen verschiedener Belastungsfaktoren und aus ihrer Wechselwirkung aufeinander. Die Beeinträchtigungen sind meist durch *mehrere* Ursachen bedingt, multikausal (29, 99). Entscheidend ist das zeitliche Zusammentreffen mehrerer Faktoren, von denen einer allein kaum die Beeinträchtigung auslöst. Dabei sind die Belastungsfaktoren bei den einzelnen Menschen in ihrer Art und Gewichtung recht unterschiedlich.

Es sind körperlich-biochemische, seelische und soziale Faktoren, die sich in ihren Belastungen summieren und die in einer uns erst allmählich bekannt werdenden Form zusammenwirken:

Biochemische Stoffwechselvorgänge

Abweichungen vom normalen Zustand der Stoffwechselvorgänge im Gehirn werden in der neueren Forschung zunehmend als ein wesentlicher Faktor bei seelischen Erkrankungen angesehen. So finden sich in den Stoffwechselvorgängen von depressiven oder schizophrenen Patienten Mangelerscheinungen, zum Beispiel an Vitaminen und Mineralien, sowie Abweichungen vom Normal-Zustand bei bestimmten Botenstoffen, den sogenannten Neurotransmittern. Bei Schizophrenie zum Beispiel ist ein Dopamin-Überfluß gegeben und damit eine übermäßige Erregungsübermittlung. Ein Mangel etwa des Stoffes Serotonin im Zentralnervensystem steht im Zusammenhang mit manchen Depressionen (32; 126; 129; 130). Im Rückenmark von Personen, die ihr Leben durch Freitod beendeten, war weniger Serotonin vorhanden. Eine Regulierung des Serotoninhaushaltes durch Verabreichung körpernotwendiger Baustoffe wie L-Tryptophan führt bei manchen Patienten mit schweren Depressionen zu deutlichen Besserungen.

Die Abweichungen der Stoffwechselvorgänge im Gehirn können bedingt sein:

▷ Durch die genetische Konstitution. So fanden amerikanische Forscher mit neuen Verfahren genetische Besonderheiten in den Chromosomen bei depressiven, nicht aber bei gesunden Angehörigen derselben Familien. Eine genetische Veranlagung jedoch bedeutet nicht, daß ein Mensch erkranken muß, sondern bei weiteren Belastungsfaktoren erkranken kann.

▷ Durch seelische Belastungen mit ihren körperlichen Stressvorgängen.

▷ Durch einen ungünstigen Lebensstil: ungünstige Ernährung, mangelnde Bewegung.

Seelische Belastungsvorgänge

Wesentlich sind hier ungünstige Bewertungen von uns selbst (ungünstiges Selbstbild), ungünstige Bewertungen der Umwelt, falsche irrationale Auffassungen über die eigene Person und die Umwelt. Ferner unangemessenes Bewältigungsverhalten in schwierigen Situationen wie zum Beispiel Rückzug oder Aggression, erregtes emotionales Reagieren, häufiges sorgenvolles Grübeln über Belastungssituationen. Sodann ein ungünstiger Lebensstil mit geringer Selbstkontrolle, geringer Selbstdisziplin, geringer Entspannung und Bewegung.

Ferner: Ist eine seelische Erkrankung – etwa eine Depression – eingetreten, dann erleben Menschen häufige stressvolle Alltagsbelastungen als *Folge* dieser Depression (100). Auch bei schwerer körperlicher Erkrankung – zum Beispiel Krebs – treten als Folge deutliche Stressbelastungen auf.

Soziale Umweltbelastungen

Dies sind schwierige soziale Umweltbedingungen, die Menschen deutlich belasten: Konflikte in der Partnerschaft und das Fehlen einer vertrauensvollen Beziehung zum Partner, ein familiäres Klima von Gereiztheit, Kritik, Nörgeln und leichter Übererregbarkeit (68), abrupte lebensverändernde Ereignisse wie Tod eines Familienangehörigen oder Trennung vom Partner, bei Frauen mehrere kleine Kinder im Haushalt sowie Mangel an außerhäuslicher Beschäftigung, ferner ein Mangel an materiellen und sozialen Hilfsquellen.

Wechselwirkungen zwischen biochemischen, seelischen und sozialen Umwelt-Faktoren

Treffen biochemische, seelische und soziale Belastungsfaktoren zusammen und sind wenig «puffernde» Entlastungen und Erholungen vorhanden, dann ergibt sich eine starke Gesamtbelastung. Die Bewältigungsformen einer Person reichen nicht mehr aus. Es kann ein äußerlich chaotisch, krankhaft erscheinendes Erleben und Verhalten eintreten. Als Folge einer derart schweren Beeinträchtigung werden dann auch kleinere Belastungen nur unter Schwierigkeiten oder gar nicht bewältigt. Es kommt zu Erschöpfungszuständen.

Die Belastungsfaktoren können sich gegenseitig beeinflussen und steigern. Mängel in den biochemischen Stoffwechselprozessen des Gehirns führen zu ungünstigen seelischen Vorgängen wie Reizbarkeit, Erregbarkeit, ungünstigem Bewerten. Dies kann wiederum zu sozialen Umweltbelastungen führen, etwa indem Familienangehörige, insbesondere der Lebenspartner, unangemessen auf diese Störungen reagieren. Oder: häufig übererregtes Reagieren in schwierigen Situationen und unangemessene Bewältigungsformen führen zu stärkeren Stressbelastungen, zu häufiger körperlicher Alarmierung und damit zu veränderten biochemischen Stoffwechselvorgängen. Oder: soziale Belastungsfaktoren wie Tod eines nahen Angehörigen führen zu starker seelischer Belastung und als Folge auch zur Beeinträchtigung biochemischer Vorgänge; und diese wirken wiederum auf seelische Vorgänge zurück.

Es ist ein kompliziertes, bei jedem einzelnen unterschiedliches Wirkungsgefüge dieser Faktoren (29). So mögen sich Mängel in den biochemischen Stoffwechselvorgängen wenig auswirken, wenn jemand in einer sehr unterstützenden sozialen Umwelt lebt und in der Vergangenheit angemessene Bewältigungsformen lernte. Die ähnlichen Stoffwechselvorgänge können sich dagegen kraß auswirken bei einem Menschen, der verletzlich ist, wenig angemessene Bewältigungsformen gelernt hat und in einer seelisch wenig unterstützenden Umwelt lebt.

Zur Verminderung schwerer seelischer Beeinträchtigungen/Erkrankungen

Angesichts der multifaktoriellen Entwicklung und Bedingtheit seelischer Erkrankungen durch ein Zusammenwirken biochemischer, seelischer und sozialer Belastungsfaktoren ergibt sich meist die Notwendigkeit einer gleichzeitigen Therapie in diesen drei Bereichen, einer Kombinations-Therapie (86). Oft ist es bei dem komplizierten Geschehen kaum zu ermitteln, welche der vielen körperlichen, seelischen und sozialen Bedingungen in welcher Weise beigetragen haben. Dies führt zunehmend zu einem klient- oder patient-orientierten Vorgehen: alle Möglichkeiten in Betracht zu ziehen und dem Betroffenen anzubieten, die seine biochemischen Mangelzustände, seelischen und sozialen Belastungen vermindern, ohne bedeutsame Nebenwirkungen. Das ist ein Unterschied zu einem Vorgehen, bei dem ein Therapeut jeden Patienten mit seiner eindimensionalen Standardmethode behandelt.

Eine komplexe Kombinations-Therapie ist somit sinnvoll:

▷ Biochemische pharmakologische Therapie: Medikamente, Vitamine, Mineralien und Spurenelemente zur Änderung des Hirnstoffwechsels und des hormonalen Geschehens. Hier ist die auf biologischen und biochemischen Erkenntnissen beruhende Psychiatrie in raschem Fortschreiten begriffen (33; 116;

168). Zum Beispiel werden im Brain Bio Center in Princeton/USA seelische Erkrankungen als Mangelerkrankungen des Hirnstoffwechsels angesehen und die Patienten entsprechend behandelt. Der Direktor des Center, Prof. Pfeiffer, erforscht die Nährstoffbilanz der Patienten. Immer wieder fand er charakteristische Mängel im Mineralstoff- und Spurenelemente-Haushalt sowie in der Vitaminbilanz, die allerdings in einer üblichen Blutuntersuchung nicht feststellbar sind. Seelische Erkrankungen sind seiner Auffassung nach heilbare Stoffwechselstörungen. Durch die Untersuchung des Blutes in einem Atomabsorptionsspektrometer ermittelt ein Computer ein präzises Bild des individuellen Stoffwechsels eines seelisch Erkrankten. Die richtigen Ergänzungen können verordnet werden; Vitamine, Mineralien und Spurenelemente sind lebenswichtige Heilmittel. Pfeiffer: «Die Nährstoffe umfassen Vitamine und Mineralstoffe. Wir wissen, welche Vitamine bei einem Patienten helfen, welche nicht, ebenso bei den Mineralstoffen. ... Wir wissen, daß es funktioniert und daß die Gaben nicht schädlich sind. Und es wird auch nicht das Geld des Patienten verschwendet. ... Diese orthomolekulare Medizin wird sich in den kommenden Jahrzehnten immer mehr durchsetzen» (131; 130). Allerdings stehen manche dieser Auffassung skeptisch gegenüber.

Aber auch andere Behandlungsmöglichkeiten zur Beeinflussung des Stoffwechsels sind möglich. In den psychiatrischen Kliniken einiger europäischer Krankenhäuser wurden depressive Patienten an mehreren Tagen mit starkem Licht bestrahlt. (44; 192) Diese Lichttherapie führte bei manchen zu einer deutlichen Verminderung der Depression. Man nimmt an, daß über das Sehzentrum Hormonänderungen erfolgen und der Stoffwechsel im Gehirn beeinflußt wird. Auch Schlafentzug kann sich günstig auf Depressionen auswirken. –

▷ Psychologische Therapie: Zum Beispiel Gespräche zur Klärung von Erfahrungen/Erlebnissen und zur Ermöglichung von Neubewertungen, Möglichkeiten und Hilfen zur Stressverminderung, Verhaltenstherapie zur Änderung des Verhaltens in schwierigen Situationen.

▷ Soziale Therapie: Zum Beispiel Minderung der Spannungen zwischen den Familienangehörigen, Förderung ihres unterstützenden Verhaltens, Vereinfachung belastender Situationen, etwa in der Betreuung von Kleinkindern, Änderung sonstiger belastender Umweltsituationen. –

Die therapeutischen Hilfen im Bereich neurochemischer Stoffwechselvorgänge, seelischer Vorgänge und sozialer Umweltbedingungen ergänzen und beeinflussen sich gegenseitig. So kann eine seelische Entlastung durch Psychotherapie biochemische Vorgänge günstig beeinflussen und auch zu geringerer Belastung in der sozialen Umwelt durch angemesseneres Bewältigungsverhalten führen. Und: günstigere soziale Umweltbedingungen, zum Beispiel erhebliche Verminderungen der Konflikte in der Partnerschaft, führen zu günstigeren seelischen und auch neurochemischen Vorgängen.

Wichtig ist: Die ärztlichen und psychologischen Therapeuten haben keine einseitigen theoretischen Auffassungen über die Entwicklung seelischer Erkrankungen, etwa daß sie *nur* seelisch bedingt seien und *nur* seelisch therapiert werden können oder daß sie *nur* körperlich bedingt seien und *nur* medikamentös behandelbar sind.

Diese Einsicht ist auch für die Betroffenen wichtig, daß ihre Beeinträchtigung oder Erkrankung meist die Folge einer Häufung verschiedenartiger körperlicher, seelischer und sozialer Belastungsfaktoren ist. So sind die Betroffenen aufgeschlossener für verschiedenartige therapeutische Hilfen, für ein individuell am Patienten orientiertes Therapieprogramm. Und ferner: sie suchen nicht in einseitiger, verzerrender Weise ihren seelischen Zustand sich selbst zu erklären, etwa indem sie nur sich selbst, nur ihren Eltern oder Partnern die Schuld geben. –

Ich habe in diesem Kapitel einen Einblick in die komplizierten Vorgänge der Entstehung und Minderung von seelischen Belastungen und Erkrankungen gegeben. Diese Kenntnis kann uns Ängste vor unerklärlichen Vorgängen nehmen. Wir bilden uns weniger falsche und schädliche Erklärungen. Wir erhalten Kenntnis darüber, durch welche Aktivitäten von uns Änderungen in seelischen Belastungen möglich sind. Wir fühlen uns dem Geschehen weniger ausgeliefert.

4
Was können wir tun?

Wenn wir uns der Notwendigkeit bewußt sind, seelische Belastungen besser zu bewältigen sowie unsere Lebensqualität und unsere körperliche Gesundheit weniger zu beeinträchtigen: Was können wir tun, um unsere Belastungen, unsere äußeren und inneren Schwierigkeiten besser zu bewältigen? Im folgenden habe ich die Möglichkeiten in einem Überblick geordnet.

Änderung von Bewertungen und Gedanken

Wir bewerten uns selbst anders, wir sehen uns und unser Leben in anderer Bedeutung, zum Beispiel weniger negativ. Ferner bewerten wir Personen, Situationen und Ereignisse der Umwelt anders, sehen sie in einer geänderten Bedeutung, geben ihnen einen anderen Sinn.

Diesen Neu-Bewertungen und geänderten Bedeutungen folgen zwangsläufig andere Gefühle und andere Verhaltensweisen.

Vermindern wir ferner negative Selbstgespräche, grübelnde Gedanken und das häufige Vorstellen vergangener und zukünftiger Belastungen, so beeinträchtigen wir uns seelisch weniger, haben weniger Ängste; unser Organismus wird weniger alarmiert und erregt.

Änderungen unseres gefühlsmäßigen Reagierens

Durch regelmäßige Entspannungsübungen sowie durch Bewegungstraining können wir unsere Erregtheit und Gespanntheit vermindern. Unser Organismus reagiert allmählich in schwierigen Situationen mit weniger körperlicher Alarmierung. Unsere seelisch-körperliche Belastbarkeit wird größer. Vor und in Belastungssituationen sind wir weniger erregt; nach den Belastungen können wir uns körperlich-seelisch schneller erholen. Und: aufgrund geringerer Erregung und Spannung bewerten wir uns sowie schwierige Situationen als weniger bedrohlich, als günstiger.

Durch vermehrte Zuwendung zu positiven Erlebnissen und Erfahrungen können wir uns einen Ausgleich, ein Gegengewicht zu seelischen Belastungen schaffen, eine Unterbrechung der gefühlsmäßig-körperlichen Beeinträchtigungen.

Änderungen unseres Verhaltens und unserer Handlungen

Hier haben wir viele Wahlmöglichkeiten, unser Verhalten und unsere Handlungen vor, in und nach Belastungssituationen zu ändern und so weniger Belastungen und Ängste zu erleben. Zum Beispiel durch:
- Suche nach hilfreicher Information,
- Vereinfachung der belastenden Situation,
- Angemessene Zeitplanung, Situations- und Problemklärung,
- Vorstellungsübungen (mentales Training) zur günstigen Vorbereitung unseres Handelns,
- Inanspruchnahme mitmenschlicher Hilfe und Unterstützung,
- Erweiterung unserer Kenntnisse von Situationen, Beobachtung des Verhaltens anderer in schwierigen Situationen, Erlernen von Fertigkeiten im Umgang mit Menschen und Dingen,
- Sammeln von Erfahrungen in der Bewältigung von Situationen unter günstigen Bedingungen.

Die gegenseitige Beeinflussung der verschiedenen Bewältigungsformen

Wenn wir uns in *einer* Bewältigungsform ändern, etwa in unseren Bewertungen oder in unserem gefühlsmäßigen Reagieren, so werden dadurch andere Bewältigungsformen erleichtert. Bewerten wir uns oder eine schwierige Umweltsituation günstiger, dann reagieren wir entspannter, und unsere Handlungen sind angemessener. Werden wir durch Entspannungsübungen und Bewegungstraining entspannter und belastbarer, dann nehmen wir Umweltsituationen weniger einschränkend wahr, können uns angemessener verhalten und sehen uns aufgrund dieser Erfahrungen in einer günstigeren Bedeutung. Oder: wenn wir Situationen vereinfachen, dann erleben wir weniger Mißerfolg, machen günstigere Erfahrungen, und das wirkt sich wiederum darauf aus, wie wir die Situation und uns selbst bewerten.

Es ist oft günstig, wenn wir uns in allen drei Bewältigungsformen ändern. Bei einer lebensbedrohenden Erkrankung zum Beispiel ist es wichtig, die Krankheit anzunehmen, also uns und unsere Gesundheit neu zu bewerten. Entspannungsübungen können uns helfen, weniger stresshaft und gelassener auf die vielen Schwierigkeiten zu reagieren, die die Krankheit als Folge mit sich bringt. Und Umgestaltungen der Situation können hilfreich sein bei der Verminderung der Belastungen.

Wenig hilfreiche Bewältigungsformen

Ihre inneren und äußeren Schwierigkeiten suchen manche in Formen zu bewältigen, die auf die Dauer zu mehr Belastungen führen:

«Chemische» Bewältigung von Belastungen: durch Einnahme von Beruhigungs- und Schlafmitteln, durch den Genuß von Alkohol, durch Aufputschmittel und euphorisierende Narkotika, durch Rauschmittel wie Haschisch oder LSD. Leider ist noch zuwenig bekannt, daß auch Beruhigungs- und Schlafmittel bei Einnahme über Wochen hin deutlich schädliche Nebenwirkungen haben, zur Vermehrung von Ängsten und Beunruhigungen führen, was oft zu einer vermehrten Einnahme der Mittel führt mit weiteren Schädigungen als Folge.

Weitere ungünstige Bewältigungsformen sind:

Häufige Flucht vor Situationen, sozialer Rückzug, Isolierung, Resignation, Selbstschädigung zur Befreiung von Aufgaben und Erlangung von Anerkennung.

Ignorierung, Nicht-wahrhaben-Wollen und Verleugnung bedeutsamer innerer und äußerer Ereignisse, wodurch eine rechtzeitige Vorsorge verhindert wird.

Schuldzuweisung an andere, aggressiv-gewalttätiges Verhalten.

Unrealistische Selbstwahrnehmung, Wunschdenken, Phantasiebildungen, Hoffen auf Wunder anstelle der Wahrnehmung der Realität.

Gleichgültigkeit, verminderte Einfühlung sich selbst und anderen gegenüber.

Langdauerndes Unterdrücken und Ignorieren von Gefühlen, starke Selbstkontrolle, Fassadenhaftigkeit.

Einige dieser Bewältigungsformen *können gelegentlich kurzfristig* als Schutzprozesse hilfreich sein, zum Beispiel die Vermeidung schwieriger Situationen, das Ignorieren ängstlicher Gefühle vor Situationen, bei denen keine anderen Hilfen zur Verfügung stehen. Wenn etwa Ignorierung dazu beiträgt, das Leben etwas hoffnungsvoller zu sehen, kann sie hilfreich sein. Sie ist beeinträchtigend, wenn wir uns und die Umwelt unrealistisch sehen und dadurch wichtige Handlungen und Vorsorgen unterlassen. Bei einer andauernden Bedrohung ist Verleugnung längerfristig meist ungünstig. So ergab sich, daß das Verleugnen der Todesbedrohung nach einem Herzinfarkt in der akuten Phase der Erkrankung als Schutzprozeß günstig sein *kann*, jedoch bei einer Krebserkrankung langfristig weniger angemessen ist (115).

Die Bereitschaft, zu lernen und sich zu ändern

Wenn wir etwas für uns tun wollen, ist die Einsicht wichtig, wodurch viele unserer Belastungen verursacht werden: *Wir* sind es, die uns Ärger und Schmerzen zufügen. Bei manchen ist dies ein Schlüsselerlebnis für ihre Entscheidung, besser für sich zu sorgen. Eine Teilnehmerin an einem Seminar zur Stressverminderung: «Es war für mich eine enorme Erkenntnis, daß es nicht Ereignisse und Personen sind, die Ärger, Stress und Angst in mir schaffen, sondern daß *ich* es bin. Von mir hängt es ab, wie *ich* die Ereignisse und Personen sehe und bewerte. Bisher war ich zu leicht bereit, die Ursachen von negativen Erlebnissen in die Außenwelt hineinzulegen. Und oft erwartete ich von der Außenwelt mein Glück. Aber mir ist jetzt klar, daß es entscheidend an mir liegt.» Ein Mann: «Ich habe gemerkt, daß *ich* mir meine belastenden Gefühle und meinen Stress überwiegend selbst mache. Mir ist auch klargeworden, daß ich wählen kann, ob ich weiterhin diese Belastungen erlebe oder nicht.»

Mit dieser Auffassung, daß wir uns unsere Belastungen wesentlich selbst schaffen, und mit der Bewußtheit, daß wir *wählen* können, geht die Bereitschaft einher, uns verantwortlicher dafür zu fühlen, wie wir mit uns umgehen, welche Gefühle wir erleben. «Ich habe etwas sehr Wichtiges gelernt, nämlich, daß *ich* dafür verantwortlich bin, welche Gefühle ich habe, wie es mir geht, und nicht die anderen.» «Mir ist jetzt klar, *ich* bestimme weitgehend mein gefühlsmäßiges Leben, und ich bin dafür verantwortlich. Für mich war entscheidend, daß es wichtig ist, für mich selbst zu sorgen.» «Ich habe mir nach so langer Zeit des Aushaltens und vieler Tiefs einen Ruck gegeben und jetzt mein Schicksal und meine Gesundheit selbst in die Hand genommen.»

So sehen wir unsere Gefühle nicht gleichsam als von außen bewirkt an; wir sehen uns nicht als ein «Opfer» der Umwelt. Wir erwarten weniger, daß ein medizinischer oder psychologischer Experte unsere Gefühle ändern kann, etwa durch Einnahme von Medikamenten. Wir sehen mehr, was unsere Aufgabe ist.

Vielleicht haben Sie folgende Bedenken: Werde ich bei einem entspannteren Leben ohne häufigen Stress und seelischen Druck genug Kraft für meine Aufgaben haben? Eine 30jährige Frau: «Durch Stress werde ich gezwungen, mich den Situationen und Anforderungen zu stellen. Sie fordern meine Kräfte heraus. Ich brauche einen gewissen Druck von außen, um meine Passivität zu überwinden.» Ein Mann: «Für mich haben Stress und Ängste die Aufgabe, meine Leistung zu steigern.»

Dieser Auffassung liegen häufig Mißverständnisse zugrunde. Ein entspannteres Leben, mit wenig Stress, Verkrampfung und Spannungen, ist kein passives Leben. Engagierter Einsatz und hingegebenes Arbeiten sind durchaus ohne Verspannung und belastenden Stress möglich. Viele haben jedoch kaum erfahren, was sie im entspannten Zustand eigentlich leisten könnten, mit der Folge geringerer Ermüdung, größerer Kreativität, gesteigerter Freude. Wahrscheinlich neigen besonders in Deutschland Menschen zu der Vorstellung, engagiertes wertvolles Arbeiten sei ohne Anspannung, Stress oder «Kämpfen» nicht möglich. –

Manche werden erst dann motiviert, mehr für sich zu tun, wenn ihre seelischen Belastungen so beeinträchtigend geworden sind, daß sie sie kaum mehr ertragen können. Ich hoffe jedoch, daß mehr und mehr Menschen lernen, früher für sich zu sorgen. Wohl jeder von uns wird in den künftigen Jahrzehnten seines Lebens Krisen durchmachen. Je mehr wir gelernt haben, Schwierigkeiten zu bewältigen und für uns angemessen zu sorgen, um so eher sind wir auf ernstere Krisen vorbereitet. Die kleinen alltäglichen Stress-Situationen können wir als Probefälle des Lernens ansehen und an ihnen prüfen, inwieweit wir fähig sind, mit gefühlsmäßigen Belastungen fertig zu werden. Wir lernen gleichsam schwimmen, bevor wir in die Tiefe kommen.

Förderliche Gelegenheiten des Lernens

Unsere Bewertungen, unser gefühlsmäßiges Reagieren und unser Verhalten können nur wir selbst ändern. Kein Experte kann uns dies von außen beibringen. Aber wir benötigen Unterstützung, Anregungen, Hilfen:

▷ Informationen über Möglichkeiten und Wege sind wichtig. Diesem Zweck dient auch dieses Buch. Es stellt Formen der Bewältigung von Belastungen dar, die sich bei vielen als günstig für ihre seelische Gesundheit erwiesen haben. – Wahrscheinlich werden Sie feststellen, daß Ihnen manches Hilfreiche, das Sie in einem Buch lesen, nach einiger Zeit wieder «verlorengeht». Auch mir geht dies so. Des öfteren schreiben mir Besucher nach Vorträgen und Seminaren, daß sie meine Manuskripte, Bücher oder Tonkassetten mehrere Male gehört oder gelesen hätten. Zuerst war es mir peinlich, daß andere meinen Worten eine solche Bedeutung zumessen. Aber dann wurde mir bewußt, daß auch ich auf meinem Nachttisch Bücher habe, in denen ich immer wieder lese, die mir Mut geben, mich bestätigen und anregen.

Offensichtlich ist das notwendig. So beschreibt es auch der Naturwissenschaftler Albert Einstein: «Bei den Angelegenheiten des lebendigen Daseins und Handelns... genügt eine einmalige Erkenntnis der Wahrheit nicht; diese muß vielmehr unausgesetzt neu belebt und neu erkämpft werden, wenn sie nicht verlorengehen soll. Sie gleicht einem Standbild aus Marmor, das in der Wüste steht und beständig vom wandernden Sand verschüttet zu werden droht.» (52, S. 21). –

Bücher informieren uns über mögliche Schritte und falsche Wege. Sie allein jedoch reichen meist nicht aus. Wichtig sind:

▷ Kurse in Volkshochschulen, Gesundheitszentren und Psychologischen Gemeinschaftspraxen können uns beim praktischen Lernen und Üben helfen, besonders Gruppenangebote für verschiedene Entspannungsformen.

▷ Bestimmte Trainingskurse, Stressverminderungsseminare oder Seminare zur persönlichen Entwicklung helfen uns, Schwierigkeiten und Belastungen besser zu bewältigen. Durch das gemeinsame Lernen und durch das Sprechen über die eigenen Erfahrungen erhalten wir Unterstützung, gefühlsmäßige Hilfe und Anerkennung.

▷ In Gesprächsgruppen, Selbsthilfegruppen und Psychologischen Gruppen können wir über unsere Erfahrungen, Schwierigkeiten und Erfolge sprechen, uns mit anderen Menschen austauschen, Gemeinsamkeiten erfahren, von den Erfahrungen anderer lernen. Ich hoffe, daß die Kapitel dieses Buches eine gute Möglichkeit sind, in kleinen Gruppen über Schritte der Bewältigung von Belastungen zu sprechen.

▷ Vielleicht fühlen Sie sich für alle diese Möglichkeiten zu schwach und können sich dazu nicht aufraffen. Dann kann für Sie die Hilfe eines Psychologen und eines Arztes wichtig sein. Diese können Ihnen Ihre Bemühungen nicht abnehmen oder ersparen. Aber sie können es Ihnen ermöglichen, zu diesen Bemühungen bereit und fähig zu werden. Psychologen können Ihnen durch Gesprächstherapie, Verhaltensberatung und Verhaltenstherapie helfen, sich selbst günstiger zu sehen, mehr Selbstachtung, Selbstvertrauen zu empfinden und erste praktische Schritte der Entspannung und Stressverminderung zu vollziehen. Ein Arzt – Neurologe, biologisch orientierter Psychiater oder Internist – kann Ihnen bei möglichen Mangelzuständen Ihres Hirnstoffwechsels und den dadurch verursachten Beeinträchtigungen helfen (86; 33; 130). Diese bedeutsamen psychologischen und medizinischen Änderungen können in relativ kurzer Zeit erreicht werden, vorausgesetzt der Psychologe oder der Psychiater wendet sich vorrangig Ihren *gegenwärtigen* Schwierigkeiten und Verhaltensweisen zu. Diese psychologischen und medizinischen Hilfen ermöglichen Ihnen den Start. Denn auch eine sehr gute Psychotherapie allein reicht meist nicht aus; sie befähigt Sie zur Selbsthilfe.

Obwohl ich selbst seit über 30 Jahren Gesprächspsychotherapeut bin, viele Untersuchungen dazu durchgeführt und ein Lehrbuch geschrieben habe, sehe ich diese Grenzen deutlich und fand sie in Untersuchungen bestätigt. Wir befragten zum Beispiel 87 Klienten, die bei uns wegen seelischer Schwierigkeiten Gruppenpsychotherapie erhalten hatten, nach einem Jahr noch einmal. Was mich zunächst betroffen machte, war: Ein größerer Prozentsatz gab an, die Psychotherapie habe nicht ausgereicht zur Änderung ihres Lebensstils, obwohl sie acht Wochen danach die Gespräche als sehr günstig und hilfreich eingeschätzt hatten. Eine genauere Analyse ergab: Diejenigen Klienten, die viel von der Psychotherapie profitiert hatten, hatten weiter an sich gearbeitet, Seminare zur Entspannung, Stressverminderung oder Meditation aufgesucht. Heute weiß ich: Eine gute Psychotherapie befähigt einen Klienten, für sich zu sorgen und Kraft für die vielen Schritte zu haben, den Lebensstil zu ändern, entspannter und stressfreier zu leben.

Anfangsschwierigkeiten durch alte Gewohnheiten

Manchen fällt es trotz ihres Wunsches sehr schwer, weniger zu grübeln, regelmäßig Entspannungsübungen zu machen, schwierige Situationen zu vereinfachen sowie sich selbst und Ereignisse der Umwelt in anderer Bedeutung zu sehen. Häufig zweifeln diese Menschen an sich selbst, sehen sich selbst als unfähig oder schuldig und resignieren: «Es geht nicht!», «Man kann nichts machen».

Diese Schwierigkeiten sind verständlich, ja natürlich: Unsere bisherige Art zu denken, zu reagieren und zu handeln ist uns in Monaten und Jahren zur festen Gewohnheit geworden. Und Gewohnheiten haben die Tendenz, zu überdauern und sich erst durch beständige Erfahrungen zu ändern. Wissenskenntnisse darüber, was gut für uns ist, welche Schritte wir zu gehen haben, um uns weniger zu belasten, sind wichtig. Aber sie allein reichen selten aus, um alte Gewohnheiten des Denkens, Fühlens und Verhaltens zu ändern.

So ist es notwendig, daß wir uns jeden Tag neu ermutigen, daß wir uns jeden Tag für gesundheitsförderliche Handlungen neu entscheiden, daß wir uns bewußt werden: Die alten Gewohnheiten ändern sich oft erst durch viele Erfahrungen und Bemühungen. Durch diese anfänglich mühsame Aktivität bauen wir allmählich neue Gewohnheiten der Bewältigung von Belastungen auf und erfahren zunehmend weniger Schwierigkeiten.

Wir müssen uns auch klarmachen, daß manche unserer Gewohnheiten biologisch mitbegründet und folglich nicht leicht zu ändern sind. Wenn wir uns bei der Fahrt auf der Autobahn durch einen unvernünftigen Fahrer bedroht und ärgerlich fühlen, dann sind die damit verbundenen körperlichen Alarmvorgänge und unsere seelische Erregung eine natürliche biologische Reaktion, wenn sie auch in der heutigen Umwelt unangemessen ist. So ist es verständlich, daß wir anfänglich Schwierigkeiten haben, gelassener zu werden.

Ein Beispiel für die Schwierigkeiten bei der Änderung von Gewohnheiten: Wenn wir beim Skilanglauf in einer alten Spur laufen, dann empfinden wir es als schwierig, davon abzuweichen und uns eine neue Spur zu bahnen. Bisherige Gewohnheiten sind gleichsam eingefahrene Spuren. Für eine neue Spur müssen wir mehr Energie aufwenden, auch wenn sie ein günstigerer Weg ist als die alte Spur. Erst durch häufigeres Benutzen wird die neue Spur leichter; schließlich ist sie besser gebahnt als die alte.

Schritte des Lernens

Kleine Schritte sind besser, als nichts zu tun, als große unerreichbare Ziele anzustreben oder auf «tiefe Persönlichkeitswandlungen» durch einen psychologischen Experten zu warten.

Wichtig sind Schritte auf kleine, realistische Ziele hin, zum Beispiel: am morgigen Tag als Mutter, Vater oder Lehrer etwas günstiger zu handeln als heute. Ein Mann, 38: «Ich habe erfahren, daß die kleinen Schritte die wirksameren sind. Bei früheren Versuchen habe ich mir zu hohe Ansprüche gesetzt, alles sollte bei mir anders werden, ich wollte perfekt werden. Ich habe gar nichts verwirklicht, oder es hielt nur für kurze Zeit an. Jetzt konzentriere ich mich auf die Veränderung von wichtigen ‹Kleinigkeiten›.»

Mit kleinen Schritten überfordern wir uns nicht, wir kommen durch sie nicht in Stressbelastung. Ein Mann: «Es ist meine Erfahrung, daß bei mir die Lösung großer Probleme oft durch viele kleine Schritte erfolgt.»

Durch kleine Schritte werden die Schwierigkeiten bei der Änderung von Gewohnheiten geringer. Und allmählich werden die kleinen Schritte, zum Beispiel uns einmal täglich fünf bis fünfzehn Minuten zu entspannen, zur Gewohnheit, fallen uns leichter, wir beziehen mehr Kraft durch sie, als wir hineingeben. Wir werden dann fähiger zu einer zweiten Entspannungsübung am Tag, zu einem kurzen Bewegungstraining oder zu einer kleinen Änderung unserer Ernährung.

Wichtig sind, besonders zu Beginn, Schritte, die für *Sie* leicht und geeignet sind, die *Sie* am ehesten voranbringen, die für *Sie* am besten gangbar sind. Was für den einen gut geeignet ist, kann für den anderen zu schwer oder ungeeignet sein. Es ist wichtig, daß *Sie* herausfinden, wo und wie *Sie* am leichtesten Schritte tun können.

Betrachten Sie die Möglichkeiten dieses Buches als *Anregungen*, wie Sie förderlicher mit Ihren Belastungen umgehen können, nicht als Anforderung, nicht als ein Sollen oder Müssen. Kleine regelmäßige Schritte und günstige Erfahrungen dabei widerlegen auch unsere Furcht: Werde ich es wirklich schaffen?

Entscheiden Sie sich auch nicht einseitig und dogmatisch für bestimmte Bewältigungsformen, also nur für Selbstbehauptung oder nur für Anpassung, nur für verstandesmäßiges oder nur für gefühlsmäßiges Handeln. Wichtig sind eine Balance zwischen den Extremen, zwischen Innen und Außen, und ein Reagieren, wie es für die jeweilige Situation angemessen ist.

Wie bei jedem schwierigen Weg erleiden wir Rückschläge. Eine Frau: «Natürlich falle ich auch hin und wieder noch auf die Nase, klar. Und dann merke ich den Unterschied zu früher: Daß ich mich dann nicht hinsetze und traurig bin, weil ich gefallen bin und nicht laufen kann. Sondern ich habe den Mut, es wieder zu versuchen und mir helfen zu lassen.» Für mich persönlich ist ferner folgende Einsicht wichtig: Ich habe mich von dem Gedanken freigemacht, je das Ziel zu erreichen, an dem meine Bemühungen fortfallen. So wie ein guter Sportler täglich für seine Kondition arbeiten muß, so ist es notwendig, daß ich täglich für meine seelisch-körperliche Gesundheit sorge.

Manchmal gehen mir auch Schritte wieder «verloren». Ich wundere mich, daß ich mich bei Schwierigkeiten oder bei leichten Erkrankungen nicht oder erst nach einiger Zeit an bestimmte Möglichkeiten erinnere, die mir sehr gut geholfen haben. Erst wenn andere mich daran erinnern oder ich wieder etwas darüber lese, sind sie mir wieder gegenwärtig, und ich wende sie an.

Wenn Sie es trotz allem als schwer empfinden, etwas für sich zu tun, sich für sich selbst zu bemühen, dann hilft Ihnen vielleicht folgender Gedanke:

Unsere Vorfahren waren über Jahrtausende tagtäglich überwiegend damit beschäftigt, keine beeinträchtigenden Gefühle zu erleiden. Die Sorge um Vermeidung von Hunger, Kälte oder

Angst vor Feinden stand im Vordergrund ihres Lebens. Diese Beeinträchtigungen erleben wir heute kaum noch. So ist uns der Gedanke fremd geworden, täglich, ja, andauernd für unsere Gefühle verantwortlich zu sorgen. Jedoch: So wie unsere Vorfahren sich intensiv um Vermeidung von Hunger, Kälte und Angst bemühten, so scheint es in unserer heutigen Umwelt unumgänglich, daß wir intensiv für unsere seelische Hygiene und seelische Lebensqualität sorgen, um nicht von Stress, Ärger, Verzweiflung und Depression überwältigt zu werden.

5
Situationen weniger belastend gestalten

Im folgenden stelle ich Möglichkeiten der entlastenden Gestaltung von Situationen dar, die von Seminar-Teilnehmern und mir als hilfreich empfunden wurden.

Eigentlich erscheint es naheliegend, daß wir Situationen und uns selbst dabei so ändern, daß wir weniger Schwierigkeiten empfinden. Jedoch: wenn wir gefühlsmäßig sehr belastet sind, wenn wir zu sehr mit unseren Gefühlen in eine Situation verstrickt sind, wenn wir zu nahe an den Schwierigkeiten sind und sie schwer überblicken, dann neigen wir zu emotionalen Reaktionen und nicht zu aktiven problem-orientierten Bewältigungen (24; 34; 60).

Hinsichtlich der praktischen Anwendung möchte ich Ihnen vorschlagen, sich zunächst denjenigen Möglichkeiten zuzuwenden, die Ihnen am einfachsten erscheinen.

Entspannende Übergänge zwischen Situationen

Jeder Tag unseres Lebens ist voll von kleinen und größeren Aktivitäten, Situationen und Ereignissen. Was tun wir, wenn wir von einer Aktivität, von einer Situation zu einer anderen übergehen? Wie sehen diese Übergänge bei uns aus?

Es hat mich auf unseren Stress-Seminaren beeindruckt, daß viele den ganzen Tag über nicht einen einzigen erholsamen Übergang machten. «Bisher habe ich niemals kurze entspannende Pausen am Tag gemacht.» Auch Frauen im Haushalt waren gleichsam pausenlos am Tag tätig: «Aufstehen, Frühstück bereiten, die Kinder zur Schule fertig machen, aufräumen, einkaufen, Kinder vom Kindergarten abholen, Essen zubereiten, essen, abräumen, Kinder bei der Schularbeit beaufsichtigen und so weiter.»

Andere wiederum machten zwar kurze Pausen zwischen Tätigkeiten, aber sie nutzten sie nicht zur wirklichen Entspannung. Sondern oft dienten sie nur zur Vorbereitung auf die nächste Aktivität. Manche wiederum rauchten, lasen Zeitung, aßen Süßigkeiten oder – wenn sie zu Hause waren – schalteten den Fernseher ein. Eine 28jährige Frau und Mutter: «Meine Körpergefühle sagen mir, daß mein Körper Entspannung will. Aber die Art, wie ich diese Zeit in den Pausen nutze, widerspricht dem.» Derartige Pausen stellen nicht das seelisch-körperliche Gleichgewicht wieder her. Vermutlich gönnen wir uns um so weniger Entspannungspausen, je mehr wir angespannt sind, je belastender unser Tag ist und je schneller wir Dinge tun. Auch Lehrer nutzen ihre Pausen selten in einer Weise, die zu einer deutlichen Verminderung ihrer seelischen Belastungen im Unterricht beiträgt (142).

So nehmen wir die seelisch-körperlichen Belastungen von einer Tätigkeit und einem Ereignis in die andere mit. Die Beeinträchtigungen summieren sich; und am Abend sind wir erschöpft.

Übergänge sind wichtig, damit wir unsere Energie regenerieren können und nicht völlig erschöpfen. Von einer Autobatterie etwa wissen wir, daß eine fortlaufende, ohne Pausen erfolgende starke Entladung schädigend für ihre Leistungsfähigkeit und Lebensdauer ist. Ferner handeln wir in einem Zustand, in dem wir durch die vergangenen Situationen noch belastet und zum Teil erschöpft sind, unangemessener und erleiden mehr Stress. Eine Mutter: «Vor allem im Zusammenleben mit meinen Kindern habe ich gemerkt, daß ich immer dann aggressiv zu ihnen war, wenn ich vorher meine Müdigkeit übergangen habe, mich selbst nicht beachtet habe. Dadurch habe ich auf die Äußerungen der Kinder oft ganz einfach unangemessen, falsch und aggressiv reagiert.»

Möglichkeiten entspannter Übergänge

Kurze Übergänge, wenn nur wenig Zeit zur Verfügung stand, waren nach Angaben unserer Seminarteilnehmer:

«Ich stelle mich an das geöffnete Fenster und mache acht bis zehn tiefe Atemzüge.»

«Ich laufe die Stufen von dem Büro im vierten Stock herunter in das Erdgeschoß und wieder herauf.»

«Ich nehme im Büro ein Handtuch aus dem Schrank und lege mich drei Minuten entspannt auf den Boden.»

«Ich stelle mich ans offene Fenster und schaue einfach, sehe den Himmel, die Bäume, den Verkehr.»

«Ich gehe etwas vor die Tür, mache einen kurzen Spaziergang.»

«Ich setze mich in meinem Arbeitsstuhl zurück, mache einige Übungen zur Entspannung von Kopf und Schultern und dann zwei Minuten Atemmeditation.»

«Ich setze mich ruhig hin und freue mich an dem, was ich geleistet habe. Früher habe ich, wenn ich irgend etwas abgeschlossen hatte, sofort daran gedacht, was ich jetzt als nächstes tun muß.»

Sind wir sehr aufmerksam-konzentriert bei diesen entspannenden Übergängen, so denken wir kaum über das Vergangene oder Zukünftige nach.

Atemübungen von ein bis drei Minuten Dauer können wir häufig als Übergang einschieben, auch in einem öffentlichen Verkehrsmittel, ohne daß es jemand merkt. Indem wir unser Bewußtsein voll auf den Atemvorgang richten – ohne ihn willentlich zu verändern –, kommt es zu einer Normalisierung des Atmens und einer starken Beruhigung, s. S. 143 f. Wir können das auch bei knapper Zeit tun. Der Arzt Dr. Duskin vom Yoga-Centrum bei Boston: «Wenn du mit einer Aktivität aufhörst, nimm einfach mehrere tiefe Atemzüge. Wenn ich mit der Behandlung eines Patienten fertig bin, nehme ich einige tiefe Atemzüge, bevor ich zum nächsten Patienten übergehe. Dies wird zu einem Mini-Übergang, welcher es mir erlaubt, meine Begegnung mit einem Patienten in mir abzuschließen und mich auf die nächste Begegnung vorzubereiten. Auf diese Art bin ich ganzheitlich so gegenwärtig, wie es mir möglich ist.» (48)

Früher führte ich mit Studierenden eine Besprechung nach der anderen durch. Am Ende des Tages war ich erschöpft. Heute achte ich darauf, daß ich nach einer halbstündigen Besprechung die Tür schließe und zwei bis drei Minuten allein bin. Ich atme bewußt und tief am geöffneten Fenster oder lege mich kurz auf den Boden, spüre, wo ich im Gesicht oder an den Schultern verspannt bin, und suche mich dort zu entspannen.

Allmählich werden Sie weitere entspannende Übergänge – die manche auch «Mini-Urlaube» nennen – kreativ herausfinden. Der Arzt Dr. Duskin: «Lächeln ist ein weiterer guter Übergang. Wir können es auch bewußt machen. Das bewußte Lächeln ist etwas Schönes. Es ist nämlich sehr schwierig, sich gestresst zu fühlen, wenn wir lächeln. Lächeln und Lachen sind die entspannendsten Dinge, die wir tun können. Eines meiner häufigsten Rezepte, das ich Patienten verschreibe, ist: ‹Lache vor dem Essen und vor dem Schlafengehen!›. Denn wie kann man lachen und sich gleichzeitig gestresst fühlen? Ich persönlich lache gern und viel» (48).

Haben wir mehr Zeit zur Verfügung, können unsere entspannenden Übergänge zehn bis zwanzig Minuten dauern. Eine Sekretärin: «In der Mittagspause schließe ich die Tür ab, stelle zwei Tische zusammen und schlafe fünfzehn Minuten auf den Tischen im Büro.» Andere machten einen Spaziergang mit großer Achtsamkeit für ihre Empfindungen.

Früher packte ich nach einem arbeitsreichen Tag im Institut meine Sachen zusammen, ging in die Tiefgarage und fuhr 40 Minuten nach Hause. Jetzt lege ich mich, nachdem ich die Sachen zusammengepackt habe, zehn Minuten auf den Boden und mache eine «Körper-Bewußtseins-Prüfung», s. S. 152. Ich lenke meine Achtsamkeit auf den Atem und dann nacheinander auf die einzelnen Körperteile, zuerst auf die Füße, dann die Waden,

Oberschenkel usw. Ich spüre Spannungen auf und entspanne diese Muskeln. Das Überraschende ist, daß der Heimweg im Auto durch die Stadt viel weniger belastend ist; es scheint mir, als ob sich die Entspannung im Auto fortsetzt. Zu Hause angekommen, fühle ich mich nicht erschöpft, sondern habe oft den Wunsch und die Kraft, mich draußen etwas zu bewegen.

Berufstätige machten folgende Übergänge zwischen Arbeitsplatz und zu Hause: «Ich dusche und habe das Gefühl, als ob alle Belastungen des Tages weggespült werden.» «Ich ziehe bequeme Freizeitkleidung an, und das gibt mir ein anderes Gefühl.» «Ich lege mich auf den Teppich im Wohnzimmer und spiele mit dem Kind oder der Katze.» «Ich lege eine Platte auf und setze mich entspannt in den Sessel.»

Durch mehrere Übergänge zwischen unseren Tätigkeiten am Tag werden viele Situationen weniger belastend für uns; wir erreichen weniger das Stadium der Erschöpfung und den damit verbundenen Stress. Mit häufigerer Praxis und größerer Erfahrung in der Entspannung werden die Übergänge wirksamer.

Planung von Zeit und Vorhaben

Mangelnde oder falsche Zeitplanung ist eine Quelle von Spannungen, von Hetze und unbefriedigenden Erfahrungen. «Mein Fehler liegt darin, daß ich mich immer wieder durch Hetze und Zeitstress in ein inneres Chaos bringe, daß ich mich unter Druck setze und meine, ich müßte alles tun.»

Auf die Frage, was sie tun könnten, um künftig Stress mehr zu vermeiden, nannten 40 Prozent unserer Befragten besseres Planen (153). Durch eine bessere Zeiteinteilung sowie bessere Planung von Tätigkeiten können wir uns viel Stress ersparen, sowohl bei kürzeren Vorhaben – beim Einkaufen oder beim Arztbesuch – als auch bei der Planung des ganzen Tages oder längerfristiger Vorhaben. «Ich will es jetzt für die Zukunft lernen», sagt eine Frau. «Ich muß es mir einfach angewöhnen, sorgfältiger zu planen, vor allem rechtzeitig zu beginnen. So hatte ich mir gestern Besuch eingeladen und mit den Vorbereitungen zu spät angefangen. Ich fühlte mich sehr hektisch und hatte ein ganz ungutes Körpergefühl.»

Zeitlich zu knappe Planung ist etwas, wovor ich mich selbst in acht nehmen muß. Oft habe ich mir zuwenig Zeit gelassen, zu einem vereinbarten Termin zu kommen, einen Zug zu erreichen, jemanden vom Flugplatz abzuholen. Warum? Ich möchte vor dem Termin noch möglichst viel von meiner Arbeit schaffen, keine «Zeit verlieren»; ich könnte ja zu früh am Ziel sein, und dann müßte ich warten! Was ich immer wieder erfahren habe, ist: Durch diese zu enge Terminsetzung komme ich in Hetze, Eile und Stress, die mich Kraft und Energie kosten und mich beeinträchtigen. Heute gebe ich zu jeder Zeitkalkulation etwas mehr Zeit hinzu, um bei auftauchenden Schwierigkeiten – etwa Verkehrsbehinderungen – nicht in Zeitnot zu geraten. So fühle ich mich auch während der Fahrt entspannter und kann anschließend meine Arbeit besser bewältigen, auch wenn meine Arbeitszeit etwas geringer wurde. – «Ich lasse mir heute auch mehr Zeit für meine Autofahrten», sagt ein leitender Angestellter. «Riskante Überholmanöver oder sehr schnelles Fahren haben mich früher noch einen Termin erreichen lassen, aber ich habe es dann an meinem Puls und später an meinem dauernd erhöhten Blutdruck gemerkt, daß ich meinen Körper vergewaltige.»

Gesichtspunkte zur Zeitplanung

Von dem, was mir Menschen mündlich oder schriftlich mitteilten, fand ich folgendes anregend und hilfreich:

▷ Prioritäten, eine Rangordnung des Wesentlichen herstellen: «Ich habe meinen Stress und meine Eile sehr vermindert, indem ich sortiere: Was ist wichtig? Was kann ich weglassen?» «Ich befinde mich heute selten im Stress, denn ich habe meinen Zeitplan reduziert. Ich überlege mir: Welche Dinge sind am anderen Tag am wichtigsten und worauf kann ich verzichten? So habe ich viel Unwesentliches beseitigt.» «Ich verzichte bewußt auf Unternehmungen, wenn ich merke, daß ich mich damit überfordern würde.»

▷ Zeit für Übergänge zwischen zwei Tätigkeiten oder Situationen vorsehen, für Entspannung und Umstellung.

▷ Zeit für persönliche Bedürfnisse mit einplanen. «Ich teile mir bewußt die Zeit so ein, daß ich täglich eine Stunde das tun kann, was mir gerade Spaß macht.» «Früher habe ich mich mit beruflicher Arbeit so eingedeckt, daß mir kaum Zeit für mich selbst blieb. Jetzt plane ich von vornherein ‹Leer-Freizeiten› für mich ein, auch für meine sportliche Betätigung.»

▷ Eine größere Aufgabe in kleinere Teilabschnitte aufteilen und planen. Ein Student: «Bei der Prüfungsvorbereitung habe ich den zu lernenden Stoff in Monats-, Wochen- und Tagespläne aufgeteilt. Ferner gab es extra Sicherheitsspannen für Unvorhergesehenes. Diesen Plan habe ich mit anderen besprochen, ob er realistisch ist, ob ich damit meine Ziele erreichen kann. Mein Tagesplan enthielt, daß ich jeden Tag zwei Seiten an meiner Arbeit schreibe, drei Stunden lese und eine Stunde Zeit für Entspannungsübungen und Sport habe.» Eine 34jährige Frau, die sich durch einen Umzug und die vollständige Renovierung der neuen Wohnung in sehr großen Stress gebracht und unter starken inneren Druck gesetzt hatte, schreibt: «Heute würde ich mir vorher einen Plan anfertigen, der die großen Schritte zu bestimmten Zeiten festlegt. Damit wäre mir eine bessere Organisation möglich, und ich könnte mir damit vor allem innere Ruhe geben.»

▷ Zeitliche Planung soll uns Stress ersparen, unser Leben erleichtern, aber nicht neuen Stress schaffen. Verplanen wir uns zu sehr, planen wir auch im Urlaub vieles genau, dann engen wir uns ein. Hilfreich ist, daß wir uns von Einzelheiten des Planes oder an bestimmten Tagen überhaupt vom Planen lösen können, wenn wir uns dabei wohler fühlen. Zeitliche Planung soll eine Hilfe und stützende Orientierung sein, nicht Stress und Einengung. Eine Frau: «Früher habe ich stur alles durchgezogen, jeden Termin meines Planes eingehalten. Ich bin dann den Tag schon mit einer recht negativen Haltung angegangen, fühlte mich dem Plan ausgeliefert. Heute gelingt es mir eher, mir Freiraum zu schaffen. Das heißt, in der Not auch einen Termin ausfallen zu lassen, etwa wenn ich spüre, ich bekomme hinterher durch die Belastung eine Migräne. Wenn ich weiß, daß ich einige Tage nacheinander stark belastet bin, dann plane ich jetzt zwischendurch Pausen ein. Ich versuche den Tag trotzdem zu genießen, denn nicht die einzelnen Termine sind unangenehm, sondern ihre starke Häufung, so daß ich in Hetze gerate. Wenn ich besser geplant habe, gehe ich positiver und lockerer an den Tag heran.»

Spannungsminderung *in* Situationen

Häufig werde ich gefragt: Was kann ich in dem Moment machen, wenn ich merke, daß ich mich in einer Situation stresse und gespannt werde? Denn auch wenn wir zwischen unseren Aktivitäten entspannende Übergänge einlegen, einen guten Zeitplan haben und regelmäßig Entspannungsübungen zu Hause machen, können gelegentlich Situationen auftreten, in denen wir uns erregt, ungeordnet und belastet fühlen. Wie können wir *in* der Situation unsere beeinträchtigenden Gefühle vermindern, besser mit ihnen umgehen? Einige Möglichkeiten:

▷ Achtsames ruhiges Atmen ist sehr wirksam zur Verminderung von Erregung und Spannung sowie zur Erlangung größerer Selbstkontrolle. «Ich versuche, Stress und Spannungen in schwierigen Situationen zu verringern, indem ich sehr bewußt ruhig zu atmen beginne.» Also fünf-, zehn- oder zwanzigmal sehr bewußt ein- und ausatmen, dabei auf die Bauchatmung achten. Die Atmung aber nicht durch den Willen verändern. Wir können beim Ein- und Ausatmen zu uns still die Wörter «Ein» und «Aus» sagen. Oder wir zählen bis fünf beim Einatmen und ebenso beim Ausatmen. Hierdurch wird die Aktivität unseres vegetativen Nervensystems vermindert, wir werden entspannter (s. S. 146). Machen wir zu Hause regelmäßig Atemübungen, so ist dieses kurze achtsame Ein- und Ausatmen besonders wirksam.

«Oft habe ich in schwierigen Situationen nicht gewußt», schreibt ein Mann, «was ich tun kann, um mich zu beruhigen. Jetzt atme ich ein oder zwei Minuten sehr bewußt, und ich fühle mich entspannter. So hatte ich neulich beim Betriebsfest als Moderator zu fungieren. Die Situation war neu für mich, ich wurde aufgeregt und bekam Lampenfieber. Da entsann ich mich an das Ein- und Ausatmen, und ich habe sofort die Wirkung gespürt.»

Ähnliches empfiehlt der bekannte Herzchirurg Christiaan Barnard in schwierigen Situationen (12, S. 193):

1. Sagen sie «Halt» zu sich selbst.
2. Atmen Sie langsam ein und langsam wieder aus. Lassen Sie dabei die Schultern fallen und entspannen Sie die Hände.
3. Atmen Sie noch einmal tief ein, und überzeugen Sie sich, daß Ihre Zähne beim Ausatmen nicht zusammengepreßt sind.
4. Machen Sie noch einige ruhige Atemzüge.

Wir sollten uns immer wieder vergegenwärtigen: Wenn wir uns entspannen, vermindern sich seelische Belastungen.

▷ Wir stellen unsere Aktivität in einer schwierigen Situation, in einer Auseinandersetzung mit jemand kurze Zeit zurück. Wir handeln und äußern uns nicht sofort, warten einige Sekunden ab. «Wenn jetzt Schwierigkeiten mit meinen kleinen Kindern oder mit meinem Mann auftauchen, so rede ich nicht sofort, sondern bin erst mal einige Sekunden still. So bekomme ich etwas Abstand. Ich bin danach schon spontan in meinem Verhalten, aber nicht so unkontrolliert. Früher bin ich in schwierigen Situationen immer eskaliert und äußerte mich so, daß es nur noch schwieriger wurde, zum Beispiel rief ich: ‹Ihr macht ja dauernd nur Unsinn.› Jetzt spüre ich weniger Spannung, bin weniger erregt und ärgere mich selten.» Durch dieses kurze Zurücknehmen handeln wir nicht überhastet, folgen nicht der ersten Eingebung.

▷ Kurze Besinnungs-Pausen empfiehlt der amerikanische Lebensberater Spencer Johnson (82). «Es klingt wie eine Banalität: Ich nehme mir mehrmals am Tag eine Minute Zeit, um innezuhalten und mir mein Verhalten anzusehen. ...Es ist keine große Sache, mir, so oft ich daran denke, *eine Minute für mich* zu nehmen, aber sie ist unbezahlbar. ...Wenn wir ruhig sind, ist eine Minute eine lange Zeit... In einer Minute ruhiger Konzentration kann ich mir meine Handlungsweise bewußt machen und dann entscheiden, ob es nicht eine bessere Möglichkeit gibt. ... Ich unterbreche, egal was immer ich tue, und frage mich leise: ‹Gibt es in diesem Augenblick eine bessere Möglichkeit, für mich zu sorgen?› Das hört sich vielleicht seltsam an, aber es funktioniert. Wenn ich eine Minute innehalte, um ruhig nachzudenken, sehe ich oft einen besseren Weg. Und den nehme ich, wenn es irgend geht... Diese Minute, in der ich mich still auf mein Verhalten oder meine Einstellung konzentriere, führt zu etwas sehr Wirkungsvollem» (82, S. 20f).

▷ Größere Bewußtheit *in* Situationen. «Viele meiner ungünstigen Verhaltensweisen mit den daraus folgenden Belastungen sind eine überstürzte Reaktion auf meine negativen und spannungsvollen Gefühle», sagt ein Mann. Gelingt es uns, in belastenden Situationen uns des Augenblicks und unserer augenblicklichen Handlungen bewußter zu werden, mehr in uns zentriert zu sein, etwa durch Schweigen, Entspannung und Nachdenken, dann vermindern sich Erregung und Spannungen. Besonders dann, wenn wir dies schon frühzeitig in Belastungssituationen tun.

Größere Bewußtheit ist ferner wichtig bei Handlungen, die zur Gewohnheit geworden sind und die wir ändern möchten. Durch bewußtes Essen oder Trinken etwa können wir die Gewohnheit ändern, zuviel Nahrung zu uns zu nehmen.

▷ Wir fragen uns in der Situation, welche förderlichen Seiten sie *auch* hat. So gewinnen wir etwas Abstand und nehmen sie etwas anders wahr. Langweilen wir uns etwa in einer schwerfälligen Sitzung und ärgern uns, dann können wir uns deutlich machen, daß anschließend jemand sprechen wird, mit dem wir mehr zufrieden sind, daß wir für diese Zeit bezahlt werden, daß hier eine Gelegenheit ist, Geduld zu lernen. Oder wir nutzen die Zeit für eine Bewußtseinsprüfung unseres Körpers und für beruhigendes Ein- und Ausatmen. Manche suchen die Situation auch in einen übergreifenden Zusammenhang einzuordnen: die Situation sei unumgänglich und notwendig oder sie werde mit zunehmender Erfahrung weniger belastend sein.

▷ Humor kann unsere Spannungen in schwierigen Situationen vermindern, Humor, bei dem sich niemand verletzt fühlt.

▷ Ablenkung bewahrt manche davor, in einer schwierigen Situation von ihren Gefühlen überflutet zu werden. Eine Frau: «Wenn die Situation sehr schwierig wird und es zuläßt, dann lenke ich mich durch Konzentration auf bestimmte Gedanken oder Phantasien ab. Ich konzentriere mich etwa auf Kleinigkeiten in meiner Umgebung. Früher habe ich mir oft Gedichte aufgesagt. So versuche ich, die stärker werdenden Erregungen und Gefühle zu reduzieren. Das ist für mich eine Art Selbstschutz.» Die Aufmerksamkeit wird von der bedrohlichen Situation und den ungünstigen Gefühlen abgezogen, auf etwas Neutrales oder Positives hin. Dadurch tritt eine gewisse Beruhigung ein. Rationales Denken und Intellektualisierung *in* Situationen erwiesen sich als hilfreich beim Bewältigen unangenehmer Angsterregungen (79, 1977).

▷ Bemühungen, die Gefühle zu beruhigen, sie bewußt zu überspielen, oder negative Gedanken wie «Das kann ich nicht» durch positive Gedanken zu ersetzen, kann in Belastungssituationen, die nicht lange andauern und auf fehlende Erfahrung zurückzuführen sind, eine Schutzmöglichkeit sein. «In dieser schwierigen Situation (ein öffentlicher Vortrag) habe ich dann versucht, meine Anspannung zu überspielen, in Kontrolle zu halten. Nachdem mir das einigermaßen gelungen ist, wurde ich innerlich viel ruhiger.»

Andere erfuhren als hilfreich, sich selbst gut zuzureden, sich zu ermutigen. Durch die suggestiven Selbstinstruktionen verminderten sich die ungünstigen Gefühle, und sie konnten kontrollierter handeln. «Ich suche mir in Krisensituationen immer wieder zu sagen, daß ich mich nicht aufregen muß. Es wird auch so alles irgendwie zu einem Ergebnis kommen. Wenn ich mich aufrege, dann hat die damit verbundene Gedankenblockade höchstens einen negativen Einfluß.» Andere wiederum nannten Beten oder das Sprechen von Bibelversen hilfreich in schweren Belastungssituationen. Für etliche war die Vorstellung nutzbringend, wie eine Person, die sie gern hatten und die sie als kompetent ansahen, in dieser Situation wohl handeln würde. –

Diese Möglichkeiten, *in* schwierigen Situationen für uns zu sorgen, sind besonders hilfreich, wenn wir uns frühzeitig unserer Spannungen bewußt werden. «Ich merke jetzt, daß ich mich verkrampfe oder anspanne, und ich weiß aus Erfahrung, ich kann etwas tun, zum Beispiel mich durch meine Atmung zu beruhigen.»

Situationsklärung und entlastende Änderungen

Oft beklagen wir uns über starke Belastungen, die wir in bestimmten Situationen erleiden. Seltsamerweise denken wir wenig daran, die Situation zu klären und zu ändern. Je schwieriger und komplexer die Situation ist und je mehr wir gefühlsmäßig in die Schwierigkeiten verstrickt sind, um so mehr reagieren wir gefühlsmäßig und vernachlässigen eine Bewältigung der Situation durch klärendes Überdenken. In unseren Seminaren zur Verminderung von schwerem Alltags- und Trennungsstress hat mich oft beeindruckt: Die Teilnehmer wurden gebeten, sich eine belastende Situation aus ihrem Alltag vorzustellen und entlastende Veränderungen daran vorzunehmen. Viele sprachen anschließend nur über die Belastungen, trotz der wiederholten Fragen: «Was können oder was wollen Sie tun zur Änderung?» Eine Frau sagte mir nach einem Seminar: «Mir ist damals zum erstenmal der Wert von gedanklicher Durchdringung der Situation und entsprechender Planung aufgegangen.»

Wenn wir Situationen, die für uns mit Angst und Bedrohung verbunden sind, durch möglichst sachliches und neutrales Denken klären, dann kommen wir nicht nur zu wirksamerer Bewältigung der Schwierigkeiten. Sondern die belastenden Gefühle, besonders Ängste, werden durch die vernunftmäßige Durchdringung der Situation vermindert. Leider nutzen gerade ängstliche Menschen diese Form der Bewältigung von Belastungen und Stress weniger; sie verweilen mehr bei ihren belastenden Gefühlen, grübeln mehr (79).

Situations- und Problemklärung

Wir schreiben unsere Gedanken zu den nachfolgenden Bereichen auf ein Stück Papier. Es kommt nicht darauf an, daß die Darstellung perfekt ist. Machen Sie es in der Kürze oder Ausführlichkeit, die Ihnen liegt. Die schriftliche Niederlegung, auch wenn es nur Stichworte sind, ist sehr wichtig, besonders wenn Sie allein sind. Schon dadurch, daß Sie das Problem oder die Situation schriftlich darstellen, gewinnen Sie mehr Abstand und werden ruhiger.

1. Was ist das Problem, die belastende Schwierigkeit oder Situation?

Beschreiben Sie dies bitte möglichst nüchtern und sachlich. Ist es ein umfangreiches Problem, nehmen Sie Teile heraus und bearbeiten jeden Teil einzeln.

2. Was wünsche ich? Was sind meine Ziele?

Häufig sind unsere Ziele sehr umfassend, zu unklar, oder sie sind nicht realistisch und bescheiden genug. Oder wir haben mehrere Ziele, die nicht miteinander vereinbar sind. Hier setzen wir Prioritäten von erreichbaren Zielen.

3. Sammeln von Tatsachen und Informationen über die Situation.

Möglichst sachlich und neutral. Etwa: Wann treten die Schwierigkeiten besonders auf? Womit sind sie verbunden? Wie sieht die Situation in der Wahrnehmung anderer aus?

4. Welche Lösungen, Alternativen, Möglichkeiten gibt es? Was kann ich tun?

Hier liegt ein Hauptgebiet des Nachdenkens und Erarbeitens. Welche denkbaren Lösungswege gibt es? Bewerten Sie sie möglichst noch nicht, sondern schreiben Sie sie erst einmal hin. – Welche anderen Bewältigungsmöglichkeiten durch Handlungen, durch gefühlsmäßiges Reagieren und durch Bewerten gibt es? Habe ich in der Vergangenheit ähnliche Situationen bewältigt? Welche Hilfsquellen habe ich? Wo kann ich Hilfe und Unterstützung erbitten? Falls uns wenig einfällt: Andere Menschen, die weniger in die Situation verstrickt sind, sehen häufig mehr.

5. Bewertung der verschiedenen Möglichkeiten, Entscheidung für die aussichtsreichste.

Wir wählen diejenige Möglichkeit, die uns als die günstigste erscheint, die am besten durchführbar ist.

6. Zeitplan für die Durchführung und praktische Ausführung. Wir legen fest, was wir wann tun werden. –

Es ist erstaunlich, wie durch diese nüchterne Untersuchung der Situation und die Sammlung von Lösungsmöglichkeiten unsere Belastungen und Ängste vermindert werden.

Noch einige Ergänzungen:

▷ Eine derartige schriftliche oder mündliche Problemklärung kann auch in einer Gesprächsgruppe erfolgen. Ein Mitglied stellt seine Belastung dar, seine Ziele und Wünsche sowie die Lösungsmöglichkeiten. Die übrigen ermöglichen ihm eine klärende Aussprache und geben ihm eventuell noch Anregungen zu den Lösungen. Auch Rollenspiele können sich anschließen, wenn eine Entscheidung getroffen wurde, aber die Art des Verhaltens gegenüber einem anderen Menschen noch schwierig erscheint.

▷ Wichtig ist die Grundhaltung: Die meisten Schwierigkeiten und Probleme lassen sich vermindern. Wir sind offen für Änderungen, Kompromisse und Hilfen; wir fühlen uns nicht bedroht durch Informationen und Ratschläge oder durch eine Veränderung der Situation.

▷ Wir können im Rahmen eines Gesprächs einem anderen eine derartige Situations- und Problemklärung anbieten. Günstig ist, wenn der Gesprächspartner nicht beim Klagen über seine Belastungen und Ängste stehenbleibt, sondern sich dem zuwendet, was er tun kann und will.

Beispiele für Änderungen von Situationen und Problemlösungen

Bei derartigen Klärungen von Belastungssituationen kommen Menschen zu vielfältigen Situationsänderungen, «Lösungen». Für den Außenstehenden sehen sie selbstverständlich und einfach aus; oft sind sie bekannt. Dennoch sahen die Betroffenen zuvor nicht diese Möglichkeiten oder waren noch nicht bereit dazu. Einige Beispiele:

Berufstätige Mütter verringern ihre Belastungen und Spannungen durch Vereinfachung der Hausarbeit, etwa durch Verzicht auf die Bereitung eines umfangreichen Mittagessens am Sonntag. – Lehrer ersetzen den Frontalunterricht, der mit viel Lenkung und Anspannung verbunden ist und der häufig zu Unruhe der Schüler führt, durch gelegentliche Kleingruppenarbeit der Schüler und durch sehr gute Lehrbücher. – Überlastete Kranken- und Pflegeschwestern bitten zur Erledigung gewisser Arbeiten ehrenamtliche Helfer und zur Mitarbeit bereite Angehörige der Kranken. – Beruflich überlastete Personen geben Aufgaben ab, delegieren Arbeiten. – Manche verschafften sich Entlastung durch Reduzierung ihrer Arbeitszeit um 25 oder 50 Prozent, soweit ihnen das finanziell möglich war und sie es durch Einschränkung des Konsumverhaltens ausgleichen konnten.

Derartige Situationsänderungen setzen meist eine Änderung persönlicher Einstellungen voraus. Eine 28jährige Frau: «Ich war – und ich bin es teilweise noch – ein Perfektionist, und das hat mich unheimlich viel Kraft gekostet. Jetzt habe ich einige Änderungen eingeleitet, und ich möchte in Zukunft auf die Perfektion verzichten und hoffe, daß dadurch mein Leben etwas leichter und unkomplizierter wird.» Lehrer etwa müssen bei der

Verminderung ihres Frontalunterrichts auf ihren Anspruch verzichten, den Unterricht in jeder Minute zu dirigieren und ausschließlicher Wissensvermittler zu sein. Krankenschwestern müssen offen für die Mithilfe von Laien sein und sie nicht als Einschränkung oder Konkurrenz empfinden.

Noch einige Beispiele dafür, daß sich bei geeigneten Einstellungen viele Situationen und Schwierigkeiten durch äußerlich «belanglos» erscheinende Änderungen vermindern:

«Früher hat mir das Läuten des Telefons viel Stress bereitet. Ich habe jetzt mit Hilfe der anderen gelernt, das Telefon auch mal schellen zu lassen. Ich habe weniger Angst jetzt, etwas zu verpassen.» – Ein Student, der unter Konzentrationsschwierigkeiten leidet und dem es sehr schwerfällt, allein zu arbeiten: «Ich verabrede mich jetzt mit anderen zu schwierigen Arbeiten. Dann steht jemand zu einer bestimmten Uhrzeit auf der Matte vor der Tür, und ich habe keine Ausflüchte mehr vor mir selbst.»

In unseren Seminaren zur Bewältigung der Trennung vom Partner stand immer wieder im Vordergrund die große Belastung des gelegentlichen Treffens mit dem ehemaligen Partner, zur Regelung von Fragen, die die Kinder oder finanzielle Verhältnisse betrafen. So hatten Frauen Angst, ihrem Mann zu sagen, daß das Geld nicht ausreicht; sie grübelten längere Zeit darüber, machten sich Sorgen. Wenn sie den ehemaligen Partner anriefen, hatten sie oft nicht den Mut, ihm deutlich ihre Wünsche und Forderungen zu sagen. Bei Problemklärungen kamen viele darauf, dem Partner diese schriftlich mitzuteilen und ein Treffen zur weiteren Klärung auszumachen.

Vielen bereitete es Schwierigkeiten, wenn der ehemalige Partner in die Wohnung kam. Vereinbarungen der Treffen an einem anderen Ort, etwa einem Restaurant, wurden als wesentlich weniger belastend empfunden. – Eine Frau wartete bei den 14tägigen Terminen ihres ehemaligen Mannes zum Besuch der Kinder häufig vergebens in ihrer Wohnung. Sie wurde wütend, wenn sie unnötig gewartet hatte. Nach der Situationsklärung schrieb sie ihm einen Brief, er solle ihr jeweils am Morgen des betreffenden Tages den Besuch telefonisch mitteilen, andernfalls würde er vergeblich kommen. – Eine andere Frau, die von ihrem Mann verlassen worden war, erzählte am nächsten Morgen nach der Problemklärung, daß sie den Stuhl aus dem Wohnzimmer gestellt habe, auf dem ihr Mann immer saß, wodurch sie an ihn und die damit zusammenhängenden Schmerzen der Trennung häufig erinnert wurde. –

Bei seelisch beeinträchtigten Menschen ist eine gute Problemklärung und Verhaltensberatung bei einem Psychologen oder Arzt recht hilfreich, anstelle einer Psychotherapie oder zusätzlich zu ihr.

Vor eineinhalb Jahren kam ein Student zu mir, entmutigt und niedergeschlagen. Trotz vieler langer Bemühungen und psychotherapeutischer Gespräche war es ihm nicht gelungen, seine Examensarbeit fertigzustellen. Ich bat ihn, seine Arbeitssituation näher zu beschreiben. Er fühlte sich einsam, da er allein wohnte, grübelte häufig, führte negative Selbstgespräche. Fast immer, wenn er sich an den Arbeitstisch setzte, nahmen seine Nervosität, Unsicherheit und Verstimmung schnell zu. Oft flüchtete er dann in das Bett. An manchen Tagen stand er erst mittags auf.

Ich erinnerte mich, daß es mir während meiner Studienzeit beim Lernen langweiliger Inhalte sehr geholfen hatte, in der Universitätsbücherei zu arbeiten. Die Anwesenheit anderer, die das gleiche taten, regte mich an, und ich konnte weniger ausweichen. Ich schlug dem Studenten vor, in einem häufig leerstehenden kleinen Zimmer des Instituts täglich regelmäßig zu arbeiten. Er nahm den Vorschlag an. Nachdem er zehn Wochen später seine Arbeit fertiggestellt hatte, bat ich ihn, etwas von seinen Erfahrungen aufzuschreiben. Einige Auszüge daraus: «Ich fühlte mich im Institut nicht mehr einsam und isoliert; meist bestand die Möglichkeit, auf den Flur hinauszutreten und mit jemandem etwas zu reden. Schon das Wissen, daß andere Menschen da waren, beruhigte mich. Ich konnte die Unlustgefühle leichter überwinden, ich fand schneller zur Arbeit zurück. Die Ablenkungsmöglichkeiten waren geringer; ich mußte nicht soviel Anstrengung aufwenden, um mich bei der Arbeit zu halten. Meine Angstgefühle wurden nicht übermächtig. Die Mahlzeiten mittags und abends in der Studentenmensa brachten Regelmäßigkeiten in meinen Ablauf. Auf der Fahrt morgens zur Universität hatte ich das Gefühl, wie die anderen Leute in der U-Bahn zu einer richtigen Arbeit zu fahren, einen geregelten Tagesablauf zu haben. Und abends konnte ich besser abschalten, da ich das mir Mögliche an der Universität erledigt hatte.» –

Ich möchte Ihnen nahelegen, zukünftig bei einer schwierigen Situation, einem «Problem», eine schriftliche Situations- und Problemklärung zu machen. Wenn Sie es häufiger tun, so haben Sie Übung und erfolgreiche Erfahrungen damit, wenn Sie in größere Schwierigkeiten kommen. Sie lernen außerdem, nicht in Problemen, sondern in Lösungen zu denken.

Mentale (geistige) Vorbereitung auf schwierige Situationen

Stehen wir vor einer schwierigen Aufgabe, fällt es uns schwer, eine Situation zu bewältigen, dann ist es naheliegend, uns vorher darin zu üben. Doch können wir das kaum je in der Realität tun. Aber in der gedanklichen Vorstellung stehen uns viele Möglichkeiten offen. Dabei haben wir zusätzlich den Vorteil, daß wir auch das ausführen können, was in der Wirklichkeit noch zu schwer für uns ist.

Leider machen wir öfter das Gegenteil: Wir grübeln und stellen uns häufig vor, wie belastend und schwer ein Ereignis für uns sein wird, wie wir darin versagen. Wir denken oder sagen zu uns: «Ich werde es nie schaffen», «Ich werde so versagen wie beim letztenmal». So bereiten wir uns gleichsam negativ vor, belasten uns und scheitern eher.

Ein positives mentales Training ist heute für Sportler zur Erreichung guter Leistungen fast unerläßlich. Sportpsychologen meinen, daß 60–90 Prozent des Erfolges großer Athleten auf mentale Faktoren zurückzuführen sind (194, S. 5). Vielleicht haben Sie sich schon am Fernsehschirm gewundert, wie die 100-Meter-Läufer, Turmspringer oder Skiläufer zu einer bestimmten Zeit Höchstleistungen vollbringen können, ungeachtet langer Wartezeiten, der unruhigen Umgebung mit Fernsehkameras und Zuschauern. Ohne mentales Training würden sie diese Belastungen nicht bewältigen und keine Höchstleistungen vollbringen können. Manche Athleten verwenden ebensoviel Zeit auf mentales Training wie auf körperliches Training. So stellen sich etwa Turmspringer genau die einzelnen angestrebten Bewegungsabläufe nacheinander vor, zum Teil bis zu 40mal, bevor sie auf die Sprungplattform steigen. Ähnliches wird von Gewichthebern, Tennisspielern und Athleten anderer Sportarten berichtet.

Der amerikanische Psychologe Arnold Lazarus berichtet von einem bekannten Mediziner, der vor einem neuen chirurgischen Vorgehen, bei dem er wenig Erfahrung hat, sich in seinen Stuhl zurücksetzt, die Augen schließt und in seiner Vorstellung jeden einzelnen Schritt der Operation durchgeht. Wenn er bei einem Schritt Schwierigkeiten hat, dann ist er der Auffassung, daß er auch Schwierigkeiten im Operationsraum damit haben wird. So konsultiert er ein entsprechendes Buch, einen erfahrenen Kollegen oder ein Lehr-Videoband, bis er sich den Schritt in der Vorstellung gut vorstellen kann. Er ist überzeugt, daß diese Technik ihn zu einem besseren Chirurgen macht (194, S. 7).

Warum sollten *wir* nicht dieses hilfreiche mentale Training – diese geistige Vorbereitung – bei der Bewältigung schwieriger Alltagssituationen nutzen? Die Praxis sieht folgendermaßen aus:

1. Wir werden uns klar darüber, wie wir uns in einer schwierigen Situation verhalten möchten: wie wir eine angstauslösende Situation bewältigen, wie wir ein schwieriges Gespräch mit dem Partner oder den Kindern führen, in einer ruhigen und bestimmten Art, indem wir unsere Einschränkungen und Wünsche ausdrücken, ohne Übererregung. Wir werden uns klar über das Ziel, das wir erreichen wollen, und wie unser Verhalten dazu aussieht. Je deutlicher und bildlicher wir es uns vorstellen, um so günstiger. Unsere Vorstellungen sollten dabei realistisch sein, im Bereich des uns Möglichen liegen. Können wir uns keine günstigen realistischen Bilder zur Bewältigung der Situation vorstellen, dann können wir uns an andere Menschen erinnern oder sie in Situationen beobachten. Oder wir führen zusammen mit einem Freund, einer Selbsthilfegruppe oder mit einem Psychologen ein Rollenspiel durch, wie wir eine derartige Situation bewältigen. Unser Freund kann auch unsere Rolle einnehmen; wir sehen, wie er diese Situation bewältigen würde.

2. Wir entspannen uns etwa zwei bis zehn Minuten lang, so gut wir es vermögen. Haben wir Erfahrung mit Autogenem Training, Progressiver Muskelentspannung oder Meditation, so benutzen wir diese Methoden. Wenn nicht, setzen wir uns in einen bequemen Stuhl, nehmen einige tiefe Atemzüge, achten dabei auf den ein- und ausströmenden Atem und erinnern uns an eine Zeit und einen Ort, wo wir sehr entspannt waren. Dies alles bei geschlossenen Augen. Dann gehen wir die Situation von Beginn an Schritt für Schritt durch, indem wir uns möglichst bildlich oder in konkreten Gedanken unser gewünschtes Verhalten und etwa die Reaktionen der anderen vorstellen. Wir begleiten das mit Worten, etwa «Jetzt tue ich dies», «Nun wende ich mich dem zu». Wir begleiten unsere Handlungen mit positiven Suggestionen: «Ich bin ruhig», «Ich atme bewußt», «Ich habe alles gelernt, ich bin sicher, daß ich die Prüfungsaufgaben beantworten kann», «Ich habe schon früher diese schwierigen Situationen bestanden, und ich will sie dieses Mal auch bestehen». – Es ist also ein aufmerksames konzentriertes Sich-Vorstellen des Verhaltens in einer Situation. Zum Schluß sehen wir uns am Ziel, wie wir die Situation angemessen bewältigt haben.

3. Dieses schrittweise Vorstellen mit begleitenden positiven Selbstgesprächen und Suggestionen üben wir wiederholt. Es ist ein Trainieren in der Vorstellung. Allmählich kann die Übung auch kürzer sein, sie dient dann zur Befestigung des Verhaltens in der Vorstellung. Ich mache dies öfter bei einem Spaziergang oder morgens unter der Dusche. Wichtig ist, daß wir bei dem Vorstellen in einem entspannten Zustand sind. – Wahrscheinlich kommt es bei den Alltagssituationen nicht so sehr auf die Perfektion der Vorstellung in allen Einzelheiten an, sondern darauf, daß wir wiederholt üben. –

Unmittelbar vor der realen Situation können wir uns durch eine Vorstellungsübung mental «aufwärmen».

4. *Nach* der Situation können wir uns entspannt hinsetzen, die Einzelheiten der Situation durchgehen, zu uns sprechen, sie neu bewerten. Wir werden uns klar darüber, was gut war, was wir ändern wollen. –

Mentales Training zur Verbesserung unserer gefühlsmäßigen Reaktionen und unseres Verhaltens ist nichts Ungewöhnliches. Es ist gleichsam eine Schwimmübung auf dem Trockenen. Viele machen es häufig in entgegengesetzter Weise: Sie stellen sich einen ungünstigen Verlauf und ihr eigenes Versagen vor. Das mentale Üben ist entgegengesetzt. Wir stellen uns im entspannten Zustand unser *erwünschtes* Verhalten und Reagieren vor: wie wir im Gespräch gelassen auf eine Herausforderung reagieren, ohne verletzt zu sein, wie wir Ski laufen, Tennis spielen, eine schwierige Arbeit entspannt am Schreibtisch verrichten oder in der Öffentlichkeit reden. Wir üben diese Tätigkeiten und Abläufe in unserer Vorstellung, wobei nachgewiesenermaßen auch die Muskeln in feiner Weise auf unsere Vorstellungen reagieren. Fast in jedem Lebensbereich ist es entscheidend, welche Vorstellungen wir uns zuvor häufig von unserem Verhalten und Reagieren machen. Durch mentales Training verbessern wir unsere Fertigkeiten, wir empfinden weniger Angst in Situationen, sind weniger belastet sowie leistungsfähiger. –

Einige ergänzende Möglichkeiten für mentales Training:
▷ Stehen wir vor sehr komplexen, schwer überschaubaren Situationen, dann können wir auch alternative Möglichkeiten überdenken und üben.
▷ Wir können im entspannten Zustand auch Situationen überdenken und einige Teile vor uns sehen, die vielleicht auf uns zukommen, zum Beispiel die Begleitung eines sterbenden Angehörigen oder unser Verhalten bei einem möglichen Krankenhausaufenthalt.
▷ Wir können uns gelegentlich auch vorstellen: Wir sind am Ziel der Bewältigung der Situation und fühlen die Befriedigung und Erleichterung. Dies erhöht unsere Motivation und Leistungsbereitschaft.
▷ Im entspannten Zustand können wir uns an die erfolgreiche Bewältigung vergangener schwieriger Situationen erinnern und sie vor uns sehen. Dies gibt uns Selbstvertrauen und Energie. –

Falls Sie hinsichtlich der Auswirkung des mentalen Trainings skeptisch sind: Vor einigen Jahren führten meine Frau und ich eine umfassende Untersuchung zur Angstverminderung und besseren Bewältigung bei Sterben und Tod durch. Personen stellten sich im sehr entspannten Zustand vor, wie der Arzt ihnen die Diagnose ihrer baldigen Lebensbeendigung mitteilt, daß sich ihr Gesundheitszustand verschlechtert, wie sie die letzten Lebenswochen verbringen und ferner, wie sich ihre Seele vom Körper löst. Diese Vorstellungsübung im sehr entspannten Zustand führte bei den meisten der insgesamt mehreren hundert Teilnehmer zu einer deutlichen Verminderung der Ängste vor Sterben und Tod. Diejenigen, die danach sterbende Angehörige oder Patienten begleitet hatten, sagten bei einer späteren Befragung, die Vorbereitung in der Vorstellung habe ihnen sehr geholfen (172).

Informationen und Hilfen für das mentale Training geben die Bücher von Arnold Lazarus, «Innenbilder: Imagination in der Therapie und als Selbsthilfe.» 1980. München: Pfeiffer, und von Bernie Zilbergeld und Arnold Lazarus, «Mind power». 1987. Boston: Little-Brown.

Erfahrung und Übung

Eine neue wichtige Situation, die wir wenig kennen – ein Berufsanfang, eine neue Arbeit, der erste Flug, die erste Autofahrt allein in der Großstadt nach der Fahrprüfung –, schätzen wir häufig als schwierig ein, fühlen uns wenig sicher und kompetent; wir erleben Spannung, Ängstlichkeit und Stressbelastung. Ist uns jedoch die Situation durch etliche Erfahrungen geläufig, dann schätzen wir sie von vornherein als leichter ein, bewältigen sie angemessener, fühlen uns weniger belastet, weniger ängstlich und beunruhigt. 90 Prozent unserer Befragten nannten Situationen, die für sie früher sehr stressbeladen waren, mit denen sie heute weniger belastet umgehen. Dazu trug wesentlich Erfahrung, erworbene Routine und Lernen aus früheren Situationen bei (153).

Leider ist uns in schwierigen Situationen unseres Lebens dieses Wissen um die Bedeutung der Erfahrung wenig gegenwärtig. Zu leicht schreiben wir die Schwierigkeiten bei einer neuen Situation nur uns selbst zu, unserer Unfähigkeit, oder wir überschätzen die Situation in grotesker Weise. –

Was können wir tun?

▷ Es ist wichtig, uns häufig klarzumachen: es ist normal, daß wir in einer neuen wichtigen Situation bei geringer Erfahrung eher erregt und ängstlich sind, sie als schwierig einschätzen. Wir machen uns bewußt und sagen es uns häufig, daß mit zunehmender Erfahrung die meisten Situationen viel leichter zu bewältigen sind. Wir dürfen die Ängste und empfundenen Schwierigkeiten nicht zu sehr auf uns beziehen, auf mangelnde eigene Fähigkeiten. Eine 35jährige Frau: «Heute kann ich Situationen auf Ämtern, zum Beispiel beim Arbeitsamt oder bei der Vorführung meines Autos beim TÜV, aufgrund vieler Erfahrungen gelassener und mit viel weniger Spannungen hinnehmen. Ich bin jetzt selbstsicherer durch die Erfahrungen geworden, und sie belasten mich lange nicht mehr so stark wie beim erstenmal.» Durch Erfahrungen bewerten wir Situationen als weniger schwierig und bedrohlich, empfinden weniger Erregung und Angst und können angemessener handeln. «Früher war ich in vielen Stress-Situationen sehr nervös», schreibt ein Mann. «Und es gab viele solcher Situationen in meinem Leben. Aber diejenigen, die häufig wiederkehren und die mir vertraut sind, die ich kenne, die erlebe ich heute ganz anders.»

▷ Wir können uns absichtlich in schwierige Situationen begeben, um mehr Erfahrungen zu machen und zu lernen. «Zuweilen begebe ich mich freiwillig und ganz bewußt in schwierige Stress-Situationen. Die Erfahrung, wie der Ablauf in der Situation ist, nimmt mir einen Teil der Ängste. Jeder ‹Erfolg›, den ich bei der Bewältigung der Situation erzielen kann, richtet mich unglaublich auf. Mißerfolge suche ich nicht überzubewerten. Auf die Dauer bringt mir das auch weniger Angst vor manchen Spannungssituationen.» So meldete ich mich während meines Studiums am Ende jedes Semesters bei ein bis zwei Professoren zur Fleißprüfung an, obwohl ich dies wegen eines Stipendiums nicht nötig hatte. Aber ich machte hierbei wertvolle Erfahrungen über die Prüfungssituation und die Prüfer, darüber, wie ich selbst reagiere; ich wurde vertrauter mit der Situation und selbstsicherer.

▷ Wir machen uns klar, daß wir bei einer schwierigen Situation nicht nur die Situation bewältigen, sondern dabei auch lernen und uns persönlich entwickeln. Unsere Ängstlichkeit vermindert sich, unser Selbstvertrauen wird größer, wir sehen uns selbst als wirksamer. Und mit mehr Selbstvertrauen und der Empfindung, kompetenter und wirksamer zu sein, können wir wiederum andere Situationen unseres Lebens besser bewältigen. Offenbar ist das Bewältigen von belastenden Situationen etwas, was zu unserer Reifung und Fortentwicklung beitragen kann: «Die Situationen des Zusammenkommens mit anderen Menschen erlebe ich heute als viel angstfreier als früher, weil ich durch Erfahrung sicherer geworden bin.» Eine junge Frau, die mit ihrem neuen Auto nach ihrer Führerscheinprüfung im Osterverkehr eine längere Fahrt machen mußte und dabei Ängste, Aufregung und körperliche Beschwerden empfand, schreibt: «Aus diesem Erlebnis habe ich gelernt, meine Probleme allein zu meistern, meine Angst zu überwinden. Dadurch werde ich selbstsicherer, kann mich besser behaupten.»

Es ist auch sinnvoll, daß wir uns vor schwierigen Situationen häufig erinnern, was wir schon an Schwierigem in unserem Leben bewältigt haben. Eine 24jährige Frau: «Wenn ich heute in einer Beziehung kritisiert werde, weil ich manchmal immer noch vor Problemen wegrenne, dann kann ich das heute besser aushalten und habe heute nicht mehr dieses Bloß-weg-hier-Gefühl. Ich erkläre mir diese Veränderung dadurch, daß ich schon oft in dieser Situation gewesen bin und dabei lernte, konstruktiv mit meinen Schwierigkeiten umzugehen.» – Ein 26jähriger Mann: «Ich habe in den letzten Jahren in vielen Situationen eine Menge lernen können. Früher haben mich diese Situationen sehr beunruhigt, und ich habe vieles überhaupt nicht genießen können. Im Laufe der Zeit habe ich gelernt, daß ich solche Situationen besser bestehe; ich bin gelassener geworden. Ich weiß jetzt, daß ich aus den Situationen lerne. Früher wollte ich das nicht, und deswegen erlebte ich immer wieder Schwierigkeiten. Mit diesen vielen Erfahrungen und dieser Betrachtungsweise kann ich heute ganz anders in schwierigen Situationen stehen. Die Schwere und die Last sind weitgehend verschwunden, ich kann unbelasteter, offener und flexibler reagieren. Und wenn es wirklich sehr schwierig wird, dann habe ich erfahren, daß ich meist einen Ausweg gefunden habe, sei es direkt durch mich oder durch andere Menschen.»

Weitere Möglichkeiten, Situationsbelastungen zu vermindern

▷ Bei häufigen Belastungen im privaten oder beruflichen Zusammensein mit anderen geben Seminare mit Verhaltenstrainings die Gelegenheit, ein anderes gefühlsmäßiges Reagieren und Verhalten in schwierigen Situationen zu lernen. So lernen Lehrer in Trainingsseminaren einen anderen Umgang mit Schülern, Verkäufer/innen einen angemessenen Umgang mit Kunden. In Volkshochschulen gibt es häufig Angebote von Psychologen mit derartigen Verhaltensseminaren, etwa für Partner mit Partnerschwierigkeiten oder für Eltern in ihrem Umgang mit Kindern. Gewiß wird hier ein Verhalten gleichsam angelernt, aber dies kann bei Konfliktbelastungen hilfreich sein.

▷ Durch Klarheit in Äußerungen und Mitteilungen anderen gegenüber können wir Belastungen vermindern. «Wenn wir klar sagen, was wir meinen, vermeiden wir sehr viel unnötigen Stress», sagte der Arzt Dr. Duskin in einem Seminar, das ich in den USA besuchte. «So oft kommt Stress wegen mangelnder Klarheit in unserer Kommunikation auf. Viele von euch haben die Erfahrung gemacht, daß ihr jemand etwas mitgeteilt habt, und dann kam ein Mißverständnis auf. Und zwar deshalb, weil ihr euch unsicher wart, was ihr eigentlich genau mitteilen wolltet. Indem wir Rückfragen stellen, können wir häufig die Klarheit der Kommunikation fördern.» Zur Klarheit unseres Ausdrucks tragen eine größere Bewußtheit der Gegenwart sowie Entspannung bei. Vielleicht fürchten manche, durch Klarheit andere zu verletzen. Dies können wir durch Einfühlung in ihre Lage vermeiden. Ebenfalls in den Bereich der Klarheit der Kommunikation fällt das, was der berühmte Herzchirurg Christiaan Barnard für Stress-Situationen empfiehlt: «Lernen Sie ‹Nein› zu sich und anderen zu sagen, wenn die Anforderungen zu hoch werden» (12).

▷ Das Mitteilen wichtiger eigener Gefühle, ohne den anderen zu werten oder zu beurteilen, ist eine günstige Möglichkeit bei Belastungen, andere über unseren Zustand zu informieren. Also etwa zu sagen: «Ich fühle mich sehr belastet», «Ich möchte ein entspannteres Klima». Eine 22jährige Frau: «Bei negativen Gefühlen möchte ich mein Gegenüber nicht beschimpfen, kritisieren oder beleidigt sein, sondern sagen: ‹Ich fühle mich gekränkt, das schmerzt mich›.» Hier haben wir große Möglichkeiten (s. S. 279). Je frühzeitiger wir unsere belastenden Gefühle ausdrücken, um so weniger stauen sie sich an, um so weniger explodieren wir schließlich mit Vorwürfen und Anschuldigungen. Eine Frau: «Der Streit mit meinem Freund entsteht oft, weil sich vorher bei mir schon einiges angestaut hat oder bei ihm. Ich wünsche von uns beiden, daß wir möglichst frühzeitig unseren Ärger oder das, was uns belastet, äußern können und uns dann darüber zusammensetzen, als daß wir es verschleppen und dann explodiert es. Wir brauchten es gar nicht mehr zu einem Streit kommen zu lassen.»

▷ Durch Vermeiden beeinträchtigender Situationen können wir uns unangenehme Gefühle ersparen. Etwa indem wir Verkehrswege mit möglichen Staus vermeiden, lärmvolle Gegenden, rauchige laute Lokale, überfüllte Urlaubsgebiete, ungünstige Einkaufszeiten oder andere Situationen, in denen wir uns beeinträchtigt fühlen und bei denen wir nachher bedauern, sie nicht gemieden zu haben.

Je bewußter und entspannter wir leben, je deutlicher wir spüren, wodurch und wie wir uns in einer Situation beeinträchtigt fühlen und was wir eigentlich möchten, um so eher werden wir nach einigen ungünstigen Erfahrungen fähig, uns derartige Belastungen zu ersparen. Hilfreich sind Informationen über Alternativen, die wir etwa durch Gespräche, durch Bücher oder andere Medien erhalten.

Zeitweiliges oder andauerndes Vermeiden von belastenden zwischenmenschlichen Beziehungen und damit eine Trennung von anderen können notwendig werden, wenn unsere seelische Gesundheit und Lebensqualität im Zusammenleben mit anderen erheblich beeinträchtigt wird, wenn wir uns zu häufig verletzt fühlen, wenn es keine Gegenseitigkeit von Respekt und Fürsorge gibt und wir keine Änderung der Beziehung erreichen können. Wichtig ist, daß wir im Gespräch mit Freunden, einer Selbsthilfegruppe oder einem Psychologen klären, welche Erleichterung und welche Nachteile uns eine Trennung von einem Menschen bringt und welchen Anteil wir an den Schwierigkeiten hatten, so daß wir für zukünftige Beziehungen lernen können.

Trennen wir uns von Menschen, so ist es wichtig, daß wir vermehrt andere Beziehungen wählen, in denen wir willkommen sind, gefördert werden und in denen wir andere fördern können. «Ich habe den Umgang mit mir unangenehmen Personen eingeschränkt und wende mich mehr ähnlich denkenden Menschen zu.» «Ich habe meine Beziehungen zu den mir wirklich bedeutsamen Menschen intensiviert, mich aber auch von anderen Menschen gelöst, bei denen es nur eine äußerliche Beziehung war.»

Dieses Vermeiden von Situationen und Menschen hat allerdings auch Grenzen: 1. Manche belastenden Situationen werden wir kaum meiden können. Einige müssen zu bestimmter Zeit überfüllte Verkehrsmittel benutzen, Kinder können der Schulsituation nicht ausweichen. Sind wir schwer erkrankt, kommen wir an einem Krankenhausaufenthalt nicht vorbei. Viele können den Arbeitsplatz nicht oder nur unter größeren Nachteilen wechseln. Dann ist es notwendig, die belastende Situation sowie unsere gefühlsmäßigen Reaktionen zu ändern oder zu anderen Bewertungen zu kommen. 2. Auch wenn ein Wechsel des Arbeitsplatzes oder für Kinder ein Wechsel der Schule möglich ist: Die Auswirkungen sind dann begrenzt, wenn wir selbst die

Quelle der Schwierigkeiten in uns tragen. Dann können Schwierigkeiten am neuen Arbeitsplatz oder in der neuen Schule in ähnlicher Form wieder auftauchen. Es ist also wichtig, daß wir uns vor einem Wechsel darüber klar sind, worin unser Anteil an den Schwierigkeiten liegt. 3. Weichen wir wichtigen Situationen immer wieder aus, dann können die Folgen nachteilig sein. 4. Belastende Beziehungen können und wollen manche nicht abbrechen; Eltern können und wollen sich nicht von ihren heranwachsenden Kindern trennen, mit denen sie in schweren Konflikten stehen, oder erwachsene Kinder möchten keine Trennung von ihren alten hilfsbedürftigen Eltern. Oft bleibt hier nur die Möglichkeit, zu anderen Bewertungen der Menschen und Situationen zu kommen und damit zu einem anderen Fühlen und Verhalten.

▷ Andere Menschen zu ändern ist ein häufiges Bemühen, die eigenen Belastungen zu vermindern. Eltern suchen ihre Kinder zu ändern, um weniger Spannungen und Beeinträchtigungen zu empfinden, Lehrer mühen sich, ihre Schüler zu ändern. In der Partnerschaft sucht des öfteren ein Partner den anderen zu ändern. Und erwachsene Kinder suchen ihre Eltern zu ändern und umgekehrt.

Manchmal gelingt dies und führt zu mehr Befriedigung und Entlastung. Wahrscheinlich sind frühzeitige Äußerungen und Informationen über das eigene gefühlsmäßige Befinden – ohne Wertung und Vorwurf geäußert – die günstigste Möglichkeit, andere Personen zu einer Änderung zu bewegen, so daß wir weniger belastet werden.

Aber diese Bemühungen, andere zu ändern, sind oft begrenzt: Der andere ändert sich nicht, sei es, weil er dies nicht möchte, sei es, weil wir zu vorwurfsvoll und ungeduldig sind. Sind unsere Änderungsbemühungen zu konfrontativ und gehen sie mit starken Beschuldigungen oder gar Aggressionen einher, dann verschlechtern sich die Beziehungen eher, und die Belastungen nehmen zu.

Ändern sich die anderen nicht, aber möchten wir auch nicht den Kontakt mit ihnen abbrechen – etwa in der Beziehung erwachsener Kinder zu ihren Eltern –, möchten wir die Fürsorge für andere nicht aufgeben und uns nicht mit Schuldgefühlen belasten, so bleibt uns nur die eine Möglichkeit: unsere Bewertungen, Einstellungen und Erwartungen dem andern gegenüber zu ändern, und damit unser gefühlsmäßiges Reagieren und unser Verhalten (s. S. 199 ff).

▷ Ein Teil der Schwierigkeiten und Belastungen von Menschen ist mitbedingt durch die menschliche Umwelt, durch die «Gesellschaft», durch das «System». Etwa die Benachteiligung der Frau in vielen Bereichen, die Beeinträchtigung von Jugendlichen durch zu lange Schul- und Studienzeiten mit vielen unnötigen Inhalten, die Belästigung vieler Millionen durch Verkehrslärm oder die Behandlung alter Menschen. Ich sehe es als sinnvoll und notwendig an, hier Änderungen herbeizuführen.

Besonders in den Jahren nach 1968 haben sich junge Menschen sehr bemüht, «die Gesellschaft» zu ändern. Sie wollten eine humanere, sozialere mitmenschliche Umwelt, mehr Selbst- und Mitbestimmung, mehr Hilfsbereitschaft. Unzweifelhaft haben diese Bemühungen zu einem gewissen Wandel der Bevölkerung geführt, etwa was das Zusammenleben von Erwachsenen mit Kindern in Familien und Schulen betrifft oder die Stellung der Frau gegenüber dem Mann. Auf der anderen Seite sind durch konfrontative und gewaltsame Bemühungen in manchen Bereichen Verhärtungen, ja Verschlechterungen eingetreten. Und: viele haben nach jahrelangem «Kämpfen» enttäuscht und deprimiert ihre Bemühungen aufgegeben.

Mir scheint es wichtig, daß wir bei der berechtigten Änderung unbefriedigender gesellschaftlicher Zustände folgendes beachten: 1. Die positiven Auswirkungen intensiver Bemühungen treten oft erst spät ein; wahrscheinlich können viele die Früchte ihrer Bemühungen selbst kaum ernten. 2. Der einzelne und die Gruppen sind fähig, stresshafte Belastungen und zeitweilige Enttäuschungen angemessen zu bewältigen. Durch den Widerstand nämlich, den aktive Änderungsbemühungen oft auslösen, erhöhen sich die persönlichen Belastungen. Sind die einzelnen und die Gruppen nicht fähig, diszipliniert zu arbeiten und zeitweilig größere Belastungen angemessen zu bewältigen, dann können sie nicht in intelligenter und effektiver Weise für soziale

Ziele arbeiten. Die vielen Anstrengungen und Rückschläge führen dann zur Resignation oder gewaltsamen konfrontativen Akten. 3. Ohne Änderungen bei uns selbst ist der Erfolg von Bemühungen, andere zu ändern, oft gering. Wenn wir möchten, daß andere friedlicher leben, ist es wichtig, daß wir selbst friedlich leben. Wahrscheinlich ist ein sicherer Weg, die «Gesellschaft» zu ändern, daß wir uns selbst ändern und hierdurch andere beeinflussen. Dann ist unser alltägliches Verhalten unsere Botschaft, die wir anderen bringen möchten. Dabei erfahren wir zugleich, wie schwierig und anstrengend es ist, uns zu ändern. Wir haben dann mehr Verständnis für die Schwierigkeiten anderer, sich zu ändern.

Erholung nach seelischen Belastungen

Was tun wir *nach* einer Situation, in der wir uns trotz guter Vorbereitungen und Bemühungen gespannt und beeinträchtigt fühlen? Es scheint eine natürliche Reaktion zu sein, daß viele sich gute Gefühle zu verschaffen suchen. Jedoch Belastungen durch Alkohol, Nikotin, reichliches Essen und Beruhigungstabletten vermindern zu wollen ist gefährlich. Durch die Gewohnheit, derart die Spannungen zu vermindern, kann sich wegen der gesundheitlichen Nebenwirkungen eine Dauerbelastung ergeben, besonders da die abnehmende Wirksamkeit der Mittel bei häufigem Gebrauch zu einer Steigerung führt. In der Bundesrepublik Deutschland gibt es etwa 600 000 tablettenabhängige Personen und 2 000 000 Alkoholabhängige!

Welche Arten der Erholung von Alltagsbelastungen empfinden Menschen seelisch und körperlich auch auf die Dauer als befriedigend? Hierzu befragten wir in einer Untersuchung (153) und in Seminaren etwa 150 Personen. Ich möchte die Äußerungen einiger Befragter wiedergeben: «Ich mache einen Spaziergang im Park, bis die Spannungen abklingen», sagt eine Frau. «Anschließend arbeite ich handwerklich, oder ich entspanne mich mit klassischer Musik, oder ich gehe schlafen. Fast immer sind es mehrere Tätigkeiten, die ich nacheinander mache und die erholsam sind.»

Die folgenden Äußerungen einer Frau zeigen, daß sie ebenfalls oft mehrere Möglichkeiten nacheinander wählt und daß sie sich zu verschiedenen Zeiten unterschiedlich entspannt: «Bei mir ist es sehr verschieden. Am liebsten ziehe ich mich zurück und lese oder höre Musik oder schreibe Tagebuch. Manchmal ist es auch schön und entspannend, mich an der Schulter meines Partners auszuruhen und mit ihm zu kuscheln. Auch ein Gespräch mit einer Freundin oder einem Freund kann entspannend und beruhigend sein. Manchmal aber ist irgendeine Arbeit für mich sehr entspannend. Oder an einem anderen Tag lege ich mich auf den Boden im Wohnzimmer, entspanne mich völlig und bin hinterher gelöst und ruhig. Es gibt noch viele Möglichkeiten für mich, mich zu entspannen. Wenn ich etwa meine sensitiven Kräfte fühle, dann gehe ich gern mit alten Leuten liebevoll um und spüre ihre Freude darüber.»

«Wenn ich sehr stark angespannt und belastet bin, dann kann ich nicht schlafen», sagt ein Mann. «Dann besuche ich Freunde, oder ich gehe tanzen. Aber wenn ich weniger stark angespannt bin, dann schlafe ich häufig.»

Überblicken wir die Fülle der Möglichkeiten, so ergibt sich folgendes: ▷ Menschen nehmen sich Zeit und wählen eine Tätigkeit oder Situation, die sie gerne machen. ▷ Oft sind es mehrere hintereinanderfolgende verschiedenartige Tätigkeiten oder Situationen. ▷ Die erholenden Situationen oder Tätigkeiten sind bei den einzelnen sehr unterschiedlich und ändern sich auch zu verschiedenen Zeiten. ▷ Die Tätigkeiten führen zu einer seelisch-körperlichen Entspannung und – abgesehen von Gesprächen und Selbstklärung – zur Ablenkung von der Belastung. ▷ Es gibt «leisere» Erholungsmöglichkeiten, zum Beispiel Lesen oder Schlafen, sowie «aktivere» wie Sporttreiben, Basteln, Tanzen. ▷ Jeder dritte gab als Erholungsmöglichkeit an: Musik hören, sich entspannen, mit Menschen reden. Jeder vierte gab an: Sporttreiben, lesen, schlafen, spazierengehen.

Ich möchte einige der Möglichkeiten etwas veranschaulichen:

Musik hören und Entspannung: «Ich sitze gemütlich in meinem Sessel, höre wunderschöne Musik und bin dann nachher nicht mehr so down.» – «Am erholsamsten ist es, wenn ich mich hinlege, die Augen schließe und leise, ruhige Musik höre.» – «Ich kann mich sehr gut entspannen, wenn ich Klavier spiele oder zur Gitarre Lieder singe.» – Jüngere Menschen wünschten häufig laute Musik, «um abschalten zu können».

Verschiedene Formen der Entspannung: «Ich liege in eingerollter Körperhaltung mit einer Wärmflasche am Boden, streichle meine Katze und höre Musik.» – «Autogenes Training, Yoga-Übungen, Atem-Übungen oder Meditation machen.» – «Ich nehme ein warmes Bad oder gehe in die Sauna.» – «Schlaf ist für mich nach Stress und Spannungssituationen wichtig. Das Wort ‹eine Sache zu überschlafen› hat für mich eine wichtige Bedeutung.»

Körperliche Tätigkeiten: «Ich erhole mich durch Tätigkeiten, die mich möglichst nicht geistig fordern», sagt eine Frau. «Zum Beispiel gehe ich ins Fitness-Center, um mich körperlich zu belasten und um danach angenehme Mattigkeit zu verspüren, die meine Anspannung aus dem Körper nimmt.» – «Für mich ist es am besten, Sport zu treiben», sagt ein Mann. «Auf jeden Fall ist es wichtig, etwas völlig anderes zu machen. Körperlicher Ausgleich ist für mich so wichtig.» Weitere Möglichkeiten: einen Dauerlauf machen, spazierengehen, mit dem Hund ausgehen, radfahren, schwimmen, Tennis spielen, Gymnastik machen, in den Sportverein gehen, bei geöffnetem Fenster oder auf dem Balkon auf der Stelle laufen, Herauf- und Herunterlaufen von Treppen, Tischtennis spielen, vom Partner massiert werden. «Wenn ich sehr aufgewühlt bin, finde ich durch körperlichen Ausgleich am ehesten wieder zu mir.»

Entspannung bei leichten Arbeiten: Gartenarbeit, kochen, Wohnung aufräumen oder säubern, Verbesserung der Wohnungseinrichtung, stricken. «Wenn mir die Kraft zum sportlichen Ausgleich fehlt, dann ist es eine Handarbeit, bei der ich mir einen sichtbaren Erfolg förmlich ‹erstricken› kann.»

Ablenkende Außenaktivitäten: einkaufen gehen, ein Kinobesuch, in ein Lokal gehen.

Selbstklärung: mit sich selbst reden, Selbsterforschung betreiben, das Fazit ziehen. Ein Jugendlicher: «In meinem Zimmer fühle ich mich am wohlsten, da fühle ich mich geborgen. Da kann ich mich mit dem Problem in Ruhe auseinandersetzen.» – «Tagebuch schreiben, belastende Gedanken aufschreiben.» «Ich habe angefangen, Ereignisse und Gedanken, die für mich belastend sind, aufzuschreiben. Dabei wird mir oft während des Schreibens vieles klarer, und ich fühle mich leichter und entlasteter.»

Gespräche mit anderen zur Selbstklärung: Dies wurde von vielen als hilfreich genannt. «Ich besuche Freunde oder rufe sie an, und ich erzähle ihnen, was gelaufen ist.» – «Für mich ist es hilfreich, mit meinem Partner oder mit anderen über das Vergangene zu sprechen. Die Schwierigkeiten und Belastungen erscheinen dann weniger groß.» – «Hilfreich sind für mich Gespräche mit anderen, bei denen ich das Wissen habe, von ihnen voll angenommen zu werden. Hinterher nehme ich die Probleme nicht mehr so schwer.» – «Wenn ich im Kindergarten Stress habe, dann ist das Gespräch mit Kolleginnen eine große Hilfe, Spannungen abzubauen. Wir haben ein gutes Verhältnis zueinander, einen guten gegenseitigen Austausch und Hilfsbereitschaft. Dadurch wird der Stress sehr gemindert.» – «Ich lasse mich von meiner Freundin trösten, danach pendel ich mich gefühlsmäßig wieder ein.» Und ein 15jähriger: «Wenn ich Schwieriges durchgemacht habe, dann spreche ich mit meinem Hund; dem kann ich alles erzählen.»

6
Entspannter leben, belastbarer werden

Warum ist Entspannung bei seelischen Belastungen so wichtig?

Die große Bedeutung von Entspannung bei der Verminderung von seelischen Belastungen habe ich früher leider nicht deutlich genug gesehen. Erst als meine Frau vor zehn Jahren an Krebs erkrankte, bemühten wir uns beide um Entspannungs- und Hatha-Yoga-Übungen. Ich erfuhr unmittelbar, daß dies uns beiden guttat.

Einige Jahre später wurde mir in Seminaren von amerikanischen Ärzten klar, warum Entspannungsübungen wirksam sind. Ich las dann viele Forschungsbefunde und überzeugte mich von den Auswirkungen. Ich nahm auch zur Kenntnis, daß international bekannte Künstler oder Schachspieler intensiv Entspannungsübungen und körperliches Training durchführen, etwa der berühmte Geiger Yehudi Menuhin.

Im folgenden will ich die Wirkungsweise und Bedeutung von Entspannungsübungen eingehend darstellen; denn viele haben – ähnlich wie ich früher – unzureichende Vorstellungen darüber oder sind irritiert von manchen mystischen, wissenschaftlich unzutreffenden Beschreibungen und Erklärungen.

Seelische Beeinträchtigungen aktivieren das sympathische Nervensystem

Wenn wir Situationen als schwierig oder bedrohlich einschätzen, wenn wir Angst empfinden, dann wird unser sympathisches Nervensystem (der sympathische Teil des vegetativen Nervensystems) aktiviert: Die Muskeln des Körpers spannen sich, der Puls steigt, die Atmung wird schneller und flacher, Hormone kommen in den Blutkreislauf, die Gerinnungsfähigkeit des Blutes steigt. Manchmal spüren wir einige körperliche Veränderungen: Wir beißen die Zähne zusammen, fühlen die Spannung in den Fäusten, spüren den Puls rasen, merken die schnellere Atmung.

Diese körperlichen Alarmierungsvorgänge waren für unsere Vorfahren eine wichtige biologische Reaktion bei Gefahren: Sahen sie sich feindlichen Tieren oder Menschen gegenüber, so wurde ihr Organismus binnen weniger Sekunden aktiviert; sie konnten besser kämpfen oder fliehen. In den meisten heutigen Situationen, im Familienkreis, im Büro oder im Auto ist diese körperliche Mobilisierung in bedrohlichen Situationen unnötig, ja nachteilig.

Diese Aktivierung des sympathischen Nervensystems erfolgt bei manchen häufig:

1. Sie fühlen sich oft überfordert und beeinträchtigt, sei es durch die Umwelt oder durch sich selbst. Sie sehen sich als unzulänglich an für wichtige Anforderungen.

2. Viele machen sich häufig sorgenvolle, ängstliche Gedanken, grübeln über schwierige zukünftige Ereignisse. Diese gedanklichen Vorstellungen von Belastungen führen ebenfalls zur Aktivierung des sympathischen Nervensystems.

3. Verschiedenartige Belastungen summieren sich, zum Beispiel Belastungen beim Antritt einer neuen beruflichen Stelle, Schwierigkeiten mit dem Partner, Belastungen durch Kleinkinder, eine bevorstehende wichtige ärztliche Diagnose. Dies führt zu einer verminderten Belastungsfähigkeit, so daß Menschen sich schon bei relativ geringen Anlässen überfordert fühlen. «Im Grunde genommen empfinde ich immer Stress und Spannung.»

So wird bei gehäuften seelischen Belastungen und sorgenvollen Gedanken immer wieder das sympathische Nervensystem aktiviert, mit den Folgen der Alarmierung körperlicher Vorgänge. Menschen mit «neurotischen» Beeinträchtigungen zum Beispiel weisen meist andauernde, chronisch gewordene Muskelspannungen auf.

Seelische Folgen der Aktivierung des sympathischen Nervensystems

Wir empfinden innere Unruhe, Spannung, Gereiztheit, reagieren ungeduldiger, aggressiver. «Es fällt mir sehr schwer, ruhig und gelassen zu sein», sagt eine Sekretärin. «Ich will zu viele Dinge auf einmal machen; dadurch gerate ich in einen Spannungszustand und bin gereizt.» Unsere Wahrnehmung und unser Denken werden eingeengt. Ängste nehmen zu. Bewertungen, Erinnerungen und Vorstellungen von uns und den Umweltereignissen sind ungünstiger, negativer. Wir sind beunruhigt über die körperlichen Beeinträchtigungen und die Erschöpfung.

Körperliche Folge-Beeinträchtigungen von häufiger Aktivierung des sympathischen Nervensystems

Kurzfristig:

▷ Schmerzen im Nacken-, Schulter- und Rückenbereich als Folge der Muskelspannungen und verminderter Durchblutung dieser Gebiete.

▷ Kopfschmerzen durch Veränderung der Gefäßweite und Durchblutung. «Ich werde nervös durch das Geschrei und das Gezanke meiner zwei kleinen Kinder und reagiere mit Kopf- und Halsschmerzen», sagt eine 32jährige Mutter.

▷ Beeinträchtigung des Schlafes: «Wenn es in der Schule schwierige Situationen gibt oder wenn ich größere Veranstaltungen vorbereiten muß», äußert ein Lehrer, «kann ich auch nach der Dienstzeit oft noch nicht abschalten. Mich beeinträchtigen diese Belastungen sehr, auch in der Freizeit; ich leide dann an Schlafstörungen, Nervosität und Zittern der Hände.»

▷ Schnelle Erschöpfung. –

Zur Veranschaulichung: Zahnärzte empfanden die Behandlung ängstlicher Patienten – und das war jeder dritte – als sehr belastend. Jeder dritte Zahnarzt spürte die Beschleunigung seines Pulses, jeder vierte bekam Nacken-Schulterschmerzen und Herzklopfen, und jeder zweite fühlte sich anschließend abgespannt und müde (180). – Bei Chirurgen mit Stressbelastungen bei Operationen wurde ein Anstieg der Hormone Adrenalin und Noradrenalin im Blut festgestellt (92).

Einige langfristige Auswirkungen: Die häufige Aktivierung des sympathischen Nervensystems kann langfristig zu verschiedenen körperlichen Beeinträchtigungen führen, beispielsweise zu hohem Blutdruck, chronischen Verspannungen, zu Durchblutungsstörungen mit Schmerzen. Noch unklar ist, wie sich die häufigen Hormonausschüttungen in den Blutkreislauf auf bestehende Krankheiten auswirken oder welche Auswirkungen andauernde Muskelanspannung auf den biochemischen Haushalt hat, zumal Muskeln die größte Masse unseres Körpers darstellen.

Im folgenden möchte ich drei Befunde über die körperlichen Auswirkungen von Belastungen anführen:

Bei über 80 Prozent der befragten Ärzte, Schwestern und Pfleger auf bayerischen Krankenstationen für Krebskranke ermittelte der Arzt Andreas Ullrich (183) deutliche seelische Belastungen, bedingt durch Sorgen über die Entscheidung für eine Therapie mit Nebenwirkungen, Schwierigkeiten im Umgang mit der Wahrheit am Krankenbett, das Miterleben des Verfalls des Patienten. Viele konnten auch vor dem Einschlafen von den Problemen des Berufs nicht wegkommen. 90 Prozent der Ärzte gaben Müdigkeit als ein Symptom an, etwa die Hälfte klagte über Wirbelsäulenprobleme, 40 Prozent über Kopfschmerzen sowie 30 Prozent über Magen-, Darm- und Herzbeschwerden. Mehr als 80 Prozent der Schwestern litten unter Schmerzzuständen der Wirbelsäule, fühlten sich häufig erschöpft und leicht reizbar. Bei jüngeren Helfern, die sich persönlich stark in ihrem Beruf engagierten, oder bei Alleinlebenden ohne geeignete Ausgleichsmöglichkeiten waren diese Beeinträchtigungen besonders deutlich.

Amerikanische Zahnärzte stellten bei Personen zwischen 20 und 40 Jahren mit sehr aktiver Berufstätigkeit fest: Sie bissen häufig die Zähne zusammen und überlasteten dadurch das Kiefergelenk. Diese Überaktivität der Kiefermuskeln fördert Spannungsschmerzen im Nacken-, Hals- und Kopfbereich. Das Zusammenbeißen der Zähne führte zu einer allmählichen Lockerung der Zähne und zu Zahnbetterkrankungen.

Der Arzt Dr. Baar, Präsident des Bundesverbandes der deutschen Schmerzhilfe, nimmt an, daß in der Bundesrepublik 1,8 Millionen Menschen an chronischen Kopfschmerzen einschließlich Migräne leiden. Stress ist die Hauptursache hierfür, neben der Nahrungsmittel-Unverträglichkeit etwa von Käse, Schokolade oder Zitrusfrüchten (8).

Weitere körperliche Beeinträchtigungen treten als Folge unangemessener Behandlung ein. Nach der Auffassung von Ärzten führt bei rund 60 Prozent von Patienten, die an chronischen Kopfschmerzen leiden, die andauernde Einnahme von Schmerzmitteln zur Aufrechterhaltung dieser Erkrankung. Nach etwa einjähriger Medikamenteneinnahme stellt sich Dauerkopfschmerz ein (9). Auf die Frage, was man statt dessen tun kann, antwortet der Arzt Dr. Baar: «Sich mehr entspannen – und die Lebensweise ändern!» Andere benötigen ein spezielles Entzugsprogramm einschließlich einer begleitenden psychologischen Behandlung.

Die seelischen Folgen dieser körperlichen Beeinträchtigungen sind groß. Besonders dann, wenn Menschen nicht wissen, daß diese Beeinträchtigungen durch die Übererregbarkeit des sympathischen Nervensystems bei Stress, Bedrohung und Angst erfolgen. Viele machen sich Gedanken über ernsthafte Erkrankungen, oder sie schreiben die körperlichen Beeinträchtigungen den Schwierigkeiten der Situation zu oder gar ihrer Unfähigkeit, mit dem Leben fertig zu werden.

Wie vermindern Entspannungsübungen körperlich-seelische Stressbelastungen?

Wahrscheinlich werden Sie fragen: Wie können sich durch Entspannungsübungen oder Bewegungstraining meine Gereiztheit und spannungsvolle Unruhe, ferner meine Kopfschmerzen und andere psychovegetative Beschwerden vermindern oder fortfallen? Warum sollen uns in seelischen Krisenzeiten – bei einer Krebserkrankung, bei der Trennung vom Partner oder bei schwierigen Berufssituationen – Entspannungsübungen helfen? Auch ich wußte das vor neun Jahren nicht.

Durch die Aktivierung des sympathischen Nervensystems bei bedrohlich, einschränkend und angstvoll empfundenen Situationen erfolgen Muskelspannungen, Veränderungen der Atmung, Erhöhung von Puls und Blutdruck, Hormonausschüttungen. Wenn wir nun *einen* dieser Vorgänge – etwa die Muskelspannung oder die Atmung – normalisieren, dann normalisiert sich die Erregbarkeit des gesamten sympathischen Nervensystems, zum Beispiel vermindern sich Blutdruck und Hormonausschüttungen.

Das ist das Faszinierende, daß wir über die Normalisierung der Atmung oder über die Entspannung der Muskeln gleichsam einen Zugriff zum sympathischen Nervensystem haben und seine Übererregbarkeit samt körperlichen Folgebeeinträchtigungen vermindern können.

Mit der verminderten Aktivität des sympathischen Nervensystems ändern sich auch die seelischen Vorgänge; wir fühlen uns ruhiger, gelassener und entspannter. Körperliche Entspannung ist unvereinbar mit Angst und Stress.

Dieser Zusammenhang zwischen Muskelspannung und Gefühlen führt bei manchen gleichsam zu einem Aha-Erlebnis: «Daß ungünstige Gefühle Muskelspannungen hervorrufen, war für mich eine wichtige Information. Und vor allem, daß ich über die Entspannung der Muskeln auf meine Gefühle wieder einwirken kann.» Bei unseren Stress-Seminaren beeindruckt mich immer wieder folgendes: Nach einer Entspannungsübung können sich die meisten Teilnehmer keine belastende Situation vorstellen, auch wenn wir sie darum bitten. Ein Teilnehmer: «Ich kann keine negativen Gefühle empfinden, wenn ich entspannt bin.»

Wir können uns das veranschaulichen: Beißen wir die Zähne kräftig zusammen und spannen unseren Körper an, dann gelingt es uns nicht, positive freundliche Gedanken und Vorstellungen zu haben. Entspannen wir jedoch den Kiefer und die übrigen Körpermuskeln, lächeln wir etwas, dann haben wir eher positive Gedanken und Vorstellungen.

Die Auswirkungen regelmäßiger Entspannung

Entspannungsübungen von etwa 20 bis 30 Minuten täglich und möglichst ein körperliches Training von insgesamt zwei Stunden in der Woche bewirken:

▷ Größeres Wohlgefühl und körperlich-seelische Entspannung unmittelbar nach den Übungen und dem Training. Bei mehreren Übungen im Tagesverlauf stellt sich mehrmals dieses Wohlbefinden ein; am Ende des Tages ist weniger Erschöpfung vorhanden.

▷ Seelische Auswirkungen: allmählich ruhigeres, weniger erregtes Reagieren, Zunahme von Gelassenheit, positivere Wahrnehmung unserer Umwelt und von uns selbst, Verminderung von Ängsten. «Ich fühle, daß ich durch die Entspannungsübungen in mir selbst ruhen kann. Früher bin ich bei der Arbeit vor Spannungen weggelaufen, heute bin ich gelassener, arbeitsfähiger, selbständiger.»

▷ Geringere körperliche Belastung und Erschöpfung nach schwierigen Situationen und schnellere Erholung danach. Allmähliche Verminderung funktioneller Körperbeschwerden, zum Beispiel Senkung des Blutdrucks, bessere Herz-Kreislauf-Werte, Verminderung oder Fortfall von Schlafstörungen, von chronischen Muskel- oder Rückenschmerzen. Besserung bei denjenigen Krankheiten, die durch Stress zusätzlich verstärkt wurden, etwa bei rheumatischer Arthritis oder bei Allergien.

▷ So leiden Hunderttausende an ausgeprägter rheumatischer Arthritis. Medizinisch kann die Krankheit nicht wesentlich therapiert werden, es sei denn, die Schmerzen werden durch Medikamente gelindert. In neueren Untersuchungen ergab sich jedoch: Entspannungsübungen sind eine bedeutsame Hilfe für die Verminderung von Schmerzen, für ein größeres Wohlgefühl und für die Verminderung von Krankheitsschüben (6; 2).

▷ Nach einiger Übungszeit spüren viele körperlich-seelische Verspannungen frühzeitiger. Das ist ein Schlüssel zur Stressverminderung. Sie können dann Abänderungen an den Situationen vornehmen, ihre Einstellung ändern oder sich mehr entspannen. «Ich bin körperlichen Erscheinungen wie Verspannungen gegenüber wesentlich aufmerksamer geworden. Ich spüre jetzt meine Nacken-, Hals- und Kopfschmerzen eher, sehe sie als Signale meines Körpers und frage mich: Überfordere ich mich jetzt? Was soll ich anders tun? Brauche ich etwas Bewegung an frischer Luft? Ist meine Einstellung zur Arbeit angemessen?» Diese Menschen haben jetzt gleichsam einen Meßfühler in sich für körperlich-seelische Spannungen.

▷ Dadurch, daß wir günstigere Erfahrungen mit unseren entspannteren seelisch-körperlichen Reaktionen machen, gewinnen wir mehr Selbstvertrauen, spüren, daß wir uns mehr auf uns verlassen können und sehen Situationen weniger einschränkend. Wir machen die Erfahrung, daß wir auch in schwierigen Situationen weniger die Kontrolle über uns verlieren. «Ich habe festgestellt und erfahren, daß Entspannungsübungen für mich das einzige sind», sagt eine 45jährige Frau, «um mich zu bändigen, um nicht auf einem Vulkan zu sitzen. Zugleich haben mich diese Übungen freier und offener gemacht.» –

Insgesamt: Regelmäßige Entspannungsübungen sind in ihren seelisch-körperlichen Auswirkungen kaum zu überschätzen. Sie sind eine *sehr* wirksame Form psychologischer und körperlicher Therapie, mit der wir uns selbst helfen können. Äußerlich sehen sie einfach aus. Es sind auch keine Geräte notwendig oder ein wissenschaftliches Instrumentarium. Sie werden heute von Psychotherapeuten, Ärzten und vielen anderen noch oft unterschätzt.

Gesichtspunkte zur Praxis

▷ Die verschiedenen Formen der Entspannung – Autogenes Training, Hatha-Yoga, Atemübungen, Meditation – sowie die verschiedenen Arten des Bewegungstrainings führen zu ähnlichen Zielen. Wählen Sie die Form, die Sie am meisten anspricht, die Ihnen liegt und Freude macht, wo Sie die wenigste Anspannung verspüren und die Sie als förderlich für sich empfinden. Es ist wichtig, daß *Sie* herausfinden, welche Übungen für *Sie* hilfreich sind.

Verschiedene Formen der Entspannung ergänzen sich auch. Nach neun Jahren Hatha-Yoga-Übungen habe ich bei einem Kollegen die Progressive Muskelentspannung kennengelernt und festgestellt, daß sie mir an schwierigen Tagen sehr hilft. So mache ich heute beides. Schwimmen etwa in der Halle oder in kühlen Gewässern bereitet mir wenig Freude, auch bin ich ein schlechter Schwimmer. Dagegen ist für mich Tennisspielen und ein 20minütiger Dauerlauf ein angenehmes Bewegungstraining. Progressive Muskelentspannung und Hatha-Yoga-Übungen erleichtern mein Laufen und fördern meine Freude und Beweglichkeit beim Tennisspielen.

▷ Die meisten Volkshochschulen und Gesundheitszentren bieten verschiedene Formen der Entspannung und des Körpertrainings an. Hier können Sie die für Sie geeignete Form der Entspannung herausfinden und in einem Kursus unter finanziell günstigen Bedingungen erlernen.

▷ Bei der Teilnahme an Gruppenkursen erhalten wir durch Gespräche mit anderen Menschen Anregungen und werden motivierter. Eine Frau: «Mit das Wertvollste an diesem Jahr für mich war es, Mitglied einer Yoga- und Meditationsgruppe zu werden. Ich bin seelisch und körperlich ruhiger und stärker geworden.» Das Sprechen über die bei den Entspannungsübungen gemachten Erfahrungen ist hilfreich. – Wenn ich es einrichten kann, nehme ich gern auf Seminaren oder im Urlaub an Entspannungsgruppen teil. Die Gruppe stimuliert mich, ich kann Neues hinzulernen.

▷ Achten Sie darauf, daß die Gruppenleiterin sanfte Formen von Entspannung anbietet und eine einfühlsame, sorgende und nichtdirigierende Haltung zu den Teilnehmern hat. Durch eine derartige Gruppenleiterin wird unsere Motivation sehr gefördert, weiterzumachen.

▷ Bei der Entspannung ist es wichtig, sich nicht anzustrengen, um bestimmte Leistungen oder Ziele zu erreichen. Sonst wird mehr Spannung in uns erzeugt.

▷ Denjenigen, die schwer zu den Gruppentreffen kommen können, geben wir eine Tonkassette mit, so daß sie die Übungen zu Hause machen können.

▷ Wenn ich mich eher müde oder abgeneigt fühle, mache ich die Übungen morgens oder abends nach der Tonkassette meiner früheren Kursleiter. – Eine gewisse Regelmäßigkeit, etwa immer morgens nach dem Aufstehen oder abends vor dem Schlafengehen im gleichen Zimmer, vermindert die Schwierigkeiten des Beginnens.

▷ Wenn Sie mit Entspannungsübungen anfangen, werden Sie sich bald während und nach den Übungen wohlfühlen. Erwarten Sie jedoch nicht, daß damit auch sofort alle seelischen und körperlichen Schwierigkeiten verschwinden. Wir haben über Jahre hin Gewohnheiten gebildet, etwa uns bei Schwierigkeiten zu verspannen. Anstelle der alten müssen sich neue Reaktionsgewohnheiten bilden. Dies erfordert Zeit und Übung. Wir können nicht erwarten, in schwierigen Situationen entspannter und gelassener zu reagieren, wenn wir nicht zuvor längere Zeit geübt haben. Wenn jemand die körperlichen Belastungen einer größeren Bergtour bewältigen möchte, so hilft es ihm ja auch wenig, wenn er erst einige Tage zuvor Konditionsübungen macht. –

Durch vorbeugende regelmäßige Übungen werden wir auch in Krisensituationen belastbarer und entspannter. Anders ausgedrückt: Wir müssen schwimmen lernen, *bevor* wir in die Tiefe kommen. Auch unsere Vorfahren mußten vorbeugend für die Bewältigung von Belastungen sorgen, also Vorräte im Sommer anlegen und nicht erst beim Einsetzen des Schneefalls im Winter. Wir müssen uns den Gedanken der vorbeugenden Vorsorge im Bereich der seelischen Gesundheit zu eigen machen. Kein Sportler kann ohne regelmäßiges Training Leistungen erbringen. Ähnliches gilt für den seelischen Bereich. So können wir nicht annehmen, zum Beispiel in Prüfungen seelisch belastbar zu sein und sie relativ gelassen zu bewältigen, wenn wir nicht vorher für uns gesorgt haben. Eine Frau: «Ich versuchte schon lange, in unangenehmen Situationen ruhiger zu sein, ihnen gelassener zu begegnen. Es hat mir dann sehr eingeleuchtet, wie wichtig es ist, frühzeitig und jeden Tag für mich zu sorgen und an meinem körperlichen und seelischen Wohlbefinden zu arbeiten. Mir ist auch klargeworden, daß ich hierin wesentlich aktiver sein kann.»

Noch ein Gedanke: Machen wir die Übungen regelmäßig, dann schaffen wir sie auch, wenn es uns nicht so gutgeht. Die Übungen sind uns dann zur Gewohnheit geworden und helfen uns auch in Krisenzeiten.

▷ Mit zunehmender Erfahrung in Entspannungsübungen spüren wir im Alltag leichter, wenn wir uns verspannen, bei einer Arbeit, beim Autofahren. Während kurzer Pausen oder beim Warten an einer Ampel können wir dann einige Schulter- oder Halsübungen machen. Teilnehmer berichteten uns auch, daß sie allmählich aufgeschlossener für Möglichkeiten der Entspannung in ihrem Berufsleben und in ihrer Freizeit wurden. Eine Grundschullehrerin: «Ich mache jetzt mit den Kindern mehrmals Entspannungsübungen in der Pause, besonders wenn die Kinder bei Regen nicht heraus können.» Ein Vater: «Ich entspanne mich jetzt besser, wenn ich nach Hause komme, durch Körperkontakt mit den Kindern oder auch, indem ich meine Katze streichle.» –

Im folgenden stelle ich *einige* wesentliche Möglichkeiten der Entspannung und des Bewegungstrainings dar, die nachgewiesenermaßen seelisch und körperlich hilfreich sind. Es sind sehr wichtige psychotherapeutische Selbsthilfeformen.

Autogenes Training

Autogenes Training, auch konzentrative Selbstentspannung genannt, wurde von dem deutschen Arzt Prof. Dr. J. H. Schultz vor mehreren Jahrzehnten entwickelt (155). Es ist eine verbreitete wirksame Form der Entspannung. Es kann im Sitzen oder im Liegen in 10 bis 25 Minuten durchgeführt werden, einmal oder mehrmals am Tag. Das Erlernen erfolgt unter Anleitung eines Arztes oder eines Psychologen meist in einer Gruppe.

Beim Autogenen Training wird das Bewußtsein «Schritt für Schritt» auf einzelne Körperteile gerichtet. Durch Selbstsuggestion erfolgt ein Schwere- und teilweise ein Wärmegefühl, ferner ein Loslassen der Muskelspannungen. Mit Zunahme der autosuggestiven Übungen folgt eine Umstellung im körperlich-vegetativen System. Die Überaktivität des sympathischen Nervensystems vermindert sich. Hierdurch werden zahlreiche körperliche und seelische Vorgänge deutlich beeinflußt. Gespürt wird ein Zustand tiefer Entspannung, von innerer Ruhe sowie Erholung. Bei regelmäßiger Übung kann der entspannte Zustand zunehmend schneller und intensiver hergestellt werden. Die Entspannung und das Gefühl des Erholtseins halten dann zunehmend auch nach der Übung an.

Bei einigen Personen mit deutlichen Depressionen und Angstzuständen kann Autogenes Training zunächst nicht angemessen sein. Progressive Muskelentspannung ist eine günstige Alternative, s. S. 141.

Zur Veranschaulichung der Auswirkungen möchte ich zwei Personen mit längerer Übungserfahrung aus dem Buch von J. H. Schultz zitieren (155, S. 193). Eine Frau, 46: «Schon nach 6 Monaten gelang es mir, durch das Autogene Training eine vollkommen sichere innere Beruhigung zu schaffen. Die mich so quälende und unser Familienleben stark gefährdende Angst vor dem Besuch von Gesellschaften, Theater und dergleichen verschwand vollkommen.» – Eine 26jährige Frau: «Erst jetzt entdecke ich mit Erstaunen, wie vieles auf innerer Spannung beruht, zum Beispiel Befangenheit, Gehemmtheit in allen möglichen Dingen, Ängstlichkeit usw. Mit all diesen Erscheinungen kann ich jetzt durch die innere Entspannung augenblicklich und sicher fertig werden. Bisher war mir eine besondere Schreckhaftigkeit zueigen; jetzt bleibt nicht nur das lästige äußerliche Zusammenfahren aus, sondern ich erschrecke überhaupt nicht, auch innerlich. Dabei kann ich immer mehr beobachten, wie das schützende Übergehen in die entspannte Haltung mit starker körperlicher Lockerung in schwierigen Situationen schon ganz instinktiv und automatisch eintritt.»

Vielleicht denken Sie, daß dies zu optimistisch dargestellt ist.

Jedoch: Über die Wirkungen des Autogenen Trainings liegen zahlreiche beeindruckende wissenschaftliche Nachweise vor. Ich möchte Ihnen drei Befunde mitteilen:

65 psychosomatisch beeinträchtigte Personen nahmen an einem Volkshochschulprogramm für Anfänger teil. Es bestand aus 19 Kursstunden, verteilt über ein halbes Jahr. Dabei wurde auch die Bedeutung und der Einsatz von körperlicher Entspannung als Bewältigungsform bei Belastungen dargestellt. Ferner fand ein intensiver Austausch der Erfahrungen der Teilnehmer in der Gruppe statt. Ergebnisse: Die körperliche Entspannung wurde nach der 4. Sitzung von den Teilnehmern deutlich gespürt, die seelische Entspannung von der 7. Sitzung an. Nach der 9. Sitzung war auch außerhalb der Trainingsstunden eine deutliche körperlich-seelische Entspannung feststellbar. Am Kursende ergab sich eine umfassende Verbesserung des Wohlbefindens der meisten Teilnehmer. Die Bewertung der eigenen Person, insbesondere die Selbstachtung, war erheblich günstiger. Es verminderten sich Ängste, Nervosität, Depressivität, Neurotizismus und Gehemmtheit, verglichen mit einer Gruppe ohne Autogenes Training. Sechs Monate nach Kursende waren die Verbesserungen in gleichem Ausmaß vorhanden. Besonders profitierten Teilnehmer, die täglich das Autogene Training zu Hause praktiziert hatten. Insgesamt waren die Auswirkungen auf die seelische Befindlichkeit noch größer als auf das körperliche Wohlbefinden. Die Untersucher sehen die Änderungen bei den Teilnehmern als vergleichbar mit den Erfolgen von guter Psychotherapie an (17).

Eine beeindruckende Untersuchung des deutschen Arztes Christoph Schenk (148): Elfjährige Kinder mit schweren Einschlaf- oder Durchschlafstörungen sowie nervöser Übererregbarkeit, die seit mindestens einem halben Jahr bestanden, nahmen an einem Kurs für Autogenes Training teil. Innerhalb von sechs Monaten ergab sich bei 83 Prozent der Kinder eine deutliche Besserung der Schlafschwierigkeiten. Es verminderten sich Kopfschmerzen, Ängste vor Klassenarbeiten sowie Nägelkauen. Die Konzentrationsfähigkeit und die Schulleistungen besserten sich. Am Ende der Untersuchung wurden die Kinder gebeten, etwas über die Wirkung des Autogenen Trainings niederzuschreiben, um andere zu informieren. Die neunjährige Marion, die seit zwei Jahren an nächtlichen asthmatischen Beschwerden litt: «Ich werde es euch sagen: Das Autogene Training ist gut für diejenigen, die vor Klassenarbeiten Angst haben, Magenschmerzen bekommen und starkes Herzklopfen. Wenn man das Autogene Training täglich übt, hat man überhaupt keine Angst mehr. Ich kann jetzt auch immer ruhig schlafen. Warum ich persönlich übe, liegt darin, daß ich meine Atembeschwerden los bin. Außerdem braucht man ja nur zehn Minuten zu üben und ist dann wieder erholt. Hoffentlich wißt ihr jetzt, warum das Autogene Training so toll ist.»

Bei den Chirurgen der Universitätsklinik Basel wurden zahlreiche Stressbelastungen festgestellt, bedingt durch Zeitdruck, Nachtdienst, schwierige Patienten, Belästigung durch Telefonate, Wechsel des Operationsteams, Warten sowie großen Ehrgeiz. Dieser Stress führte bei Übermüdung und kritischen Operationssituationen sowie durch Genuß von Kaffee, Nikotin und Alkohol zu einem störenden Zittern der Hände während der Durchführung operativer Eingriffe.

Den 22 Chirurgen wurde drei Monate lang unter Anleitung das Autogene Training angeboten, ferner während eines entsprechenden Zeitraumes vorher oder nachher eine Behandlung mit Betablockern, einem Medikament, das die Übererregbarkeit vermindert. Die Chirurgen wurden eingehend untersucht und befragt. Ergebnis: Das Autogene Training wurde von den meisten als angenehm empfunden. Es führte zu zunehmender Beruhigung, Abnahme des gespannten Muskeltonus, besserem Schlaf und bei Rauchern zu geringerem Zigarettenkonsum. Ferner wurde vermehrte Bewußtheit angegeben. Einige empfanden den Aufwand des täglichen Übens als Mangel. Insgesamt zogen zwei Drittel der Chirurgen das Autogene Training dem Einnehmen von Betablockern vor. Bei den Betablockern traten häufig unangenehme Nebeneffekte auf, so Distanzierung gegenüber alltäglichen Handlungen; manche klagten über ein Gefühl von Müdigkeit, über Schwindel und Beeinträchtigung ihrer Persönlichkeit (92).

Literatur: Dietrich Langen: Autogenes Training für jeden. 6. Aufl. München: Gräfe-Taschenbuch, 1988. Else Müller: Bewußter leben durch Autogenes Training und richtiges Atmen. Reinbek: Rowohlt-Taschenbuch, 1985.

Muskelentspannung nach Jacobson

Vor über fünfzig Jahren entwickelte der amerikanische Arzt Dr. Jacobson die sog. Progressive Muskelentspannung (80). Ich praktiziere sie seit drei Jahren, und sie hilft mir sehr.

Bei der Muskelentspannung nach Jacobson werden – im Sitzen oder Liegen – die Muskeln der einzelnen Körperbereiche nacheinander jeweils für einige Sekunden angespannt. Die Spannung wird für einige Sekunden gehalten. Danach folgt die Entspannung. Wichtig ist: Der Übende spürt deutlich die zunehmende Spannung, das Anhalten der Spannung und dann die Entspannung beim Loslassen. Die Unterschiede zwischen Spannung und Entspannung in den einzelnen Körperbereichen werden dem Übenden zunehmend bewußt. Mit längerer Übung können immer feinere Unterschiede im Spannungs- und Entspannungsgrad gespürt werden.

In dieser Weise werden alle Teile des Körpers einzeln durchgegangen; danach verschiedene Teile gleichzeitig. Doch kann die Übung auch nur mit einzelnen Körperteilen durchgeführt werden, etwa mit der Schulter-Nackenpartie, wenn wir dort Spannungen verspüren.

Während der Übung und mit zunehmendem Training auch nachher werden die Muskeln des Körpers entspannter; und damit wird die Erregbarkeit des sympathischen Nervensystems vermindert. Ferner: ▷ Im Alltag spüren wir immer frühzeitiger, wenn wir uns in Belastungssituationen verspannen, und können dann die Situation oder uns ändern. ▷ Durch die Muskelentspannungsübungen werden wir achtsamer dafür, nur die Muskeln anzuspannen, die für eine Tätigkeit notwendig sind. So bemerkte ich am Beginn meiner Übungen, daß ich nicht nur die Hände anspannte, sondern gleichzeitig auch das Gesicht oder die Halsmuskeln und auch den Atem anhielt. Durch die Übungen werden wir feinfühliger für diese unnötigen Anspannungen in unserem Körper. Oft spannen wir beim Lesen oder Schreiben die Muskeln des Gesichts, der Beine oder des Gesäßes an.

Die Auswirkungen wurden in vielen wissenschaftlichen Untersuchungen kontrolliert und erwiesen sich als sehr günstig. Bei Personen mit regelmäßiger Übung ergaben sich: weniger Ängste, weniger Neurotizismus, größere innere Ruhe und Gelassenheit, ferner Verringerung von Blutdruck, Pulsfrequenz u. a. Das ist naheliegend: Personen mit Ängsten und seelischen Stressbelastungen haben eine überhöhte Aktivierung des sympathischen Nervensystems, verbunden mit neuromuskulären Spannungen.

Werden diese Muskelspannungen geändert, dann ergibt sich eine verminderte Aktivierung des sympathischen Nervensystems und damit günstigere Gefühle und günstigere Körpervorgänge.

Informierende Literatur: ▷ Douglas Bernstein und Thomas Borkovec: Entspannungs-Training. Handbuch der Progressiven Muskelentspannung nach Jacobson. München: Pfeiffer-Verlag, 1975. Dieses Buch enthält auch zahlreiche Untersuchungen über die Auswirkungen. ▷ Burkhard Peter und Wilhelm Gerl: Entspannung. Muskelentspannung, Autogenes Training und Meditation. München: Goldmann-Taschenbuch, 1983. ▷ Hubert Teml: Entspannt lernen. Linz: Veritas, 1987. Das Buch enthält Übungen, die Lehrer mit ihren Schülern im Klassenraum durchführen können.

Atem-Übungen

Als meine Lebenspartnerin Anne-Marie an Krebs erkrankte und mit belastenden Medikamenten behandelt wurde, ging sie eine Zeitlang zu einer Atem-Therapeutin. Ich dachte damals, die Wirkung bestehe darin, daß der Organismus mehr Sauerstoff erhält; ich sah auch die bessere Durchblutung ihres Gesichtes nach den Übungen. Heute weiß ich, daß Atem-Übungen in *seelischer* Hinsicht sehr bedeutsam sind. Durch sie können wir unsere gefühlsmäßige Stimmung beeinflussen und ein besseres seelisch-körperliches Gleichgewicht wiederherstellen. Wie ist das möglich?

Wenn wir etwas als bedrohlich oder einschränkend wahrnehmen und belastende Gefühle empfinden, dann ändert sich mit der Aktivierung des sympathischen Nervensystems auch unsere Atmung: Es kommt zu einer schnelleren, flacheren und unregelmäßigen Brustatmung. Hierdurch wird unser Körper für eine Kampf- oder Fluchtsituation alarmiert. Wahrscheinlich haben Sie dies auch schon an sich beobachtet, wenn Sie bei einem spannenden Buch oder Fernsehfilm angespannt oder ängstlich waren, daß Sie flacher und unregelmäßiger atmeten, ja zeitweilig den Atem anhielten. Wenn Sie sich dagegen entspannt fühlen, ist Ihr Atem gleichmäßiger, ruhiger; es ist mehr eine Bauch- als eine Brustatmung.

Empfinden wir nun sehr häufig Belastungen, etwa durch sorgendes, angstvolles Grübeln, und entspannen wir uns nicht hinreichend, haben wir dazu noch eine überwiegend sitzende Lebensweise mit Einengung des Bauchraumes, dann kann unsere Atmung chronisch (andauernd) flacher und unregelmäßiger werden. Dies bewirkt wiederum eine gewisse Daueraktivierung des sympathischen Nervensystems. Ferner: Mit der Brustatmung ist mehr Muskelarbeit verbunden; wir nutzen nur einen Teil der Lungenkapazität aus, wir haben weniger Sauerstoff. Hierdurch wird das sympathische Nervensystem und die Atmung ebenfalls aktiviert.

Außerdem ist bei seelischer Spannung und Erregung das Einatmen mehr betont als das Ausatmen. Die Wirkung können Sie selbst ausprobieren: Konzentrieren Sie sich etwa eine Minute lang nur auf das Einatmen, und atmen Sie etwas schneller. Nach einer Pause konzentrieren Sie sich dann eine Minute nur auf das Ausatmen. Wahrscheinlich werden Sie sich recht unterschiedlich fühlen.

Falls Sie sich fragen, wieso Abweichungen von der normalen Atmung so folgenschwer sein können: Bei mindestens 15 000 Atmungen in 24 Stunden kann eine äußerlich geringfügig erscheinende, aber anhaltende Änderung unserer Atmung unseren Organismus deutlich beeinflussen.

Durch Atem-Übungen nun können wir unsere Atmung normalisieren, und damit normalisieren wir auch die Überaktivität des sympathischen Nervensystems. Zugleich werden wir seelisch ruhiger und entspannter.

Auf der günstigen Auswirkung der Normalisierung der Atmung beruhen teilweise auch die förderlichen Wirkungen von Hatha-Yoga, Meditation und Bewegungstraining.

In wissenschaftlichen Untersuchungen wurden die günstigen Auswirkungen von Atem-Übungen bestätigt, zum Beispiel: 63 Patienten mit der Diagnose Herzinfarkt, Herzkrankheit, Bypass-Operation und schwere Bandscheibenschäden nahmen während eines Rehabilitationsaufenthalts in einer Klinik an nur fünf Übungen zur Atmungs-Achtsamkeit jeweils 45 Minuten lang teil. Bei den Teilnehmern ergab sich eine deutliche Zunahme an Entspannung, Ruhe, Ausgeglichenheit, weniger Gereiztheit, mehr Konzentration. Mehr als 90 Prozent wollten diese Übungen zu Hause fortführen; sie waren der Meinung, hierdurch zukünftig besser mit Stress umgehen zu können (31).

Zur Praxis von Atem-Übungen

Ein Gruppenkurs oder Einzelstunden bei einer Atemtherapeutin – in der Volkshochschule oder im Urlaub – geben uns Gelegenheit, die Übungen zu erlernen. Wir können sie dann zu Hause machen, unterstützt durch eine Tonkassette, wenn wir das wünschen.

Bedeutsam ist: ▷ Nicht mit dem Willen in die Art der Atmung eingreifen. Sondern: Das Bewußtsein auf die Atmung richten und gewahr werden, wie wir atmen. Hierdurch stellt sich dann die normale natürliche Atmung ein, oft auch unterstützt durch Körperbewegungen. ▷ Atmen sollte nicht anstrengen. Ist das der Fall, so ist unsere Atmung oder die Art unseres Übens nicht günstig. ▷ Durch die Nase atmen; Mundatmung dagegen fördert eher die Brustatmung und Erregung.

Führen wir regelmäßig Atem-Übungen durch, dann haben wir eine sehr gute Möglichkeit zur Hand, uns bei schwierigen Gefühlszuständen, zum Beispiel vor unangenehmen Geschehnissen mit Ängsten, selbst zu beruhigen, etwa indem wir die Achtsamkeit auf den Atem im Bauchraum richten. Wir können ferner durch Atem-Übungen das Einschlafen fördern oder Schmerzen vermindern. Eine am Unterleib gelähmte Frau: «Wenn ich zu sehr angespannt bin oder mich überanstrenge, etwa bei meiner Handarbeit, dann bekomme ich Schmerzen in den Schultern, am Kopf, bis in die Fingerspitzen hinein. Und solche Schmerzen kann ich recht gut mit der Atmung beeinflussen, auch mit Autogenem Training. Das hätte ich vor Jahren nie geglaubt, obwohl ich Krankenschwester war.»

Manche Atemtherapeuten und Bücher über Atemtherapie erklären die Auswirkungen mit mystischen Vorgängen und entsprechender Symbolik. Ich persönlich glaube in Übereinstimmung mit Ärzten, daß dies nicht notwendig ist (18).

Dagegen können gewisse Selbstsuggestionen bei den Übungen hilfreich sein, etwa sich beim Ausatmen vorzustellen, daß hierbei die Schadstoffe des Körpers oder auch ungünstige Gefühle ausgeatmet würden.

Einfache Atem-Übungen

Ich möchte sie für diejenigen anführen, die noch keinerlei Erfahrungen mit der Normalisierung der Atmung und dieser Form von seelisch-körperlicher Entspannung haben:

▷ «Achten Sie bitte auf Ihren Atem. Lenken Sie Ihre innere Achtsamkeit auf ihn. Beobachten und spüren Sie, wie die Luft durch die Nase ein- und ausströmt. Spüren Sie, wie sich der Bauch mit dem Einatmen hebt und dem Ausatmen senkt.

Nehmen Sie dies wahr, ohne zu versuchen, den Atem zu kontrollieren, zu ändern.

Wenn Sie abgelenkt werden durch Gedanken, so können Sie im Rhythmus Ihres Atmens innerlich sprechen: Ein, Aus...»

Dieses bewußte Spüren des Atmens ist eine wirksame Möglichkeit, sich von Spannungen zu befreien. Diese Übung von nur zwei bis vier Minuten können Sie in jeder Situation machen, im Bürostuhl, in der Eisenbahn, beim Anstehen in der Schlange. Oder zu Hause, sitzend oder liegend. Sie werden feststellen, daß Sie dadurch innerlich ruhiger werden. Wenn Ihre Gedanken abschweifen, bringen Sie sich immer wieder behutsam zur Beobachtung Ihres Atems zurück, zu den Worten «Ein» und «Aus».

Eine Folge regelmäßiger Übungen wird auch sein, daß es Ihnen künftig eher auffällt, wenn Sie unregelmäßig oder flach atmen, etwa beim Autofahren, am Schreibtisch oder in einer angespannten Situation. Indem Sie Ihr Bewußtsein zumindest für kurze Zeit auf den Atem richten, können Sie die Überaktivität Ihres sympathischen Nervensystems vermindern.

▷ Zwerchfellatmung: Setzen Sie sich bequem in einen Stuhl oder besser: legen Sie sich auf den Rücken. Legen Sie Ihre Hände auf den Bauch, etwas unterhalb des Bauchnabels, so, daß sich die Spitzen der Finger berühren. Nehmen Sie nun das Ein- und Ausatmen bewußt wahr. Wahrscheinlich können Sie wahrnehmen, wie die Finger mit der Einatmung auseinandergehen und mit der Ausatmung wieder zusammenkommen. Wie sich der Bauch mit der Einatmung hebt und mit der Ausatmung wieder senkt. – Erzwingen Sie nicht das Ein- oder Ausatmen. Sondern lassen Sie den Atem fließen; einfach wahrnehmen, ohne ihn willentlich zu ändern. – Suchen Sie mit Ihren Gedanken und Ihrer Achtsamkeit beim Atem zu bleiben. Wenn Sie abgeschweift sind, führen Sie Ihre Aufmerksamkeit wieder sanft auf den Atem zurück.

▷ Zusätzlich können Sie bei den beiden obigen Übungen das Ausatmen gelegentlich verlangsamen, bis Sie etwa zweimal so lang ausatmen wie Sie einatmen. Lassen Sie sich gleichsam in das Ausatmen hineinfallen. Und versuchen Sie nicht, die Lungen vollständig zu füllen oder vollständig leer zu machen. – Sie können auch beim Einatmen bis drei und beim Ausatmen bis sechs zählen; oder beim Einatmen bis vier und beim Ausatmen bis acht – oder was immer angenehm für Sie ist. – Wenn Sie behutsam zu einem solchen Atemrhythmus gekommen sind, dann hören Sie mit dem Zählen auf und richten Ihre Achtsamkeit auf den weichen und gleichmäßigen Atemfluß. Atmen Sie so, wie es jetzt Ihr Körper wünscht. – Diese Übung beschleunigt die Stimulierung des parasympathischen Nervensystems, des Gegenspielers des sympathischen Nervensystems, und damit einen entspannten seelisch-körperlichen Zustand.

Falls Sie sich informieren möchten: ▷ Else Müller, Bewußter leben durch Autogenes Training und richtiges Atmen. Reinbek: Rowohlt-Taschenbuch, 1985. ▷ Hiltrud Lodes, Atme richtig. Bergisch Gladbach: Bastei-Lübbe-Taschenbuch, 1981.

Hatha-Yoga-Übungen

Hatha-Yoga-Übungen sind eine seit mehr als tausend Jahren entwickelte Möglichkeit der körperlichen und seelischen Gesunderhaltung. Es sind langsame, behutsame Körperbewegungen, niemals über die Schmerzgrenze hinausgehend, geeignet für jedes Alter, mit einer Dauer der Übung von 15 bis zu 60 Minuten täglich. Bei einigen östlichen Religionen dienen Hatha-Yoga-Übungen zur körperlich-seelischen Vorbereitung auf tiefe Meditation und Versenkung. Jedoch können Hatha-Yoga-Übungen völlig ohne diesen Zusammenhang durchgeführt werden, und ich tue es auch.

«Die Yoga-Übungen haben einen großen Wert für mich», sagt der weltberühmte Geiger Yehudi Menuhin. «Sie ermöglichen es mir, meinen Atem zu regulieren, das Gemüt zu beruhigen und bestimmte körperliche Dehnübungen zu machen … Wenn Yoga mit Demut und Hingabe praktiziert wird, dann ist es eine Methode, für den Körper zu sorgen, der uns anvertraut ist; wir können damit das innere und äußere Selbst rein halten … Das Herrliche am Yoga ist die Tatsache, daß es in jeder Hinsicht zur Erweiterung führt, zur physischen, zur mentalen und zur spirituellen» (109, S. 195 f). «Was ich da jeden Morgen nun schon seit 32 Jahren treibe, ist kein Fanatismus und kein Kult. Es sind einfach angenehme körperliche Übungen, die mich für den ganzen Tag fit machen, physisch und psychisch … Vielleicht kann man sagen, daß ich durch Yoga in mancher Hinsicht Herr über mich selbst geworden bin» (110).

Mir helfen Yoga-Übungen körperlich und seelisch sehr. Ich habe damit nach der Krebserkrankung meiner Lebenspartnerin begonnen. Ich wünschte, ich hätte schon in der Schule Hatha-Yoga und Meditation gelernt und nicht erst mit 56 Jahren. Wahrscheinlich wäre ich dann viel entspannter, kreativer und leistungsfähiger gewesen.

Manche denken bei Hatha-Yoga an akrobatische Übungen, etwa an einen Kopfstand. Das sind Übungen für körperlich gesunde Menschen mit längerer Praxis. Viele Übungen können jedoch auch von älteren Menschen durchgeführt werden, manche sogar im Krankenbett. Hatha-Yoga ist keine Leistungsgymnastik; das eigene Körperverhalten wird nicht bewertet und mit dem anderer verglichen.

Die Auswirkungen von Hatha-Yoga-Übungen

Warum sind diese Übungen so wirksam und hilfreich?

Folgende körperliche Auswirkungen wurden in Untersuchungen von Ärzten festgestellt (49, 64):

▷ Bei den langsamen Übungen werden die Muskeln gedehnt und somit entspannt, wodurch sich die Aktivität des sympathischen Nervensystems vermindert. Die Dehnung muß sanft sein; Schmerzen sollen nicht auftreten, da sie zu größerer Muskelspannung führen, ebenso wie Leistungsanstrengungen bei den Übungen.

▷ Durch die Entspannung der Muskulatur erfolgt auch eine bessere Durchblutung; Kopfschmerzen beispielsweise vermindern sich oder fallen aufgrund der Dehnung der angespannten Hals- und Nackenmuskulatur fort.

▷ Im Zusammenhang mit den langsamen Bewegungen normalisiert sich die Atmung; hierdurch und durch die Muskelentspannung wird die Aktivität des sympathischen Nervensystems vermindert. Durch die vermehrte Bauchatmung wird das parasympathische Nervensystem angeregt. Innere Organe und endokrine Drüsen sowie die Darmperistaltik und Verdauung werden angeregt, zum Teil über die Aktivierung von Akupressurpunkten.

▷ Durch die Übungen werden die Nerven beeinflußt, die an der Wirbelsäule austreten und zu den Organen führen.

▷ Nach einiger Zeit regelmäßiger Übung vermindern sich psychosomatische Funktionsstörungen oder fallen fort.

Die seelischen Auswirkungen sind weniger untersucht worden. In einer deutschen Untersuchung bei Personen von 17 bis 59 Jahren, die an einer zehnwöchigen Einführung einmal wöchentlich teilnahmen, ergab sich: deutliche Zunahme des seelisch-körperlichen Wohlbefindens, der seelischen Entspannung und inneren Ruhe, größeres Gefühl des Einklangs mit sich selbst und dem Körper, größere Selbstakzeptierung und Selbstsicherheit, vermehrte Gelassenheit. Im Umgang mit anderen: geduldigeres Verhalten, weniger aggressiv, weniger bewertend. – Ferner: größeres Zentriertsein im gegenwärtigen Tun und in gegenwärtigen Empfindungen, weniger Grübeln, schnelleres Loslassen von Gedanken, Zunahme von Selbstdisziplin sowie Selbstwirksamkeit (151).

Längere regelmäßige Praxis in Yoga-Übungen führt bei vielen zu einem gesünderen Lebensstil, zum Beispiel zur Verminderung oder zur Aufgabe des Rauchens, gesünderer Ernährung, früherem Bewußtwerden von körperlich-seelischen Spannungen, liebevollerem Umgang mit dem eigenen Körper, größerer Fürsorge für sich selbst, weniger Selbstschädigung.

Einige Erfahrungen zur Veranschaulichung dieser Befunde: «Seit einem Dreivierteljahr mache ich Yoga-Übungen», sagt eine 35jährige Frau. «Etwa jeden zweiten Tag eine halbe Stunde zu Hause und zwei Stunden in der Woche in der Gruppe. Nach den Übungen fühle ich mich leichter, beschwingter, geduldiger. Insgesamt fühle ich mich angstfreier, ausgeglichener; gehe aufmerksamer mit mir und meinem Körper um. Diese Erfahrungen sind für mich ebenso weitreichend wie die, die ich vor einigen Jahren in einer Gesprächspsychotherapie machte.» Ein 35jähriger Mann: «Die große Entspannung und die tiefe Zufriedenheit, die ich durch Hatha-Yoga erfahre, ermöglichten mir auch eine offenere und akzeptierendere Haltung meinen Mitmenschen gegenüber.» – Eine Frau: «Da meine Ängste mit starken Verspannungen verbunden sind, fing ich an, regelmäßig morgens und abends Yoga, Atmungs- und Entspannungsübungen zu machen. Durch diese Übungen merke ich immer häufiger, wenn ich anfange, mich zu verkrampfen. Und ich kann mich jetzt häufig entspannen, bevor die Schmerzen kommen.»

Gesichtspunkte zur Praxis

Durch Teilnahme an einem Einführungskurs in der Volkshochschule, einem Gesundheitszentrum oder in der Praxis einer Yoga-Lehrerin finden die meisten einen Zugang. Der Preis für Gruppenübungen ist relativ gering. Bei einer derartigen Anleitung vermeiden Sie fehlerhafte Bewegungen; anschließend an die Übungen können Sie über Ihre Empfindungen mit anderen sprechen. Nach einer Einführung können Sie die Übungen täglich zu Hause machen. An manchen Tagen, wenn ich weniger motiviert bin, hilft es mir, die Übungen nach einer Tonkassette meines ehemaligen Yoga-Lehrers zu machen.

Für die Übungen genügt ein ruhiger Ort und ein größeres Handtuch oder eine Decke. Machen wir die Übungen jeden Tag zur gleichen Zeit, so fallen sie uns aufgrund der Gewohnheit leichter. Am Morgen vor dem Frühstück ist es eine gute Zeit, obwohl wir dann eher etwas steifer sind. Es ist wichtig, daß Sie herausfinden, welche Zeit für Sie günstig ist. Voraussetzung ist ein leerer Magen, also eine bis zwei Stunden nach einer Mahlzeit, sowie leichte und weite Kleidung, die nicht einengt. An die Yoga-Übungen *können* Sie fünf bis zehn Minuten Meditation anschließen oder eine Vorstellungsübung. – Einzelne Yoga-Übungen mache ich auch während des Tages, etwa wenn ich bei der Arbeit am Schreibtisch Verspannungen spüre.

Literatur: ▷ André van Lysebeth, Yoga. Klassische Hatha-Übungen für Menschen von heute. München: Heyne 1977 ▷ Kareen Zebroff, Yoga für Jeden. Frankfurt: Fischer Taschenbuch o. J. ▷ Eve Diskin, Yoga für Kinder. Düsseldorf: Econ-Taschenbuch, 1987.

Bewußte Entspannungs-Prüfung

Diese hilfreiche Übung, die nur drei bis fünf Minuten zu dauern braucht, habe ich bei dem amerikanischen Arzt Dr. Duskin am Kripalu-Yoga-Center bei Boston kennengelernt. Wir können diese Übung als entspannenden Übergang mehrmals täglich am Arbeitsplatz, zu Hause oder unterwegs machen. Dr. Duskin nannte diese Übung «Bewußtseins-Prüfung» oder «Bewußtseins-Inventur». Denn auch wenn wir täglich Entspannungsübungen machen: des öfteren werden wir mit schwierigen Situationen konfrontiert, in denen unsere entspannte Haltung verlorengeht. Hier ist die bewußte Entspannungs-Prüfung eine hilfreiche Möglichkeit.

Im folgenden der Text der Entspannungsübung, wie ihn Dr. Duskin gibt, in etwas verkürzter Form (48):

«Setzt euch gerade hin oder legt euch auf den Boden, so daß es bequem für euch ist. Schließt eure Augen. Nehmt einige tiefe Atemzüge... *(Pause)* Ich führe euch nun durch eine Erfahrung, die ich ‹Bewußtseins-Inventur› nenne. Dabei lenkt euer Bewußtsein nacheinander auf die verschiedenen Körperbereiche. Der Sinn dieser Übung ist: Ihr werdet euch der möglichen Spannungen, die in eurem Körper sind, bewußt. Bitte bewertet oder beurteilt dies nicht. Wenn ihr die Spannungen wahrnehmt, ohne zu bewerten, mindern sie sich. Es ist ferner wichtig, eure Gedanken vollständig auf den Körper zu konzentrieren, keine anderen Gedanken zu haben.»

«Wir fangen mit den Füßen an. Nehmt ganz einfach wahr, wie sich die verschiedenen Körperteile anfühlen, ob entspannt, angespannt oder was euch sonst daran auffällt.»

«Bringt nun euer geistiges Bewußtsein hinunter zu dem linken Fuß. Wie fühlt sich euer linker Fuß an? Wie fühlen sich deine Zehen an?... Wie deine Fußsohle?... Wie fühlt sich deine Wade an?... Dein Knie?... Dein oberes Bein?... Deine Hüfte?...»

«Jetzt bringe dein Bewußtsein zu dem rechten Fuß. Zu den Zehen... zu der Fußsohle... Nimm einfach wahr, mach eine

Inventur von dem, was in deinem Körperteil passiert. Geh weiter zu deiner Wade... zu deinem Knie... zu deinem oberen Bein... und zu deiner Hüfte...»

«Nun bringe dein Bewußtsein zu deinem Bauch... zu deinem Gesäß... Wiederum einfach nur beobachtend, wahrnehmend. Stelle dir bei jedem Körperteil die Frage, wie er sich anfühlt. Und dann antworte dir das, was du spürst.»

«Wie fühlt sich deine Brust an?... Deine Wirbelsäule?... Die Gegend um deine Schulterblätter?...»

«Jetzt bringe dein Bewußtsein zu deiner linken Hand herunter... in die Finger... Handinnenflächen... Unterarm... oberen Arm und Schulter... Gehe nun rüber zur anderen Hand...»

«Bewege dein Bewußtsein jetzt zu deiner Schulter... zu deinem Hals... und in deinen Kiefer. Beobachte, ob dein Kiefer angespannt oder entspannt ist. Laß die Lippen leicht geöffnet. – Nun bringe dein Bewußtsein in deine Backen hinein... Und jetzt, für einen kurzen Moment, bewege dein Bewußtsein in dein eigenes Gehirn, zu deinen eigenen Gedanken. Nimm ganz einfach die Gedanken wahr, wie sie dir durch den Kopf gehen, ohne sie in irgendeiner Weise zu bewerten und auch ohne sie zu verfolgen. Nimm sie einfach so wahr, als würden sie in einem Radio oder auf dem Fernsehschirm ablaufen...»

«Und nun nimm wahr, wie du dich jetzt fühlst...»

«Atme noch einmal tief durch... Und wenn du dich gut fühlst und so weit bist, öffne langsam deine Augen.» –

Bei dieser Übung nehmen wir die Spannungen wahr, die in verschiedenen Körperteilen vorhanden sind. Durch das Hinlenken unserer Achtsamkeit auf die einzelnen Körperteile, ohne sie zu bewerten, erfolgt eine Entspannung. Wir können zusätzlich auch zu uns sagen: «Entspanne dich!» – «Laß los!» – Wichtig ist, den Körper so anzunehmen, wie wir ihn erspüren. Das heißt, die Spannung etwa zwischen den Schultern wahrzunehmen, aber ohne zu sagen: «Ich sollte diese Spannungen nicht haben.»

Haben wir einige Erfahrung mit der Übung, so können wir sie bei vielen Gelegenheiten machen, auch bei einer Bahnfahrt. Dr. Duskin: «Du kannst an deinem Arbeitsplatz sitzen und eine

Bewußtseins-Inventur machen, ohne daß es jemand merkt. Ich habe sie auch auf sehr betriebsamen Krankenstationen gemacht, 3 bis 4 Minuten in meinem Beratungszimmer. Manche beginnen auch ihre Mitarbeiterbesprechungen mit einer gemeinsamen Bewußtseins-Prüfung. Dies befähigt jeden, Spannungen loszulassen, so daß er sich intensiver auf die Besprechung konzentrieren kann.»

Zu den Auswirkungen

Bei derartigen entspannenden Übergängen gehen wir in die nächste Situation, in das nächste Ereignis seelisch und körperlich entspannter. Wir sind gelassener, wir können in der neuen Situation besser handeln. Die vielfältigen Belastungen des Tages summieren sich nicht zu einer großen Erschöpfung am Ende des Tages. Wir merken schneller, ob und wo wir angespannt sind, uns verkrampfen, eine unangemessene Einstellung haben. Und: je öfter wir diese Übung machen, um so schneller und wirksamer stellt sich die Entspannung ein.

Eine Kindergärtnerin, die diese Übung in einem Seminar von uns kennenlernte, berichtet: «Ich persönlich habe stark mit Stress zu kämpfen; ich werde leider leicht nervös. Seit einiger Zeit trachte ich danach, mich rechtzeitig zu beruhigen. So gehe ich für einen kurzen Moment aus dem Spielzimmer, in einen Nebenraum, atme einige Male tief durch und mache dann die Entspannungs-Prüfung. Manchmal habe ich wenig Zeit, dann lenke ich meine Aufmerksamkeit nur auf die Füße, auf den Hals und vor allen Dingen auf das Gesicht. Ich bin danach nicht völlig entspannt, nach solchen 2 bis 3 Minuten; aber ich werde mir der Spannungen bewußter, ich vergesse mich nicht so leicht. Es ist eigentümlich, daß solch eine kurze Unterbrechung mehrmals am Tag soviel bewirken kann.»

Bildliche Vorstellungen im entspannten Zustand

Unsere Gedanken und Vorstellungen wirken sich auf unser Fühlen und unsere Körperorgane aus. Oft in ungünstiger Weise: Gedanken und Vorstellungen an unangenehme belastende Situationen, in denen wir uns befanden oder die uns bevorstehen, führen bei uns zu größerer Erregung, Ängstlichkeit und seelisch-körperlicher Belastung. Wir können uns dies aber auch in umgekehrter Richtung zunutze machen: Wir können günstigere, heitere und unbelastende Gedanken und Bilder in uns hervorrufen und damit günstige Gefühle erleben.

Das aktive bildhafte oder gedankliche Vorstellen ist eine Möglichkeit, seelische und körperliche Vorgänge günstig zu beeinflussen.

Zunächst entspannen wir uns in bequemer Sitz- oder Liegehaltung etwa fünf bis zehn Minuten oder wir schließen diese Übung an eine Yoga-, Meditations- oder Muskelentspannungsübung an.

Dann stellen wir uns eine schöne erfreuliche Situation vor, die wir einmal erlebt haben, mit allen Einzelheiten, den Farben, Geräuschen, Gerüchen und unseren Empfindungen. Wir sehen uns selbst in dieser Situation, etwa im Sommer sehr entspannt und gesund an einem Strand, im Garten oder auf einer Wanderung auf einem Berggipfel. Diese schönen erfreulichen Erfahrungen erleben wir in der Vorstellung noch einmal, so unmittelbar wie uns das möglich ist. Wir suchen den Frieden und die Ruhe dieser damaligen Situation noch einmal zu erleben. Eine derartige Übung wirkt sich günstig auf unsere seelischen und körperlichen Vorgänge aus.

Durch aktives gedankliches oder bildliches Vorstellen können wir auch auf körperliche Vorgänge einwirken. So wissen wir aus dem Alltag, wenn wir uns im hungrigen Zustand etwas Leckeres zum Essen vorstellen, daß uns «das Wasser im Munde zusammenläuft»; es werden Verdauungsvorgänge in Gang gesetzt.

In ähnlicher Weise können wir uns im entspannten Zustand Heilungsprozesse in unserem Körper anschaulich vorstellen. So stellen wir uns etwa eine bessere Durchblutung und Schmerzfreiheit bei einem schmerzenden Knie vor oder die Kühlung eines erkrankten Organs; bei Kopfschmerzen eine bessere Durchblutung des Nackens, eine Kühlung der Stirn und ein langsames Aufhören der Schmerzen.

Sind wir deutlich entspannt und haben wir konkrete bildliche Vorstellungen, so wirkt sich das auf die körperlichen Vorgänge aus. Eine 62jährige Patientin, die seit 32 Jahren rheumakrank ist und in einer Rheumaklinik an einem derartigen Training teilnahm: «Zuerst war ich sehr skeptisch; das war ja auch völliges Neuland für mich. Dann habe ich dadurch eine innere Ruhe und hundertprozentige Entspannung gefunden. Ich konnte hierdurch meine erkrankten Gelenke viel besser kennenlernen und habe jetzt ein ganz anderes Verhältnis dazu. Das Training hat mir sehr viel gegeben. Ich nehme soviel Kraft und Selbstvertrauen mit nach Hause – ich hätte es nicht für möglich gehalten» (89).

Der amerikanische Arzt Simonton (169) hat eine ähnliche Übung bei Krebserkrankungen empfohlen. Auch meine verstorbene Frau Anne-Marie hat sie regelmäßig durchgeführt. Sie entspannte sich etwa zehn Minuten, sah dann vor ihrem geistigen Auge die erkrankten Körperteile, so die Krebs-Metastasen. Dann stellte sie sich vor, wie die weißen Blutkörperchen auftauchten, die Krebszellen erkannten und verminderten. – Die Auffassung von Simonton, daß hierdurch die körperliche Krebserkrankung wesentlich gemindert oder gar geheilt werden könne, wurde nicht bestätigt. Trotzdem kann die Übung hilfreich sein: Menschen verlieren die Angst vor den krebsartigen Zellen in ihrem Körper und vor der Krankheit. Sie lernen, sie mehr zu akzeptieren und sich trotz der Krebszellen wohlzufühlen. Die seelische Lebensqualität wird verbessert. In begrenztem Ausmaß kann sich dies auf das körperliche Wohlbefinden auswirken, wenn auch dadurch die Krebserkrankung nicht wesentlich gebessert oder geheilt wird.

Bildliche Vorstellungsübungen im entspannten Zustand können auch bei einem Krankenlager hilfreich sein. Stellen wir uns die Leichtigkeit des Bewegens und Lebens, die wir vor der Erkrankung hatten, häufiger vor, so kann die körperliche Erkrankung oder die Behinderung das Bild, das wir von unserem Körper haben, nicht so stark beeinträchtigen. Wir werden dann nach der Erkrankung wieder schneller beweglich.

Meditation

Regelmäßige Meditation ist eine sehr günstige Möglichkeit, grübelnde Gedanken zu vermindern, zu mehr Klarblick und Achtsamkeit in Wahrnehmung und Denken im Alltag zu kommen, unsere Ich-Bezogenheit zu lockern sowie entspannter zu leben, mit den günstigen Folgen für die körperlich-seelische Gesundheit.

In den letzten Jahrzehnten ist Meditation auch in der westlichen Welt bekannter geworden, und mehr und mehr Menschen meditieren, unabhängig von religiösen Bindungen und Einstellungen. Meditation ist eine sehr gute, noch weithin ungenutzte Möglichkeit in Psychotherapie und Erziehung, bewußter und freier zu leben.

Bei einer Grundform der Meditation – der Atem-Meditation – nehmen wir auf einem Stuhl oder am Boden, eventuell an eine Wand gelehnt, eine bequeme Stellung ein, bei der wir den Rükken geradehalten können, und schließen die Augen. Wir entspannen unsere Muskeln von den Füßen bis zum Gesicht. Dann richten wir unsere Aufmerksamkeit – wie bei der Atem-Meditation, S. 146 – auf unseren Atem. Wir lassen ihn fließen, beeinflussen ihn nicht. Wir konzentrieren uns auf das Einströmen der Luft durch die Nase oder auf die Bewegung des Bauches beim Ein- und Ausatmen. Wir können auch zu uns bei jedem Einatmen «Ein» und bei jedem Ausatmen «Aus» sagen oder ein Wort, ein sogenanntes Mantra, wie es in der Transzendentalen Meditation üblich ist.

Bald registrieren wir, daß es in uns einen ständigen Strom von

Gedanken gibt. Wir wenden uns diesen Gedanken oder Einfällen nicht zu, sondern lassen sie wie Wolken an uns vorbeiziehen. Oder wie Blätter, die in einem Bach unter uns vorbeischwimmen. Die Gedanken werden uns zwar bewußt, wir nehmen sie wahr. Wir halten sie aber nicht fest, wir lassen sie los. Sie werden also nicht unterdrückt, sondern wir gehen ihnen nicht nach. Wir bewerten, beurteilen oder verändern sie nicht.

So lernen wir, diesem ständigen Gedankenstrom in uns gelassener gegenüberzustehen. Wir identifizieren uns nicht mit den Gedanken. Die Gedanken und Gefühle verlieren die Macht über uns, sie erregen oder beunruhigen uns weniger. Allmählich tritt auch eine Beruhigung der einströmenden Gedankenflut ein. Wir werden freier in unserem Bewußtsein.

Meditation erhöht die Aufmerksamkeit für den von Augenblick zu Augenblick wechselnden Strom dessen, woraus unser Leben besteht. Wir lernen genauer und feiner wahrzunehmen. Ein beruhigter Geist kann klarer sehen.

Die Auswirkungen

Die Auswirkungen der Meditation auf seelische und körperliche Vorgänge sind in einer Vielzahl wissenschaftlicher Untersuchungen, besonders in den USA, erforscht worden. Sie sind wesentlich zurückzuführen auf die verminderte Aktivität des sympathischen Nervensystems mit Normalisierung der Atmung, Entspannung der Muskeln, auf die Verminderung der Gedankenabfolge und Distanzierung von ihnen (18). Regelmäßige Meditation ist psychotherapeutisch und pädagogisch sehr hilfreich.

Seelische Auswirkungen: Regelmäßiges Meditieren bewirkt im Alltagsleben größere Klarheit in Wahrnehmung und Denken, größere innere Ruhe und Gelassenheit, Verminderung von Ängsten und Stress, größere Selbstdisziplin und Konzentration, größere Unabhängigkeit von Gewohnheiten, geringeres Bedürfnis nach Beruhigung oder Ablenkung durch Alkohol, Drogen, Nikotin oder starke Außenreize, Verminderung oder Fortfall der Furcht, mit sich allein zu sein.

Von den vielen Untersuchungen möchte ich zwei anführen, die die Wirksamkeit auch bei Personengruppen zeigen, bei denen sie kaum erwartet werden: Lernbehinderte deutsche Sonderschüler des 6./7. Schuljahres wurden in die Meditation eingewiesen und meditierten regelmäßig sechs Wochen lang mindestens einmal am Tag, etwa während der Pause gemeinsam mit der Klassenlehrerin. Nach den sechs Wochen waren die Schüler weniger ängstlich, weniger schulunlustig und weniger psychoneurotisch, verglichen mit lernbehinderten Schülern ohne Meditationsteilnahme (181). – Über 250 Insassen von Gefängnissen in Kalifornien, die an Transzendentaler Meditation teilnahmen, wiesen während ihres Gefängnisaufenthaltes eine bessere Führung auf, zeigten in den Jahren nach der Entlassung ein günstigeres Verhalten und eine geringere Strafrückfälligkeit, verglichen mit Inhaftierten ohne Teilnahme an der Meditation (25).

Einige körperliche Auswirkungen bei regelmäßiger Meditation: Normalisierung und Stabilisierung von Blutdruck und Puls, langsamere und stabilere Atmung, Senkung des Muskeltonus, Verminderung psychosomatischer Symptome (Kopfschmerzen, Magenbeschwerden u. a.), geringere Einnahme von Medikamenten besonders bei seelischen Beeinträchtigungen, seltenere Erkrankungen und Arztbesuche (36, 125).

Gesichtspunkte zur Praxis

In Kursen der Volkshochschule oder anderer Institutionen können wir bei einer einfühlsamen Lehrerin Zugang zur Meditation finden. Eine andere Möglichkeit ist, im Anschluß an Hatha-Yoga- oder andere Entspannungsübungen zwei, fünf oder zehn Minuten Meditation anzuschließen.

Wie lange und wie häufig meditieren? Das ist eine Entscheidung des einzelnen. Grundsätzlich: etwas Meditation ist besser als keine. Manche meditieren 30 oder 60 Minuten am Tag, andere 15, andere wiederum dreimal fünf Minuten.

Einige der zahlreichen guten und preiswerten Bücher auf diesem Gebiet: ▷ Patricia Carrington, Das große Buch der Meditation. München: Heyne-Taschenbuch, 1983. Dieses Buch gibt einen umfassenden Überblick über die Praxis der Meditation, aber auch über die vielen Untersuchungsbefunde in den USA. ▷ Ayya Khema, Meditation ohne Geheimnis. Zürich: Theseus, 1988. Dieses Buch von Ayya Khema, die 1938 aus Deutschland emigrierte, ist von beeindruckender Klarheit. ▷ Ram Dass, Reise des Erwachens, Handbuch zur Meditation. München: Knaur-Taschenbuch, 1985. Das Schwergewicht liegt auf den Gedanken der östlichen Philosophie, die mit Meditation zusammenhängen. ▷ Deborah Rozman, Mit Kindern meditieren. Frankfurt: Fischer-Taschenbuch, 1979.

Körperliches Bewegungs-Training

Es wird zunehmend offenbar, daß körperliches Bewegungs-Training nicht nur für die körperliche Gesunderhaltung, sondern auch für die seelische Gesunderhaltung sehr bedeutsam ist.

Günstige Formen des Bewegungs-Trainings sind etwa: ein zehn- bis dreißigminütiger langsamer Dauerlauf oder schnelles rhythmisches Gehen, sportliche Spiele wie Volleyball, Tennis oder Tischtennis, Schwimmen, Bergwandern. Günstig ist ein drei- bis sechsmaliges Bewegungs-Training in der Woche und/oder sportliche Spiele dreimal die Woche mindestens eine Stunde.

Wie sind die günstigen Auswirkungen zu erklären? Die bei seelischen Belastungen auftretende Aktivierung des sympathischen Nervensystems kann nicht in körperlicher Aktivität ausgelebt werden. Ja, da körperliche Reaktionen meist unerwünscht sind – etwa bei einer schwierigen Autofahrt oder einer Prüfung –, wird auch die entgegengerichtete Muskulatur angespannt, um eine körperliche Aktivität zu stoppen. So kommt es zu vermehrten körperlichen Spannungen und über eine weitere Aktivierung des sympathischen Nervensystems zu vermehrten seelischen Spannungen.

Durch ein regelmäßiges Bewegungstraining kommt es zu größerer Entspannung der Muskeln, Normalisierung der Atmung, besserer Durchblutung des Körpers und zu einer verminderten Erregung des sympathischen Nervensystems. Opiatähnliche Stoffe, Endorphine, werden vermehrt im Körper freigesetzt; sie wirken antidepressiv, hellen die Stimmung auf und vermindern Schmerzen ohne Nebenwirkungen. Bei längerem Training ergibt sich eine größere psycho-vegetative Belastbarkeit mit stabilerem Kreislauf.

Falls Sie noch skeptisch sind, wird Sie das Ergebnis einer medizinischen Untersuchung bei berufsmäßigen Schachspielern interessieren: Diese waren nicht nur seelisch, sondern auch körperlich angestrengt! Und das, obwohl sie körperlich nichts Nennenswertes leisteten. Die Schachspieler wirkten zwar nach außen hin völlig ruhig und beherrscht. Aber ihr Puls und Blutdruck erreichten Spitzenwerte. Diese starke Aktivierung körperlicher Vorgänge kann naturgemäß im Schachspiel nicht freigesetzt werden und ist nicht erwünscht. Deshalb wurde den Schachspielern von den Medizinern ein regelmäßiges körperliches Training empfohlen, um die Stressauswirkungen zu mindern und um sie zu befähigen, in kritischen Spielsituationen bewußter zu sein sowie kontrollierter zu atmen.

Ähnliche Stressauswirkungen treten bei vielen Berufen auf, so auch bei Schülern, die eine wichtige Klassenarbeit schreiben, oder bei Lehrern in schwierigen Unterrichtssituationen.

Die Auswirkungen

«Bisher ist kein therapeutisches Verfahren bekannt geworden», schreibt Prof. Dr. Alexander Weber von der Universität Paderborn, «das die Gesundheit in ähnlich vielfältiger Weise positiv beeinflußt wie ausdauernde Bewegungsarten (langsames Laufen, Radfahren, Schwimmen, Skilanglauf, schnelles Gehen, Wandern, Bergsteigen)» (186).

Die körperlichen Auswirkungen: Verbesserung der Herz- und Kreislaufleistung, günstige Beeinflussung des Blutdrucks, Senkung des Cholesterinspiegels im Blut, Erleichterung der Gewichtskontrolle, Anregung des Stoffwechsels, Verbesserung der Darmfunktion; Verminderung psychosomatischer Beeinträchtigungen.

Die seelischen Auswirkungen regelmäßigen Körpertrainings insbesondere durch Laufen: größeres Wohlgefühl, deutliche seelische Entspannung, ein Gefühl größerer Aktivität und Selbstwirksamkeit, Zunahme von Selbstvertrauen und Spontaneität, Verminderung von Ängsten und Depressionen. Belastende Schwierigkeiten werden weniger bedrohlich wahrgenommen. Allmählich ändert sich der Lebensstil, zum Beispiel Verminderung oder Verzicht auf Nikotin, Alkohol und andere Genußgifte. – Ich möchte diese Befunde durch einige Äußerungen von Frauen und Männern veranschaulichen: «Mir fällt immer wieder auf, wie gut mir Bewegung tut. Ich fühle auch, daß die Körpertätigkeit mir mehr Sicherheit gibt und daß meine Willenskraft steigt. Es ist ein Gegengewicht gegen meine seelischen Stimmungen.» – Eine Frau, ca. 40: «Wenn ich in eine depressive Phase rutsche, dann renne ich von meinem Block aus um den Park. Ich atme dann wirklich durch und habe das Gefühl, daß ich alles Negative rausschnaufe. Der ganze Kopf ist irgendwie durchlüftet. Ich kann an gar nichts anderes mehr denken. Ich finde, das ist ein hilfreiches Mittel. Das ist einfach besser als Pillen zu schlucken.»

Einige Untersuchungen über die Auswirkungen

Personen über 50 Jahre, die Anfänger im Laufen waren und aufgrund von Bekanntmachungen in Tageszeitungen gewonnen wurden, führten ein Lauftrainingsprogramm durch. Es wurde der einfache und sanfte Weg der «kleinen Schritte» gewählt. Der Kursleiter bot auch mentale Hilfen an, etwa hinsichtlich der Überzeugung: «Ich werde fünf Minuten ununterbrochen laufen können!» 80 Prozent erreichten nach dem viermonatigen Kurs das Ziel, 30 Minuten ohne Unterbrechung langsam zu laufen. Die meisten Teilnehmer nahmen deutlich positive Veränderungen bei sich wahr. Eine Hausfrau, 53 Jahre: «Ich bin wesentlich ruhiger und ausgeglichener geworden. Ich fühle mich allgemein wohler.» Ein Bankkaufmann, 59: «Ich habe keine Schlafstörungen mehr, mein Allgemeinbefinden ist besser, mein Blutdruck hat sich gesenkt, ich habe keine Krämpfe mehr in den Beinen» (185).

Über 200 Personen im Alter von 14 bis 53 Jahren nahmen mehrere Monate lang an Sportkursen der Volkshochschule und des Hochschulsports teil. Jeweils vor und nach der Sportstunde füllten sie einen Fragebogen über ihre Empfindungen aus. Ergebnis: Alle Teilnehmer fühlten sich jeweils nach den Sportstunden besser als vorher. Sie waren ruhiger und gehobenerer Stimmung; negative Befindlichkeiten nahmen deutlich ab. Die körperliche Anstrengung führte zu mehr Tatkraft; die Energielosigkeit verminderte sich. Das seelische Befinden verbesserte sich besonders bei den Teilnehmern, die sich vorher schlecht gefühlt hatten; Ängste verminderten sich besonders bei deutlicher körperlicher Belastung im Kurs. *Die Art* des Bewegungs-Trainings war wenig bedeutungsvoll, also ob es sich um Skigymnastik oder etwa um Jazz-Tanz handelte, vorausgesetzt die Betätigungsform lag den Teilnehmern (1).

Alkoholabhängige Patienten einer deutschen Kurklinik, die zusätzlich zu den üblichen Behandlungen an einem Training in langsamem Laufen jeden zweiten Tag vier Monate lang teilnahmen, waren bei ihrer Entlassung weniger durch Ängste und Stress beeinträchtigt als Klinikpatienten ohne Lauftraining (187).

Patienten einer amerikanischen Rehabilitationsklinik nahmen zusätzlich zum allgemeinen Programm täglich eine Stunde an einem körperlichen Training teil. Verglichen mit Personen ohne Teilnahme hatten sie ein günstigeres Selbstbild, akzeptierten sich mehr, waren gefühlsmäßig und sozial lebendiger, hatten eine positivere Einstellung zu ihrem Körper und waren körperlich leistungsfähiger (40).

Schüler des 7. Schuljahres mit geringer Selbstachtung hatten nach einem viermonatigen sportlichen Trainingsprogramm, insbesondere einem Lauftraining, ein positiveres Bild von sich, mehr Selbstvertrauen und Selbstachtung, sowie bessere Herz-Kreislauf-Werte als Jugendliche ohne ein derartiges Sportprogramm (107).

Körperliche Bewegung vermindert auch die Schmerzempfindlichkeit, wie Ärzte der Universität Marburg feststellten. Nach zehn Kniebeugen verminderte sich die Schmerzempfindlichkeit an den Zähnen in gleichem Ausmaß wie bei einer wirksamen Schmerztablette. Ein Bewegungs-Training auf dem Fahrrad-Ergometer, sechs Minuten lang, übertraf die Wirkung der Schmerztablette deutlich. Wahrscheinlich sind auch trainierte Freizeitsportler eher in der Lage, Schmerzen zu ertragen, zumal sie beim Sport den Umgang mit körperlichen Mißempfindungen lernen (134).

Hinweise für die Praxis

Wenn wir es schaffen, jeden oder jeden zweiten Tag etwa einen Dauerlauf von 15 bis 30 Minuten zu machen, dann tun wir etwas sehr Wesentliches für unsere Gesundheit. Allerdings fällt es manchen schwer, mit dem Laufen zu beginnen und es durchzuhalten. Erleichternd ist folgendes:

▷ Vielen fällt regelmäßige Bewegung leichter, wenn sie sie mit dem Partner, einem Freund, einem Nachbarn, in einer Gruppe, mit Kindern oder einem Hund durchführen. – Auch das Sprechen über die Erfahrungen des Körpertrainings ist hilfreich. Eine 25jährige Frau: «Zusammen mit zwei Freundinnen kämpfe ich gegen Übergewicht und Alkohol. Wir treffen uns regelmäßig zum Sport. Das Aussprechen darüber, warum uns körperliche Bewegung manchmal schwerfällt, aber auch, welche Freude wir dabei empfinden, halten wir für wichtig.»

▷ «Unterfordern» ist am Anfang hilfreich. Laufen wir untrainiert schnell los, so werden nach einigen Minuten die Beine schwer, wir haben Schwierigkeiten mit der Atmung und empfinden den Wunsch, stehenzubleiben oder aufzuhören. So quälen sich manche und stellen dann das Laufen ganz ein. Wichtig deshalb: Mit dem Laufen langsam anfangen! Bei Schwierigkeiten so langsam wie möglich laufen – bis wir ungeduldig darüber werden, daß wir zu langsam laufen. – Sich nicht so stark anstrengen, daß man in Atemnot gerät. Auch normalisiert sich bei geringerer Anstrengung unser Atem eher. Manchmal wird auch empfohlen, beim Laufen auf vier Schritte ein- und auf vier Schritte auszuatmen. Das gelingt am Anfang bei kleinen Schritten eher. – Die Körpersignale beachten. Das Laufen nicht bei zunehmenden Schmerzen fortsetzen.

▷ Wir können uns zum Laufen besser motivieren, indem wir uns vorher intensiv die Empfindungen vorstellen, die wir nach dem Laufen haben werden. Eine Frau, 32: «Ich bin seit einem halben Jahr in einem Sportverein. Immer wieder mache ich die gleiche Erfahrung: Am Anfang habe ich nie Lust, dorthin zu fahren. Wenn mir aber dann so richtig der Schweiß herunterläuft, fühle ich mich sauwohl. Obwohl ich an sich ein Sportmuffel bin, hätte ich nie gedacht, daß Turnen oder Laufen für mein seelisches Wohlempfinden so förderlich sind.» – Wegen einer Knieverletzung am Bein mit Auswirkungen auf den Rücken fällt mir das Laufen eher schwer, bereitet mir am Beginn immer gewisse Schmerzen. So stelle ich mir vorher intensiv das Gefühl vor, das ich in 20 Minuten haben werde, wenn ich vom Lauf zurückkomme, dieses größere Wohlbefinden; das hilft mir beim Überwinden der Anfangsschmerzen.

Wenn ich zu Hause arbeite, dann laufe ich immer vor dem Mittagessen. Ich habe mit mir vereinbart, daß ich nicht esse, bevor ich nicht gelaufen bin. An manchen Tagen schiebe ich das Essen ziemlich hinaus; der Hunger weist mich dann darauf hin, daß jetzt das Laufen fällig ist.

Wir können auch eine «Gesundheitsliste» führen und dort jeweils eintragen, wann wir etwas für unsere Gesundheit getan haben und uns daran freuen, wie die Liste umfangreicher wird. – Mit zunehmendem Training fällt uns das Laufen leichter, wird zur Gewohnheit. «Am Anfang war das Laufen sehr schwer», sagt ein 59jähriger Maschinenschlosser. «Es ist dann immer besser geworden. Jetzt macht es mir Freude.» (185)

▷ Für diejenigen, die in der Innenstadt wohnen oder arbeiten, ist Laufen oder Sport erschwert. Einen befriedigenden Ersatz fanden manche in einem Fitness-Studio, das sie während der Mittagspause oder nach der Arbeit aufsuchten. – Ist nichts anderes möglich, so bei einem Hotelaufenthalt unterwegs, können wir auch körperliche Kurztrainings machen, etwa drei bis fünf Minuten bei geöffnetem Fenster auf der Stelle laufen oder Treppen steigen. Eine Untersuchung an der Harvard-Universität ergab: Für diejenigen, die nicht Sport treiben wollen oder können, sind Treppen als «Sportgerät» durchaus brauchbar, und zwar das Steigen von 40 Stockwerken pro Tag.

Ernährung

Ernährung und seelische Lebensqualität

Durch angemessene Ernährung können wir die Wahrscheinlichkeit körperlicher Leiden vermindern und so unsere seelische Lebensqualität erheblich fördern. Nach Veröffentlichungen des Bundesgesundheitsministeriums wird durch Überernährung und Fehlernährung ein Viertel aller Krankheiten verursacht, vor allem Herz-Kreislauf-Erkrankungen (Bluthochdruck, größere Häufigkeit von Herzinfarkt sowie Schlaganfall), Magen-Darm-Erkrankungen, Zuckerkrankheit, Leber- und Gallenstörungen, Karies der Zähne. Ferner werden verschiedene Krebserkrankungen durch unangemessenes Essen, Trinken sowie Rauchen gefördert. Etwa jeder dritte Bürger der Bundesrepublik hat Übergewicht! Die Behandlung der körperlichen Erkrankungen durch Über- und Fehlernährung erfordert in der Bundesrepublik jährlich 42 Milliarden DM (188; 135).

Durch größere Achtsamkeit auf Art und Ausmaß unserer Nahrungsaufnahme können wir körperlich und seelisch wesentlich leistungsfähiger sein und uns wohler fühlen.

Gesichtspunkte zur gesünderen Ernährung

Durch einige Schritte, entsprechend den Ratschlägen von Ernährungswissenschaftlern, können wir ohne finanziellen Mehraufwand viel erreichen:

▷ Den Verbrauch von Zucker, Süßigkeiten und Produkten mit Zuckerzusatz (Limonaden, Marmeladen) einschränken. Zucker ist sehr kalorienreich, fördert die Gewichtszunahme, enthält jedoch keine Vitamine und Mineralien, schädigt die Zähne und das Zahnfleisch sowie vermutlich auch andere Körperteile. Früchte wie Rosinen, Bananen helfen uns bei der Reduzierung von Süßigkeiten.

▷ Vollkornprodukte sowie Naturreis verwenden, anstelle von Produkten aus weißem Mehl oder industrieller Verarbeitung, die kaum Vitamine und Mineralien enthalten. Frisch geschrotetes Weizenvollkorn, in Wasser eingeweicht mit Obst und Mandeln zum Frühstück zubereitet, ist eine gute Ernährung. Das Samenkorn ist gleichsam eine Vitamin- und Mineralienkonserve. Durch die Schrotung kurz vor dem Verzehr werden sie nicht zerstört. Außerdem wird bei dieser Kost die Verdauung stark angeregt.

▷ Den Konsum von Fetten reduzieren. Häufig ist auch in Soßen, Käse oder Aufschnitt viel Fett enthalten. Fett ist sehr kalorienreich, aber zugleich schwer verdaulich und enthält meist wenig Vitamine und Mineralien.

▷ Wenig Fleisch, kein fettes Fleisch essen. Durch Fleisch kann etwa Gicht und Steifheit der Glieder gefördert werden. Zur Verdauung von Fleisch werden die Vitaminreserven des Körpers gebraucht. Mandeln, Sojaprodukte, Nüsse, Bohnen, Linsen und Milchprodukte enthalten dagegen günstiger verwertbare Eiweißstoffe.

▷ Viel frisches Gemüse, Früchte und Salat essen; sie enthalten Vitamine, Mineralien und Ballaststoffe.

▷ Den Salz-, Kaffee- und Alkoholkonsum einschränken.

▷ Nicht rauchen.

Mangelzustände an Vitaminen, Mineralien und Spurenelementen

Allmählich und zum Teil zögernd findet die Auffassung moderner Ernährungswissenschaftler mehr Beachtung, daß bei vielen seelischen Belastungen und seelischen Erkrankungen Mangelzustände an Vitaminen, Mineralien und Spurenelementen in den Zellen bestehen. Einige Beispiele:

Ein Mangel an B-Vitaminen, an Kalzium, Eisen und Magnesium hängt zusammen mit größerer Ermüdbarkeit, Nervosität und Muskelspannungen (128; 129). Schlafstörungen, Ängste, Depression und Freitod können zusammenhängen mit einem Mangel des Stoffes Serotonin im Gehirn. Dieser Mangel kann vermindert oder beseitigt werden durch Einnahme des Eiweißstoffes L-Tryptophan, ohne Nebenwirkungen (154).

Wissenschaftler der Universitäten Gießen und Göttingen stellten fest: Ältere Menschen, die einen Mangel an B-Vitaminen oder an Vitamin C aufwiesen, waren seelisch mehr beeinträchtigt, leichter erregt, depressiver, müder und empfindlicher als gleichaltrige Personen ohne Mangelzustände (38).

Ein Mangel an Kalzium in der Rückenmarksflüssigkeit hing mit seelischen Beeinträchtigungen zusammen, zum Beispiel mit Depressionen (43).

Bei Patienten mit sogenannten Geisteskrankheiten wie Schizophrenie und Depression wurden mit neuartigen Methoden der Blutuntersuchung charakteristische Mängel im Mineralstoff-, Vitamin- und Spurenelemente-Haushalt gefunden (126; 129; 130; 168). Manche Wissenschaftler sehen diese «Geisteskrankheiten» als heilbare Stoffwechselstörungen an. Dabei sind unter anderem hohe Dosen von Vitaminen, Mineralien und Spurenelementen entscheidende Heilmittel.

Auch der körperliche Gesundheitszustand kann durch hohe Dosen von Vitaminen, Mineralien und Spurenelementen als Heilmittel häufig deutlich verbessert werden. Das Vitamin C erwies sich als Heilfaktor bei der Stärkung des Immunsystems, Verminderung von Erkältungen, rheumatischen Beschwerden und Vorbeugung gegen Krebs und andere toxische Stoffe (126; 154). – Das Vitamin E etwa kann Alterungsprozesse verlangsamen (85; 129). Bei einer Untersuchung von 3000 Personen über sieben Jahre lang in Basel fand Prof. Stähelin: «Bei einem niedrigen Vitaminspiegel steigt die Krebsgefahr erheblich an oder positiv ausgedrückt: Bei guter Vitaminversorgung sinkt das Risiko, an Krebs zu erkranken» (22).

So entsteht allmählich eine vorbeugende Medizin, die auf der Biochemie der Ernährung aufbaut. Das Ziel ist, die Körpersysteme so zu stärken, daß Krankheiten möglichst nicht aufkommen. Wichtige Hilfsmittel sind dabei Nährstoffe, Vitamine, Mineralien und Spurenelemente. Der Nobelpreisträger für Chemie Linus Pauling: «Wir wissen heute genau, daß Vitamine in höherer Dosierung häufig die Gesundheit verbessern» (127).

Ein letzter Hinweis: Nahezu alle Spitzensportler nehmen zusätzliche Vitamine, Mineralstoffe und Spurenelemente. Dies führt zu einer Leistungssteigerung und vermindert körperliche Beeinträchtigungen. Gewiß sind Menschen mit starken seelischen Belastungen oder Erkrankungen keine Spitzensportler; aber ihre körperliche Belastung ist ebenfalls hoch, allein wenn wir an die andauernden Muskelspannungen denken: Muskeln machen etwa 70 Prozent des Körpergewichts aus.

Angemessene Versorgung des Organismus mit Vitaminen, Mineralstoffen und Spurenelementen

Bei stärkeren seelischen Belastungen, bei seelischen Erkrankungen, bei körperlicher Erkrankung oder zunehmendem Alter sind größere Mengen an Vitaminen, Mineralstoffen und Spurenelementen sinnvoll. Auch bei Personen ohne Belastungen können sie günstig zur Vorbeugung und Erhaltung der Gesundheit sein.

Der Gehalt an lebensnotwendigen Vitaminen, Mineralstoffen und Spurenelementen wird durch die heutige Ernährung meist nicht gedeckt, ganz abgesehen von den hohen Dosen, die bei seelisch-körperlichen Belastungen notwendig sind. Die Gründe liegen in folgendem:

▷ Viele chemisch und technisch stark behandelte Nahrungsmittel enthalten wenig Vitamine und Mineralien. So verliert weißes Auszugsmehl im Verhältnis zum Vollkornmehl 84 Prozent des Eisens, 100 Prozent des Provitamins A und des Vitamins E, 86 Prozent des Vitamins B 1 und 76 Prozent des Kaliums.

▷ Unsere Umwelt und damit unsere Nahrungsmittel enthalten zunehmend mehr schädliche Stoffe, durch Überdüngung, Schädlingsbekämpfungsmittel, durch Industrie- und Autoabgase, Strahleneinwirkungen u. a.

▷ Zucker, Fleisch, Nikotin, Alkohol und Kaffee benötigen zu ihrer Verdauung Vitamine und Mineralien aus den Depots des Körpers.

▷ Durch Stress, Ängste oder allein auch durch Muskelspannungen entsteht ein erhöhter Bedarf an Vitaminen, Mineralstoffen und Spurenelementen. Ferner kann hierbei die Aufnahme bestimmter Vitamine etwa durch den Darm vermindert werden. Bei Erkrankungen, beispielsweise bei Infektionen, kann ein besonderer Mangel an Vitaminen und Mineralien entstehen.

▷ Es wird zunehmend offenbar, daß es starke individuelle Unterschiede hinsichtlich der Mangelzustände lebenswichtiger Vitamine und Mineralien gibt, so wie es auch starke Unterschiede in Größe, Aussehen und Gewicht der Menschen gibt.

▷ Falls Sie noch skeptisch sind hinsichtlich der obigen Angaben: Nach Mitteilungen der Deutschen Gesellschaft für Ernährung weist ein Viertel der 13- bis 14jährigen einen Vitamin-B1-Mangel auf, bei einem Drittel dieser Altersgruppe fehlt Eisen, 40 Prozent weisen einen Mangel an Kalzium und Vitamin B6 auf. Dies hängt teilweise zusammen mit der ungünstigen Ernährung von Jugendlichen (56). – Die Einnahme von Tabletten, z. B. zur Schwangerschaftsverhütung oder von Psychopharmaka, bedingt einen erhöhten Verbrauch von Vitaminen und Mineralstoffen.

Was jedoch ist von der Meinung zu halten, hohe Dosen von Vitaminen würden doch nur mit dem Urin ausgeschieden? Der Arzt Dr. Kiefer: «In diesem Punkt müssen die Ernährungsexperten umdenken, die uns erzählen wollen, bei normaler Ernährung gäbe es in unserer zivilisierten Welt keinen Vitaminmangel» (85). Der zweifache Nobelpreisträger Linus Pauling: «Es ist einfach nicht wahr, daß man fast das ganze hochdosierte Vitamin C wieder mit dem Urin verliert... Ich bin Chemiker, ich habe das überprüft» (127).

Welche Ergänzung ist möglich? Hier gibt es verschiedene Empfehlungen. Ich richte mich nach den Empfehlungen des Chemikers Linus Pauling (126, S. 8): Jeden Tag möglichst morgens oder mittags Vitamin C 1–6 Gramm, Vitamin E 400–800 Einheiten, 1 Tabl. Vitamin B-Complex, Vitamin A 25 000 Einheiten, 1 Multi-Mineraltablette oder entsprechendes Mineralpulver.

Eingehend begründete Empfehlungen finden Sie etwa in Kap. 5 des Taschenbuches des amerikanischen Arztes Airola (3, S. 261–295) oder in dem Taschenbuch von Mindell (113).

Praktische Schritte zu gesünderer Ernähung

Geben Sie sich Zeit für die Umstellung Ihrer Ernährung; seien Sie geduldig mit sich. Nach der Krebserkrankung meiner Partnerin haben wir in den folgenden zwei Jahren unsere Ernährung umgestellt: kaum noch Fleisch, keinen oder sehr wenig Zucker, viel Vollkornprodukte, Salate, geschrotetes Korn morgens, zusätzliche Vitamine. Und wiederum zwei bis drei Jahre später war ich soweit, daß ich keine Torten, keine Schlagsahne, keine Schokolade und Bonbons mehr aß, keine Lebensmittelkonserven. Wir haben es ja meist mit jahrzehntealten Gewohnheiten der Ernährung zu tun. Tadeln Sie sich bitte nicht für das Unerreichte. Sondern sehen Sie häufig das, was Sie bisher schon erreicht haben.

▷ Entspannungsübungen und ein entspannter Lebensstil sind sehr erleichternd. Spannung nämlich ist ein Grund für zu reichliche Nahrungsaufnahme und für das Essen von Süßigkeiten. Und durch Entspannungsübungen lernen wir, bewußter zu handeln. Wir sind bewußter gegenüber unserem Körper und muten ihm weniger Schädigungen zu. Vieles, was wir für unsere seelische Gesundheit tun, zum Beispiel sportliche Aktivitäten oder klärende Gespräche, führt auch zu sorgsamerer Ernährung. Ein bis zwei Jahre regelmäßige Hatha-Yoga-Übungen und / oder Meditationsübungen führen bei vielen dazu, das Rauchen einzustellen und kaum noch Alkohol zu sich zu nehmen.

▷ Langsam und in Ruhe essen. Langes und gründliches Kauen. Die Aufmerksamkeit auf die Änderung des Geschmackes beim Kauen der Nahrung richten. Das Essen kleiner Nahrungsstücke – jeweils mit Hinlegen von Messer und Gabel – vermindert den Wunsch, viel zu essen. Auch einige tiefe Atemzüge oder eine Minute der Besinnung vor dem Essen sind hilfreich.

▷ Denken Sie häufig daran und genießen Sie es, daß Sie sich dank Ihrer Zurückhaltung beim Essen danach beweglicher, freier und leistungsfähiger fühlen und daß Sie nicht mehr soviel Energie brauchen, um ungünstige Nahrung zu verdauen.

▷ Die Unterstützung durch gleichgesinnte Menschen, insbesondere durch die Mitglieder der Familie oder der Wohngemeinschaft, ist wichtig.

▷ Wenn es Ihnen unangenehm ist, in einer Gesellschaft kein Fleisch zu essen oder Alkohol abzulehnen: denken Sie auch daran, daß Ihre Haltung für andere Menschen eine Hilfe sein könnte. Ich habe viel von Menschen gelernt, die ihre Ernährung umgestellt haben, auch wenn ich vor Jahren dies eher als eine seltsame Eigenart der Menschen angesehen habe. In Restaurants folge ich heute weniger der Speisekarte als meinen eigenen Bedürfnissen. Ich äußere Wünsche zum Beispiel nach einer Schüssel Reis und einem bestimmten Gemüse, auch wenn es nicht auf der Karte angegeben ist.

▷ In depressiven Phasen kann der Wunsch nach reichlicher Nahrung und besonders nach Süßigkeiten stark erhöht sein. Ein Grund für die Depression können Stoffwechselvorgänge des Gehirns sein. Dann kann eine Therapie der Depression auch zu einem verminderten Bedürfnis nach Nahrungsaufnahme führen. So kann beispielsweise eine Lichttherapie – eine Bestrahlung morgens 45 Minuten lang mit hochintensivem Licht – bei manchen eine Verminderung von Depression und übermäßiger Nahrungsaufnahme ergeben (193).

▷ Bei der Umstellung unserer Ernährung und bei der Herausbildung neuer Gewohnheiten können wir unsere Vorstellungskraft und Gedanken zu Hilfe nehmen. Sehe ich heute eine Torte mit Creme oder Zuckerkuchen mit Schlagsahne, dann ist es für mich kein Verzicht, ich brauche mich nicht zu überwinden. Ich habe die Vorstellung in mir, daß diese cremige Torte belastende Stoffe enthält; wenn ich dieses Tortenstück essen würde, wäre es so, als ob ich Schmieröl in meinen Körper geben würde. Und ich genieße den Gedanken, wenn ich aus einem Restaurant oder Café gehe, daß ich mich jetzt nicht mehr wie früher voll und eher müde fühle. Bei der Vermeidung von Fleisch freut mich der Gedanke, daß meinetwegen keine Tiere unter ungünstigen Bedingungen zu leben brauchen, nicht gemästet und geschlachtet werden. Und daß durch einen Verzicht auf ein Kilogramm Fleisch sechs bis sieben Kilogramm Korn zur Ernährung frei werden. Der Gedanke, daß Fleisch ein Stück von einer Tierleiche ist und daß das Tier meinetwegen getötet wurde, auch dieser Gedanke hält mich davon ab, Fleisch zu essen. Ich bestärke mich ferner durch das Gefühl, daß ich durch meine Ernährungs- und Eßgewohnheiten etwas Aktives für meine seelisch-körperliche Gesundheit tue.

▷ Erfahrungen von Hochleistungssportlern, von Künstlern und Wissenschaftlern stützen mich und regen mich an. Wenn ich höre, daß ein Marathonläufer oder ein Spitzentennisspieler kein Fleisch ißt, dann hilft mir das gegenüber den Argumenten von Menschen, die mir sagen, ich «müßte» Fleisch essen.

Zum Abschluß möchte ich den weltberühmten Geiger Yehudi Menuhin über seine Ernährungsgewohnheiten zu Wort kommen lassen: «Lange bevor diese Besinnung auf die sog. biologisch-dynamische Ernährungsweise einsetzte…, habe ich versucht, mich gesund und vernünftig zu ernähren. Das gehört einfach zu meiner Lebensphilosophie. Am wohlsten ist mir, wenn ich – was ich vor Konzertaufnahmen regelmäßig tue – einen Gerstenschleim zu mir nehme oder einen Kräutertee mit reichlich Molat. Das ist ein aus Nährstoffen hergestelltes Pulver mit hohem Vitamin-B- und Lecithin-Gehalt. Oder ich esse einfach Weizenkeime, die ja sehr Vitamin-B-haltig sind. Wenn ich mir aus diesen Substanzen eine kleine Mahlzeit mixe, habe ich die Gewißheit, daß ich gesättigt bin, ohne ein Völlegefühl zu haben, daß ich erwärmt und beruhigt und im Vollbesitz meiner körperlichen und geistigen Kräfte bin.»

Interviewer: «Von einem anständigen Dinner mit vier Gängen und drei verschiedenen Weinen halten Sie wohl nicht sonderlich viel?»

Menuhin: «Wenn ich ehrlich bin: eigentlich nicht.» (110)

7
Sorgenvolles Grübeln und negative Selbstgespräche vermindern

Es ist erst wenig bekannt, wie wichtig die Verminderung grübelnder Selbstgespräche für unsere seelisch-körperliche Gesunderhaltung ist. Stehen wir vor einem Ereignis, das wir als schwierig und bedrohlich für uns bewerten – eine unbekannte Situation, eine Prüfung, eine wichtige ärztliche Diagnose, Unklarheit über die Beziehung eines nahen Menschen zu uns –, dann führen wir oft grübelnde, sorgenvolle Selbstgespräche. «Wenn ich eine ungewisse schwierige Situation vor mir habe, beunruhigt mich das und läßt mich immer wieder überlegen und grübeln, was wohl hinter dieser unangenehmen Situation steckt und wie das Ganze für mich ausgehen kann.» Wir machen uns Gedanken über die Zukunft, wir fürchten, Nachteile zu erleiden, unsere Ziele nicht zu erreichen.

Auch *nach* belastenden Situationen, etwa wenn wir von jemand abgewiesen oder gedemütigt wurden, wenn wir versagt oder Ärger und Angst empfunden haben, wenn wir von einem Arzt die Bedrohung unserer Gesundheit oder die Erkrankung eines Angehörigen erfuhren, dann beschäftigen wir uns in Gedanken lange damit, oft auch abends vor dem Einschlafen.

Sorgenvolles Grübeln: das ist ein intensives längeres Nachdenken und stilles Sprechen über uns sowie über schwierige bedrohliche Situationen. Wir fragen uns, ob wir den Anforderungen genügen, ob wir unsere Aufgaben schaffen werden. Belastende, bedrohliche Aspekte von Situationen der Vergangenheit, Gegenwart oder Zukunft stehen im Vordergrund. Wir erleben Gefühle von Ungewißheit, Zweifel und ängstlicher Belastung.

Beim sorgenvollen Grübeln bleiben sich die Gedanken häufig ähnlich und kehren wieder. Wir drehen uns gleichsam im Kreis mit unserem Denken. «Wenn ich psychisch angeknackst bin, dann ist mein Bewußtsein voll von Gedankenfetzen, die keinen Anfang und kein Ende haben, die manchmal aufeinander aufbauen, aber auch völlig zusammenhanglos sind. Es ist ein ständiges Kreisen von Gedanken und Vorstellungen. Nach einiger Zeit fängt der Teufelskreis wieder an, mit den gleichen Elementen, nur in anderer Reihenfolge. Manchmal folgen die Gedanken wahnsinnig schnell aufeinander, ganz kurz und ohne jeden Übergang.»

Während der letzten Zeit der Krebserkrankung meiner Lebenspartnerin Anne-Marie wachte ich manchmal nachts auf und grübelte, wie es wohl weitergehen würde, was sich verschlimmern könnte, ob ich fähig sein würde, ihr in den letzten Tagen während ihres Sterbens zu Hause bei der Verminderung der Schmerzen angemessen zu helfen. Ich bemerkte, daß meine Befürchtungen und Ängste durch das Grübeln größer wurden. Das bevorstehende Ereignis erschien in der Dunkelheit der Nacht, gleichsam ohne Bezug zur Realität, besonders bedrohlich. Ich habe mich dann immer energisch bemühen müssen, von diesem Grübeln wegzukommen, etwa meine Aufmerksamkeit voll auf meinen Atem zu richten, mich zu entspannen, um wieder einzuschlafen. Eine eindringliche Erfahrung für mich war: Die reale Situation war dann nie so schwierig, wie ich es mir zuvor in sorgenvollen Gedanken vorgestellt hatte. In der realen Situation konnte ich aktiv handeln; beim Grübeln stellte ich mir immer nur vor und malte mir aus, was an Schwierigem auf mich zukam, ohne handeln zu können. –

Sorgenvolles Grübeln und stille Gespräche über *uns selbst*, wenn wir uns in einem ungünstigen seelischen Zustand befinden, sind besonders nachteilig. Wir lenken die Aufmerksamkeit voll auf unsere Person, auf unsere Ängste, Fehler und Schwächen. Wir stellen uns in Frage, wir zweifeln an uns. Eine Frau, 23: «Während der Pubertät habe ich sehr häufig gegrübelt, fast immer, wenn ich allein war. Ich war so verletzlich. ‹Wer liebt mich?›

‹Werde ich akzeptiert?› ‹Wie muß ich mich benehmen, damit ich akzeptiert werde?› ‹Mich liebt keiner!› Ich habe die Umwelt dafür verantwortlich gemacht, für alles, für mein Grübeln, für meine Unfähigkeit, selbst etwas zu tun, für meine Flucht vor den Dingen, die ich eigentlich tun müßte. Ich war voller Selbstmitleid; manchmal wieder voller Selbsthaß und dann wieder voller Haßgefühle auf die Personen, über die ich grübelte.»

Bei diesen stillen Gesprächen über uns selbst bewerten und beurteilen wir uns häufig negativ. Wir sagen zu uns: «Das schaffst du nicht», «So wie du immer versagt hast, wirst du auch hier versagen», «Ich kann überhaupt nichts mehr». Durch diese häufigen negativen Bewertungen verstärken wir das ungünstige Bild, das wir von uns haben. Und ein ungünstiges Selbstbild beeinträchtigt deutlich unser Fühlen und Verhalten.

Die Auswirkungen von Grübeln und negativen Selbstgesprächen

Sie sind sehr schädigend für unser seelisches und körperliches Befinden. Warum? Durch das intensive gedankliche und bildliche Vorstellen bedrohlicher schwieriger Ereignisse sowie unserer Schwächen und Fehler werden in uns Vorgänge in ähnlicher Form wie in realen bedrohlichen Situationen hervorgerufen:

1. Körperliche Alarmierung: Muskelspannung, Beschleunigung von Atmung und Puls (Kreislaufaktivierung), Hormone wie Adrenalin werden in den Blutkreislauf gegeben. Da wir uns beim sorgenvollen Grübeln meist nicht körperlich betätigen und nichts aktiv zur Umgestaltung der Schwierigkeiten unternehmen, hat diese körperliche Alarmierung ungünstige Folgen. «Nach einiger Zeit des Grübelns fühle ich mich körperlich sehr mitgenommen, Muskelverspannungen im Rücken, Kopfschmerzen, verspannter Körper.»

2. Durch das gedankliche und bildliche Vorstellen bedroh-

licher Ereignisse werden in uns belastende, ängstliche Gefühle hervorgerufen. Durch die körperliche Alarmierung, die körperlich nicht abgebaut werden kann, werden wir zugleich seelisch gespannter. Zusammen mit den Ängsten und der Anspannung erfolgt eine Einengung der Wahrnehmung; wir sehen überwiegend die bedrohlichen Aspekte der Situation oder von uns selbst. Aufgrund der körperlich-seelischen Alarmierung folgen die Gedanken sehr schnell aufeinander. Und sie bewegen sich häufig im Kreis, wir verrennen uns. Denn wir erhalten keinerlei Außenanregung, keine Rückmeldungen von anderen, keine Korrektur, um aus unserem Gedankensystem herauszukommen; wir machen keine Erfahrungen durch Handlungen. –

Durch längeres Grübeln belasten wir uns somit seelisch und körperlich stark. Oft steigern wir uns in die Befürchtungen hinein. Eine Frau, 32: «Eine ungewisse Situation beunruhigt mich immer schon vorher. Meist versuche ich dann im verbissenen Alleingang meine Probleme durch Grübeln und Brüten darüber zu lösen. Je mehr ich das aber tue, um so mehr gerate ich in einen Strudel von Gefühlen, die fast über mir zusammenschlagen. Ich fühle mich dann als ein Spielball von Ängsten und zwanghaften Reaktionen, die ich kaum noch beeinflussen kann.»

Durch die Eskalierung von ängstlicher Erregung sowie durch unsere verengte Wahrnehmung kommen wir zu falschen Auffassungen und Schlüssen. Wir überbewerten Ereignisse. Wir verlieren die Tatsachen aus den Augen (66). Durch die eingeengte Wahrnehmung haben wir keinen Überblick mehr über die vielen anderen Aspekte der Situation. Wir betrachten uns und die Situation gleichsam mit Scheuklappen. Wir neigen zu Verallgemeinerungen, zum Katastrophendenken, erwarten und befürchten das Ungünstigste. So wird die Realität immer mehr verzerrt; wir entfernen uns zunehmend von einer «Lösung» der Schwierigkeiten. Im Zustand der körperlich-seelischen Alarmierung fangen unsere Gedanken gleichsam an zu galoppieren. Wir haben «verrückte Gedanken», unkontrollierte, unpassende Einfälle. Wir kommen auf ausgefallene Erklärungsversuche, wie wir in die Schwierigkeiten hineingerieten, daß andere Menschen schuld daran seien.

Unsere Erklärungs-Theorien über die Verursachung oder unsere Auffassungen über den möglichen Ausgang von befürchteten Ereignissen können sich durch andauerndes Grübeln so sehr festigen, daß sie uns kaum mehr loslassen und daß wir sie als real ansehen. In diesem Zustand schreiben wir auch unsere Ängste und Befürchtungen dem bedrohlichen Ereignis zu. In Wirklichkeit produzieren wir diese Gefühle durch unsere Vorstellungen und Gedanken im Zustand der körperlichen Alarmierung und seelischen Erregung. Aus den Gefühlen der Minderwertigkeit und Unzulänglichkeit für eine Situation schließen wir, minderwertig und unzulänglich zu *sein*. So bilden wir im Zustand sorgenden Grübelns, in der Eskalation unserer Gedanken eine verzerrt gestaltete Wirklichkeit und halten sie für Realität. Die Eskalation ihrer Ängste und deren Auswirkung beschreibt eine Frau: «Bis zum Seminar litt ich unter eigenartigen, psychosomatisch bedingten Schmerzen. Dann kam das Grübeln über die Ursachen; dann kamen Ängste, dann kam größerer Schmerz und schließlich starke Angst, wirklich ernstlich krank zu sein, Krebs zu haben. Aber nach dem Seminar wurde mir an den Beispielen bewußt, daß *ich* es war, die sich da hineinsteigerte. Durch die Befürchtungen und Vorstellungen schaffte ich mir meine eigenen Schmerzen. Es klingt unwahrscheinlich, aber meine Schmerzen sind jetzt vergangen.» –

Die bewertenden Urteile, die wir in negativen Selbstgesprächen, in diesem inneren Dialog, mit uns selbst häufig zu sprechen – «Ich kann das nicht!», «Ich bin ein Versager!», «Mir gelingt auch nichts» –, rufen ungünstige Gefühle in uns hervor. Und: Bei größerer Häufigkeit verfestigen sich die ungünstigen Bilder und Gedanken über uns selbst. Wir kommen immer weniger heraus aus diesem selbstkonstruierten Gebilde, denn wir halten diese Bewertungen über uns für Realität und nicht für unsere Gedankenprodukte. So werden die ungünstigen Gefühle über uns stärker und dauerhafter.

Des öfteren teilen mir Menschen nach Vorträgen mit, sie hätten bislang die intensiven Grübelgedanken, die sie fast zwanghaft erlebten, als erste Anzeichen des Wahnsinns gesehen. Die Befürchtung, verrückt zu werden, löste wiederum neue Ängste, zum Teil Panik aus, besonders weil sie keine Möglichkeit sahen, das Grübeln abzustellen, sondern sich ausgeliefert fühlten. Eine 50jährige Frau: «Ich dachte, wahnsinnig zu werden. Ich dachte, jetzt wirst du verrückt mit diesen andauernden Gedanken, ohne daß ich das irgendwie abstellen konnte, was mich innerlich auffraß. Ich war wie in einer tiefen Grube versunken in meinen Gedanken und Vorstellungen.»

«Allmählich glaubst Du, daß die Dinge *wirklich* so schlimm sind, wie Du Dir es einbildest», schreibt der amerikanische Psychologe Burns in seinem empfehlenswerten Buch «Angstfrei mit Depressionen umgehen». «...Schließlich wirst Du überzeugt sein, daß bestimmte Dinge schon immer negativ gewesen sind und es auch immer bleiben werden. Betrachtest Du Deine Vergangenheit, dann fallen Dir nur all die üblen Dinge ein, die Dir widerfahren sind. Wenn Du versuchst, Dir Deine Zukunft auszumalen, siehst Du nichts als Leere, endlose Probleme und Seelenqualen. Aufgrund dieser trostlosen Aussicht entsteht ein Gefühl von Hoffnungslosigkeit. Zwar ist dieses Gefühl völlig unlogisch, aber für Dich persönlich wirkt es so real, daß Du überzeugt bist, Deine Unfähigkeit würde bis in alle Ewigkeit fortdauern... Dein Denken wird von einer durchdringenden Negativität beherrscht. Du nimmst Dich selbst und die ganze Welt in düsteren schwermütigen Farbtönen wahr.» (32, S. 24)

Diese Negativität unserer Wahrnehmung – Vergangenheit, Gegenwart und besonders die Zukunft ungünstig zu sehen – ist zum Teil durch körperliche Vorgänge bedingt: Im Zustand von körperlicher und seelischer Gespanntheit, Stress und Erregung, bei gleichzeitiger körperlicher Inaktivität, sind unsere Vorstellungen, Gedanken und Erinnerungen eher ungünstig und negativ. Im entspannten Zustand dagegen sind sie eher positiv. Wir können uns das leicht veranschaulichen: Spannen wir unsere Muskeln an, ziehen das Gesicht in Falten, pressen die Kiefer aufeinander, dann können wir schwer etwas Erfreuliches denken oder vorstellen.

So vermindert sich durch das Grübeln unsere Fähigkeit, mit befürchteten zukünftigen oder vergangenen Ereignissen besser umzugehen. «Das viele Grübeln und meine Selbstzweifel führen zu negativen Erwartungen, und das lähmt meine Gefühle in der Situation und meine ganze Aktivität.»

Sorgenvolles Grübeln beeinträchtigt auch unsere Alltagsverrichtungen. Wir sind mit unserer Aufmerksamkeit nicht voll bei unseren Handlungen in der Gegenwart, sondern bei unseren grübelnden Gedanken. Wir sind «geistesabwesend». Bei unseren häuslichen oder beruflichen Tätigkeiten machen wir mehr Fehler, sind ineffektiver und erleben so mehr Stress. «Wenn ich grüble, dann kann es geschehen, daß ich mich völlig verliere», schreibt eine Frau. «Ich lese das Buch gar nicht, das ich in der Hand habe; ich höre nicht, wenn mich jemand anspricht. Ich bin so eingesponnen in meine Gedanken, daß ich das, was um mich herum vorgeht, gar nicht richtig wahrnehme. Oft tue ich so, als ob ich den Dingen folge und aufmerksam bin. Aber in Wirklichkeit bin ich nur mit meinen Gedanken beschäftigt. Alle Kraft geht in das Grübeln.»

Grübeln vor dem Schlafengehen erschwert das Einschlafen und kann zu Schlafstörungen führen. So hatten Personen mit Schlafstörungen und depressiven Stimmungen mehr ängstliches Grübeln als Personen mit gesundem Schlaf (76). Bei Schlafstörungen werden häufig noch Medikamente verordnet, ohne daß die Patienten über die Auswirkungen des Grübelns und Möglichkeiten der Verminderung informiert werden. –

Vielleicht denken Sie, daß ich die Folgen von sorgenvollem Grübeln und Selbstzweifeln übertrieben dargestellt habe. In den letzten Jahren wurden jedoch sorgfältige Untersuchungen durchgeführt:

Jugendliche, Erwachsene und ältere Menschen, die viel grübelten und negative Selbstgespräche führten, waren häufiger in ihrer seelischen Gesundheit beeinträchtigt und depressiv (138; 81; 14). Zugleich unternahmen depressive Personen weniger Problem-Löse-Aktivitäten zur Bewältigung ihrer Schwierigkeiten (24).

Dieser Zusammenhang zwischen häufigem sorgendem Grübeln mit seelischen Beeinträchtigungen ist meist wechselseitig: Fühlen wir uns seelisch beeinträchtigt, neigen wir stärker zum Grübeln. Und Grübeln wiederum vermehrt die seelischen Beeinträchtigungen.

Ferner: Unfallpatienten einer chirurgischen Klinik sowie Patienten mit chronischem Rheuma, die mehr grübelten und häufig darüber nachdachten, warum gerade sie der Unfall, die Krankheit betroffen habe, fühlten sich unwohler, hatten eine ungünstigere Genesung und konnten die Krankheit, den Unfall weniger günstig bewältigen (144; 15; 2).

Warum grübeln wir und führen negative Selbstgespräche?

Weshalb hören wir nicht damit auf, wenn es seelisch und körperlich so beeinträchtigend ist?

▷ Viele sind sich nicht klar darüber, daß sorgenvolles Grübeln und negative Selbstgespräche so ungünstige Folgen haben.

▷ Selbstgespräche zu führen ist etwas Natürliches, was fast fortwährend geschieht. Die meisten Erwachsenen sprechen lautlos viel zu sich selbst, führen häufig einen inneren Dialog mit sich. Oft begleiten diese Selbstgespräche unser Wahrnehmen, Fühlen und Verhalten. Kinder führen diese Selbstgespräche manchmal laut; dies erleichtert ihr Denken und Handeln.

Warum sind derartige Selbstgespräche nicht schädlich?

Es sind aufgaben- oder sachbezogene Gedanken und Selbstgespräche. Wir bereiten uns mit ihnen auf eine Situation vor oder begleiten uns in der Situation damit. Wir sind so besser gerüstet. Bei diesem Nachdenken und diesen Selbstgesprächen sind wir gleichsam nach außen gerichtet, auf die Welt, auf andere Menschen, auf Dinge. Und: Wir sind nicht in großer Spannung, Erregung und Stress; unser Organismus ist nicht alarmiert.

Auf Spaziergängen oder in Pausen denke ich oft nach, grübele. Ich beschäftige mich gedanklich mit meiner Arbeit, was ich besser machen kann, woran es liegt, daß meine Hilfe für einen Menschen nicht hinreichend ist. Dieses Nachdenken und Grübeln ist manchmal auch anstrengend, führt teilweise zu Muskelspannungen, besonders, wenn ich körperlich erschöpft bin. Entscheidend aber ist: Ich beschäftige mich mit etwas, was gleichsam außerhalb von mir liegt, was ich durch mein Handeln verbessern kann, was ich tun möchte. Es ist ein Suchen nach außen; ich empfinde keine Bedrohung oder keine Erregung durch das grübelnde Nachdenken.

So sind sorgenvolles Grübeln und negative Selbstgespräche deutlich unterschiedlich vom sach- oder aufgabenbezogenen Nachdenken. Beim Grübeln und bei den negativen Selbstgesprächen wenden wir uns nach innen, uns selbst zu, beschäftigen uns mit unseren Unzulänglichkeiten und der Bedrohlichkeit von Ereignissen für uns. Hierbei empfinden wir oft ängstliches Unwohlsein, und unser Organismus wird erregt und teilweise alarmiert. Oft ist das bedrohliche Ereignis schwer durch unser Handeln zu beeinflussen, zum Beispiel ob wir eine Krebserkrankung haben oder nicht, ob ein Partner zu uns zurückkehrt oder nicht.

▷ Entscheidend ist ferner: Bei sorgenvollen grübelnden Selbstgesprächen sind wir meist in einem Zustand seelischen Unwohlseins, von Spannung, Erregung und Stress oder Depression (26). Bei diesem beeinträchtigten seelischen Zustand führt ein Nachdenken zu eher ungünstigen Gedanken, Vorstellungen und Erinnerungen. Wir sehen aufgrund der körperlich-seelischen Gespanntheit eher die bedrohlichen, negativen Aspekte. Ferner werden unsere Aufmerksamkeit und unsere Denkweise durch die ungünstigen Gefühle eingeschränkt. Ein Beispiel: Vor einer längeren Reise denken wir oft aufgabenbezogen nach, was noch zu erledigen ist, was wir mitnehmen müssen, was nicht fehlen darf. Ein solches planendes Nachdenken, vor allem wenn wir das Notwendige auf einen Zettel aufschreiben und laufend vor uns sehen, ist nicht belastend. Sind wir jedoch sehr in Zeitnot, mit Arbeit überlastet und erschöpft und müssen wir noch den Koffer für eine Reise packen und befürchten wir, alles nicht zu schaffen, dann kann hastiges Nachdenken, was wir noch alles tun müssen, besonders vor dem Einschlafen, Beunruhigung oder Angst auslösen. Im Zustand der Anspannung und stressvollen Belastung zweifeln wir, alles zu schaffen, sehen die Aufgaben als sehr schwierig vor uns.

▷ Können wir etwas Wichtiges bei uns selbst oder unserer Umwelt nicht akzeptieren und haben wir kein Vertrauen in den Gang des Geschehens, wehren wir uns dagegen, was geschieht, dann werden wir uns häufig in Gedanken und Vorstellungen damit beschäftigen. Wir hoffen und suchen in Gedanken nach Möglichkeiten, das Geschehen doch noch zu beeinflussen und abändern zu können. Das ist etwas Natürliches. Wenn wir uns jedoch bedroht und gespannt fühlen, uns im Stress befinden, wird unser Körper alarmiert. Unsere Wahrnehmung ist eingeengt, wir sind wenig kreativ, wir bewegen uns mit unseren eher negativen Gedanken im Kreis. Wir erschöpfen uns im Ausmalen der negativen Aspekte der Situation.

▷ Trotz dieser nachteiligen Folgen sorgenvollen Grübelns sind manche der Auffassung, sie könnten durch Grübeln ihre Schwierigkeiten lösen, würden mit einem Ereignis besser fertig werden. «Ich muß mich da durch meine Schwierigkeiten hindurcharbeiten, ich muß grübeln», sagt ein Mann. «Ich muß alles immer wieder überdenken, ich muß alles allein aufarbeiten.» Durch dieses Grübeln rutschen sie eher tiefer in die «Grube» hinein. Zu dieser Auffassung mag auch folgendes beitragen: Manchmal grübeln Menschen vor einer schwierigen Situation, und dann bestehen sie sie wider Erwarten gut. So kann sich bei ihnen ein Zusammenhang bilden zwischen sorgenvollem Grübeln vorher und dem besseren Bestehen einer Situation. Sie glauben allmählich, ohne vorheriges Grübeln würden sie die Situation schlechter bestehen. Meist ist das Gegenteil der Fall. Auch diejenigen, die mir mitteilten, sie hätten oft Angst gehabt, die grübelnden Gedanken seien der Beginn des Verrücktseins und Wahnsinns, hatten die Auffassung: «Ich muß da hindurch». Sie müßten sich mit ihren negativen Gedanken auseinandersetzen, um nicht wahnsinnig zu werden. Jedoch erreichen sie dadurch eine Zunahme ihrer seelischen Beeinträchtigungen.

▷ Manche meinen fälschlich, eine Einschränkung sorgenvoller Selbstgespräche sei eine Verdrängung, eine Unterdrückung von Gedanken und Gefühlen, die sich schädlich auswirke. «Ich muß doch intensiv über mich und meine Schwächen und Schwierigkeiten nachdenken, sonst verdränge ich es.» Eine Frau schrieb mir: «Nach dem Seminar in den vergangenen drei Wochen habe ich versucht, nicht mehr so über meine Probleme zu grübeln, sie gelassener zu sehen. Dabei hat es sich des öfteren bewahrheitet:

Alles ist nur halb so schlimm, als es beim Grübeln erscheint. Aber eines beschäftigt mich noch immer: Ist das nicht nur ein Verdrängen? Man soll doch spontan auftauchende Gefühle, auch wenn sie voller Angst sind, nicht blockieren?» In Wirklichkeit produzieren wir bei grübelnden Selbstgesprächen durch unsere Gedanken und Vorstellungen die ungünstigen Gefühle. Vermindern wir diese sorgenvollen Selbstgespräche oder stellen sie ein, so erleben wir die ungünstigen Gefühle nicht und müssen sie nicht unterdrücken.

▷ Sorgenvolles Grübeln kann auch gefördert werden, wenn Menschen in seelischen Schwierigkeiten oder bei körperlichen Erkrankungen Bücher mit unwissenschaftlichen falschen Auffassungen lesen und sich oder ihre Erkrankung zu analysieren suchen. Ich bin betroffen, wenn ich höre, wie viele Menschen sich aufgrund unwissenschaftlicher psychologischer Ratschläge und Theorien selbst beeinträchtigen.

Wie können wir von sorgenvollen Selbstgesprächen wegkommen?

Im folgenden stelle ich Erfahrungen und Möglichkeiten zusammen, die mir Menschen berichteten und die mit wissenschaftlichen Untersuchungsbefunden übereinstimmen:

Ein erster Schritt ist, daß wir uns der schädigenden Auswirkungen grübelnder Selbstgespräche deutlich bewußt werden, besonders in Zeiten, in denen wir seelisch beeinträchtigt sind. «Mir ist klar geworden, daß ich bei einem Stimmungstief endlich aufhören muß zu grübeln, da ich meist doch nur langwierige Gedanken anstelle, die überhaupt nicht zutreffen, sondern mich belasten.» – «Ich bin mir jetzt bewußt, daß ich oft in meinen grübelnden Gedanken nur das Negative betrachte und das Positive übersehe.» So sehen Menschen allmählich deutlicher, was sie sich durch ihr Grübeln antun, wie sehr sie sich damit belasten. «Ich will meine unbegründeten grübelnden Angstgedanken mehr vermindern, um offener zu werden für das, was ‹Leben› ist.»

Im folgenden beschreibt eine 42jährige Frau in einem Brief, daß es für sie nicht einfach war, sich der schädigenden Auswirkungen bewußt zu werden; sie hielt bisher grübelnde Gedanken für förderlich: «Ich habe mich negativen Gedanken immer sehr geöffnet. Denn beim Zurückdrängen negativer Gedanken und Gefühle dachte ich: ‹Das ist wie das Ausschalten eines Radios, bei dem mir das Programm nicht paßt.› Auch Bücher über den Wert positiver Gedanken haben bei mir nur eine trotzige Gegenwehr wachgerufen und die gegenteilige Wirkung erzielt. Bei Ihrem Seminar konnte ich ohne mißtrauischen Widerstand zuhören und schließlich annehmen, daß es nicht sinnvoll ist, grübelnde Gedanken und die dadurch erzeugten Gefühle als gegeben hinzunehmen. Bisher hatte ich immer die Auffassung, daß gerade die negativen Gedanken einen Sinn haben und betrachtete sie als Rätsel, die gelöst werden mußten. Aber es stimmt schon, es ist ein Kreisdenken. Es ähnelt einer Sucht, es führt zur Eskalierung, es kommt dabei verdammt wenig heraus. Man ist wie ein Goldgräber, man wühlt im Dreck; ich hatte oft so große Schwierigkeiten, danach alles zu verarbeiten. Man findet nur ab und an einen Erkenntnissplitter, dann aber fehlt die Kraft, ihn zu verwerten, von einer Änderung des Verhaltens ganz zu schweigen. Mir war bisher nicht klar, daß dieses sorgende Grübeln so wenig positive Seiten hat.»

Grübel-Stop

Immer dann, wenn wir uns beim Grübeln und bei negativen Selbstgesprächen («Ich werde es nie schaffen») ertappen, sagen wir uns: «Stop!» Oder: «Stop mit dem Grübeln!» Wenn wir allein sind, sagen wir dieses Stop am besten laut zu uns.

In schwierigen seelischen Zeiten werden wir uns dieses Stop-

Zeichen häufig geben. Es ist gut, wenn wir uns immer wieder freundlich sagen: «Stop mit dem Grübeln!» und nicht ärgerlich werden, uns deswegen verurteilen oder dagegen ankämpfen. Ja, wir können uns sogar etwas freuen, daß wir uns des Grübelns bewußt geworden sind, daß wir bemerkt haben, wie beeinträchtigend wir mit uns umgehen. Wir können gleichsam zu uns sagen: ‹Aha, ich habe wieder über diese vergangene verletzende Situation nachgedacht. Aber damit belaste ich mich zu sehr!› Es ist kein Ankämpfen gegen das Grübeln, sondern ein aufmerksames distanziertes Beachten dessen, was in uns geschieht. Bei einer solchen Haltung gehen die Gedanken schneller vorbei.

Eine Frau schrieb mir einige Zeit nach einem Vortrag: «Das ‹Stop mit dem Grübeln› hat mir sehr geholfen, es ist tatsächlich wirksam. Ich bin augenblicklich auf solche ‹Krücken› angewiesen und brauchte ganz konkrete Ratschläge. Denn bisher fühlte ich mich wie eine Fliege im Spinnennetz, die sich der Spinne völlig ausgeliefert sieht. Angst und Hoffnungslosigkeit beherrschen mich beim Grübeln.»

Diesen Grübel-Stop können wir unterstützen, indem wir anschließend unsere Aufmerksamkeit auf etwas anderes richten, so daß sorgenvolle Selbstgespräche erschwert werden:

1. Wir führen eine Tätigkeit mit mehr Achtsamkeit und Bewußtheit aus. «Ich gebe mir jetzt öfter bei der Hausarbeit, zum Beispiel beim Bügeln, einen ‹Grübel-Stop›. Ich habe auch gemerkt, wenn ich danach meine alltäglichen Verrichtungen bewußter und konzentrierter mache, das vermindert mein Grübeln.» – Eine Frau: «Wenn ich bemerke, daß ich bei meiner Schreibtischarbeit über meine Sorgen grübele, stehe ich mit den Worten ‹Stop mit dem Grübeln› auf und bewege mich etwas im Zimmer. Danach bin ich konzentrierter bei meiner Arbeit.»

2. Wenn wir nichts zu tun haben, etwa bei einer Bahnfahrt, können wir unsere Aufmerksamkeit auf unseren Atem richten. So sind wir auf etwas anderes als das Grübeln konzentriert. Und: Durch die größere Aufmerksamkeit normalisiert sich unsere Atmung, das sympathische Nervensystem wird weniger aktiviert, s. S. 144.

3. Nach dem Grübel-Stop denken wir etwas Positives, etwa: «Ich denke, ich werde es schaffen, ich werde mir Mühe geben.» «Ich glaube, am heutigen Tag werde ich klarkommen.» Eine Frau: «Für mich war die Einsicht sehr wichtig, daß es gut ist, an Positives zu denken. Ich denke nach dem Grübeln bewußt an bestimmte schöne Erlebnisse, dann fühle ich mich besser.» Gewiß, wenn wir uns nicht gut fühlen, werden wir zuerst nach schönen Erlebnissen suchen müssen oder danach, was wir anerkennend zu uns selbst sagen können. So müssen wir unser eigener Lehrer und Trainer sein. Allmählich werden wir auch in Belastungszeiten etliches finden, das wir beruhigend zu uns sprechen können, etwa «Nimm es an!», «Laß es los!», «Nimm es nicht so wichtig, in einer Woche denkst du doch kaum noch daran». Ich meine nicht, daß wir uns dabei selbst täuschen oder etwas vormachen sollten. Aber bei einigem Bemühen werden wir an uns selbst oder an einem Ereignis etwas finden, das auch ermutigend oder günstig ist. Ein Mann: «Ich sage mir, und ich weiß es aus Erfahrung, sorgenvolles Grübeln hat keinen Zweck, es bringt dich nicht weiter. Es fordert von mir einen hohen Preis. Dann gebe ich mir oft einen Ruck und sage: ‹Sieh es nicht immer so als Belastung! Geh in die Situation und lebe sie!› Ich spreche mit mir ermutigend wie ein Trainer mit seinem Sportler. Ich gebe mir geistig einen Stoß in die Rippen, etwas nicht als Belastung anzusehen, sondern als eine natürliche Anforderung des Lebens, die ich auch packe.»

Ich ertappe mich oft bei Spaziergängen, daß ich über schwierige Aufgaben nachgrübele, etwa wie ich ein Manuskript gestalten will. Dieses aufgabenbezogene Nachdenken ist im Vergleich zum selbstbezogenen sorgenvollen Grübeln nicht schädlich. Aber nach einiger Zeit kommt meist nichts Neues mehr, und ich lebe hierdurch nicht in der Gegenwart. So möchte ich dann diese Gedanken nicht haben. Mir hilft dabei sehr, wenn ich mich auf manches Schöne in der Umgebung aufmerksam mache und zu mir spreche: «Sieh dahinten, diese schönen großen Bäume!» «Diese Wolke ist so interessant, diese Abgrenzungen gegen den blauen Himmel!» Dadurch, daß ich über die Schönheiten in meiner Umwelt zu mir selbst rede und sie mir verdeutliche, bin ich aufmerksamer nach außen orientiert und komme von meinen Gedanken los. Manchmal stelle ich mir vor, daß ich einem blinden Menschen die Schönheit der Umgebung bei einem Spaziergang oder einer Bahnfahrt beschreibe, das, was für ihn interessant sein könnte. So lebe ich mehr in der Gegenwart und sehe das Positive.

Grübel-Stop vor dem Einschlafen

Hier ist ein Grübel-Stopp besonders wichtig. Jedoch brauchen wir meist noch zusätzliche Maßnahmen, da wir ohne Tätigkeit im Bett liegen:

Lenken wir die Aufmerksamkeit auf unsere Atmung, schwinden die grübelnden Gedanken eher. Wir achten bewußt darauf, wie die Luft durch die Nase ein- und ausströmt und wie sich der Bauch hebt und senkt. Wir können auch «Ein» und «Aus» beim Ein- und Ausatmen sagen. Günstig ist es, anfangs doppelt solange auszuatmen wie einzuatmen. So sind wir mit unserer Aufmerksamkeit mehr bei unserem Atmen in der Gegenwart, und hierdurch vermindert sich die Aktivität des sympathischen Nervensystems. Haben wir Erfahrung in Atemübungen, so tritt die Wirkung schneller ein.

Von einer anderen Möglichkeit berichtet ein Mann: «Ich richte meine volle Aufmerksamkeit auf meine Gedanken, betrachte sie möglichst objektiv, möglichst gelassen und ohne sie zu bewerten. Dann sage ich zu mir selbst: ‹Aha, da kommt mir dieser Gedanke! Und jetzt dieser! Und jetzt wieder ein anderer! Interessant!› Oder ich versuche die Gedanken langsamer kommen und schließlich aufhören zu lassen, so wie ein Läufer langsam ausläuft, anhält und sich schließlich hinlegt.»

Wir können auch unsere Aufmerksamkeit auf Erfahrungen des Tages lenken, die befriedigend und schön waren. «Ich denke an all die Dinge, die an dem Tag trotz der schmerzhaften Belatungen angenehm und schön gewesen waren. Ich bin dann oft erstaunt, wieviel dabei herauskommt: Wie mir beim Duschen das warme Wasser freundlich über die Haut lief, daß die Sonne durch das Fenster schien, daß ich gemütlich gefrühstückt hatte usw. Es sind durchaus keine Sensationen. Aber mir wird doch deutlich, wie gut ich es auch an diesem Tag hatte und daß es eigentlich heute keinen Grund für finsteres Brüten gibt.»

Hilfreich ist die Beachtung der Regeln für einen guten Schlaf: zum Beispiel vom Nachmittag an auf Kaffee oder Tee zu verzichten, abends keine schweren Mahlzeiten essen, vor dem Schlafengehen einen Spaziergang machen, ein Bad nehmen oder Entspannungsübungen machen, das Schlafzimmer gut lüften, eher kühl halten. Und: An positive Ereignisse denken, mit dem zufrieden sein, was wir tagsüber erreichten, und uns auf den nächsten Tag freuen.

Wenn wir nun trotzdem nicht schlafen können und vom Grübeln nicht wegkommen? Bei dem hohen Preis, den sorgenvolles Grübeln von unserer körperlich-seelischen Gesundheit fordert, ist es das Beste: Wir stehen auf und werden aktiv. Wir tun etwa das, was wir schon lange tun wollten, wozu wir aber keine Zeit hatten: einen Brief schreiben, Blumen gießen, schöne Musik hören. «Wenn ich das Grübeln vor dem Einschlafen nicht zum Aufhören bringen kann», schreibt eine Frau, «dann stehe ich kurz entschlossen auf und mache etwas, was schön ist oder wozu ich sonst keine Zeit hatte. Das kann sehr Verschiedenes sein: Ich schreibe meine Gedanken auf, ich lese ein interessantes Buch, ich mache eine Entspannungsübung. Oder ich schreibe Briefe. Ja, manchmal mache ich Hausarbeit oder Bügeln.» So geben wir dem Grübeln kaum Chancen; und durch unsere Aktivität beruhigen wir uns und werden müde.

Wesentlich ist, den verminderten Schlaf nicht negativ zu bewerten und uns Sorgen zu machen, wir bekämen zuwenig Schlaf und wären deshalb am nächsten Tag nicht leistungsfähig. Ein oder zwei Stunden weniger Schlaf, die wir mit derartigen Aktivitäten verbringen, wirken sich nur wenig aus. Entscheidend ist unsere Einstellung, die wir zu einem verkürzten Schlaf haben, also daß wir das beeinträchtigende Grübeln verhinderten und etwas Sinnvolles taten.

Ablenkung und engagierte Aktivitäten

Wenn wir bei größeren seelischen Belastungen bemerken, daß wir trotz Grübel-Stop immer wieder in grübelnde Selbstgespräche kommen, dann gibt es zwei weitere Möglichkeiten: 1. Ablenkung und engagierte andersartige Aktivitäten. 2. Klärung und Neubewertung der belastenden Ereignisse, durch Gespräche oder schriftliche Niederlegung.

Zeitweilige Ablenkung und Weglenken der Aufmerksamkeit von den Belastungen und Schwächen der eigenen Person können kurzfristig hilfreich sein. Mir fiel es zunächst schwer, dies als nützliche Möglichkeit zu erwähnen. Jedoch wurde das Ablenken von vielen Befragten genannt. Und in neueren Untersuchungen fand ich: Ablenkung und Ignorierung bei starker grübelnder Selbstbeschäftigung sind kurz- und mittelfristig Schutzprozesse vor schädigender Selbstbeeinträchtigung. Wahrscheinlich sind es nicht ideale Prozesse der Bewältigung belastender Erfahrungen und grübelnder Gedanken. Aber ein Weglenken der Aufmerksamkeit ist günstiger, als wenn Menschen sich durch längeres Grübeln stark beeinträchtigen, Alkohol oder Beruhigungstabletten zu sich nehmen, besonders wenn sie keine Möglichkeit haben, sich in Gesprächen mit anderen zu klären und zu beruhigen. «Wenn ich ungelöste Probleme habe», sagt eine 60jährige Frau, «suche ich mir einen verständnisvollen, hilfreichen Gesprächspartner. Wenn mir aber das nicht gelingt und nichts anderes möglich ist, dann kann ich es schlecht ertragen, ungelöste Schwierigkeiten mit mir herumzutragen. Ich versuche dann, nicht daran zu denken, es abzuschütteln.»

«Habe ich persönliche Schwierigkeiten», sagt ein 42jähriger, «die mich belasten, dann strenge ich mich an, um sie schnell zu ändern oder zu lösen, um nicht sinnlosen Stress durch Grübeln zu haben. Schaffe ich das aber nicht, dann stelle ich die Gedanken zurück, dann verdränge ich sie. Ich denke, daß es mit der Zeit vielleicht klarer in mir wird.»

Wichtig ist, daß hier *Gedanken* zurückgestellt werden, nicht Gefühle verdrängt oder unterdrückt werden. Wenn wir es schaffen, uns von belastenden Gedanken abzulenken, sie nicht zu denken, dann treten belastende Gefühle nicht oder deutlich weniger auf. «Wenn es mir nicht gelingt, meine Schwierigkeiten zu lösen, fühle ich mich ziemlich niedergeschlagen», sagt ein 33jähriger Mann. «Ich versuche dann, dies zu mildern, indem ich mir mein Denken an das Problem ausrede und wegschiebe.»

Untersuchungsbefunde bestätigen die Auswirkungen der Bewältigung von Schwierigkeiten durch kurz- und mittelfristige Ablenkung. Jüngere Menschen etwa, die Lebenskrisen günstig bewältigt hatten, neigten mehr zu Ablenkung und Ignorierung; während Personen, die mit ihrer Aufmerksamkeit und ihren Gefühlen gegenüber dem Stress der Lebenskrisen sehr geöffnet waren, Krisen schlechter bewältigten (150). Seelisch gesunde Personen neigten weniger zu gedanklicher Weiterbeschäftigung mit Stressereignissen, weniger zu Selbstbemitleidung und Selbstbeschuldigung als Personen mit psychoneurotischen und depressiven Beeinträchtigungen (27). – Ältere alleinstehende Frauen, die seelisch gesund waren, beschäftigten sich gedanklich weniger mit belastenden Alltagsproblemen, spielten die persönliche Wichtigkeit der Probleme eher herunter und fanden sich leichter mit dem Unabänderlichen ab als Frauen ähnlichen Alters mit seelischen Beeinträchtigungen (14). Ja, kürzlich ist von einer amerikanischen Psychologin als *ein* Erklärungsfaktor für die größere Häufigkeit der Depressionen bei Frauen die Annahme geäußert worden: Männer sind aktiver, indem sie sich ablenken, was ihre Verstimmung vermindert. Frauen reagieren passiver, indem sie über ihren depressiven Zustand und seine Ursachen grübelnd nachsinnen und so die depressive Stimmung vermehren (121).

Kann ignorierendes Weglenken von seelischen Schwierigkeiten nicht schädlich sein? Wenn Menschen in oder nach belastenden Situationen Gefühle von Angst, Niedergeschlagenheit oder Minderwertigkeit empfinden und wenn sie danach keine Möglichkeiten haben, etwa durch Gespräche von ihren grübelnden Gedanken und damit von den Gefühlen wegzukommen, dann kann es eine kurzfristig hilfreiche Bewältigung sein, sich abzulenken und so die *Gedanken* stoppen. Damit werden *nicht Gefühle* unterdrückt oder verdrängt.

Dauert dagegen das belastende, bedrohende Ereignis längere Zeit an oder verstärkt es sich, dann ist Ablenken kurzfristig hilfreich, aber keine dauerhaft angemessene Bewältigungsform. So ergab eine Zusammenfassung von 26 Untersuchungen über die seelische Bewältigung von Stressereignissen: Ein Weglenken der Aufmerksamkeit vom Stressereignis und den eigenen gefühlsmäßigen Reaktionen führte zu geringerer körperlicher Belastung und Erregung als die Zuwendung der Aufmerksamkeit zum Stressereignis und den eigenen Reaktionen. Wurden jedoch die Langzeiteffekte untersucht, war die Zuwendung zum Stressereignis und den eigenen Reaktionen günstiger (117).

Bei einer anhaltenden bedrohlichen Belastung ist somit ein andauerndes Weglenken der Aufmerksamkeit eher ungünstig. Es verhindert die Auseinandersetzung mit dem belastenden Ereignis, etwa mit einer Krebserkrankung, und entsprechende vorsorgende Handlungen. Andauerndes Weglenken ist dann eher ein Fliehen vor der Realität und somit nachteilig. Bei Drogensüchtigen mit der Gefahr der Aids-Infizierung ergab sich: Viele wollten die Gefahren nicht zur Kenntnis nehmen, ignorierten die Möglichkeit einer Infizierung. Sie lebten so, als ob die Gefahr nicht bestünde. «Ich will es nicht wissen. Ich habe darauf bestanden, daß ich den Test nicht machen will.» Sie suchen dies durch wenig begründete Gedanken zu stützen: «Ich fühle mich nicht krank, also kann ich auch nicht HIV-positiv sein.» Die Ignorierung und Weglenkung reduzierte die Angst – aber auch die notwendigen Schutzhandlungen und eine angemessene Bewältigung (87).

So mag bei manchen nach der Diagnose einer schweren Erkrankung anfangs ein Wegschieben, ein gewisses Nicht-wahrhaben-Wollen stehen. Je offener und längerdauernd die Belastungen werden, um so wichtiger sind ein Zulassen der Gedanken und das Arbeiten an einer angemessenen Bewältigung des bedrohlichen Ereignisses. Ist das geschehen, dann kann durchaus wieder ein gewisses Maß an Nicht-Beschäftigung hilfreich sein. So konnten diejenigen Patienten mit ihrer Rheumaerkrankung besser umgehen und empfanden weniger Schmerzen und Stress, die weniger grübelten, weniger über die möglichen Ursachen der

Erkrankung nachdachten, sich weniger Schuld an der Erkrankung gaben, sich mehr ablenkten und die ihre Erkrankung annehmen konnten. Das bedeutete jedoch nicht eine oberflächliche Einstellung zur Erkrankung: Zugleich sahen diese Patienten ihre Krankheit eher als Aufgabe an, die ihnen das Leben gestellt hatte, achteten mehr auf gesunde Bewegung und Ernährung sowie Verminderung von Stress (15).

Engagierte Aktivitäten und andersartige Erfahrungen führen zu einer gleichsam natürlichen Ablenkung von sorgenvollen und belastenden Gedanken. Die aktive «Nach-außen-Wendung» vermindert ein zu großes Maß an Aufmerksamkeit auf uns selbst, auf ängstliche belastende Gefühle und auf die bedrohliche Situation, in der wir uns befinden. «Wenn es ‹gefährlich› wird, schalte ich die Gedanken ab, indem ich mir eine Beschäftigung suche, die mich ganz ausfüllt.» «Zwar sind Gespräche mit anderen für mich auch sehr wichtig», sagt eine 35jährige Frau. «Aber oft habe ich nicht den Mut, oder mir fehlt die Kraft, ungelöste Schwierigkeiten, wenn sie nicht gerade akut sind, aus der geschlossenen Schublade hervorzuholen. Ich neige dann dazu, nach positiven Eindrücken oder Tätigkeiten zu suchen, so daß ich nicht daran denke.» Eine Frau schreibt über ihre zu starke ‹Innenwendung› in der Vergangenheit: «Bei meinen Belastungen im Beruf und in der Partnerschaft habe ich wahrscheinlich früher zuviel an mir gearbeitet, habe meine Schwächen und Fehler zu sehr unter die Lupe genommen und mir dabei zu wenig vertraut. Ich glaube, ich habe jetzt mit dem Älterwerden ein ausgewogenes Maß der Zuwendung nach innen zu mir und nach außen zur Umwelt gefunden.»

Viele Möglichkeiten von engagierten Aktivitäten zur Weglenkung von grübelnden, sorgenden Gedanken wurden uns berichtet: ein Aufsuchen von Freunden oder Bekannten, ein Besuch im Kino, in der Sauna oder einem Fitness-Center, eine kleine Reise, ein «Tapetenwechsel». Aktivere Möglichkeiten waren Radfahren, Sporttreiben, ein Dauerlauf, Gartenarbeit, ein Discobesuch. Während eines Dauerlaufs können wir uns kaum grübelnden Gedanken hingeben, wir laufen gleichsam unseren belastenden Problemen davon. Stunden des Spiels oder des Sports sind lustbetont, geben uns ein Gefühl von Kraft und Zuversicht, vermindern Gefühle von Hilf- und Hoffnungslosigkeit. Ich habe bei mir festgestellt, daß ich am besten mein aufgabenbezogenes Nachdenken abstellen kann, wenn ich mich sehr in einer Tätigkeit engagiere. Bei einem Doppel im Tennis wird die Beanspruchung meiner Aufmerksamkeit so stark, daß ich nicht mehr an vergangene oder zukünftige Aufgaben denken kann.

Oft verhelfen uns schon einige Stunden engagierter Aktivität dazu, daß wir ein belastendes Ereignis als weniger bedrohlich und bedeutsam ansehen, mehr Distanz haben und nicht nur die ungünstigen Aspekte sehen. Mit dem zeitlichen Abstand verändert sich die Bewertung.

Eine günstige natürliche «Ablenkung» ist, wenn wir ein oder mehrmals am Tag Entspannungs- oder Yoga-Übungen machen oder meditieren. Neben der Entspannung bedeutet dies, daß wir in dieser Zeit relativ frei von grübelnden Gedanken und Belastungen sind, daß eine Unterbrechung hierin eintritt. Diese beruhigende Wirkung entfaltet sich allerdings erst dann voll, wenn wir Entspannungsübungen, Hatha-Yoga oder Meditation regelmäßig praktizieren.

Engagierte Arbeit kann uns bei der Ablenkung anhaltender Belastungen helfen, so bei Trennung oder Verlust des Partners, bei einer lebensbedrohenden Krankheit, bei Einsamkeit oder Neigung zu depressiven Stimmungen. Ein Mann, 32: «Das geregelte Berufsleben und die Kontakte zu Kollegen halfen mir jeden Tag aufs neue, nicht in dieses endlose Grübeln und die Untergangsstimmung über die Trennung von meiner Frau zu verfallen.» – «Sehr positiv war es, daß ich mich nach dem Verlust meines Partners recht gut durch Arbeit ablenken konnte», schreibt eine Frau. Häufig berichteten auch Menschen, daß sie sich in freiwilliger Mitarbeit für humanitäre Aufgaben engagierten, etwa in der Hilfe für notleidende Menschen. Sie empfinden dies als hilfreich, um sich selbst von der übermäßigen Beschäftigung mit ihren seelischen Sorgen zu befreien.

Albert Schweitzer, Theologe, Nobelpreisträger und Arzt mit jahrelanger Arbeit im Urwald-Hospital Lambarene: «Pessimistisch bin ich darin, daß ich das nach unseren Begriffen Sinnlose des Weltgeschehens in seiner ganzen Schwere erlebe. Nur in ganz seltenen Augenblicken bin ich meines Daseins wirklich froh geworden. Ich konnte nicht anders als alles Weh, das ich um mich herum sah, dauernd miterleben, nicht nur das der Menschen, sondern auch das der Kreatur. Mich diesem Mit-Leiden zu entziehen, habe ich nie versucht... So sehr mich das Problem des Elends in der Welt beschäftigte, so verlor ich mich doch nie in Grübeln darüber, sondern hielt mich an den Gedanken, daß es jedem von uns verliehen sei, etwas von diesem Elend zum Aufhören zu bringen» (160, S. 162).

Klärung und Neu-Bewertung von Sorgen und Belastungen

▷ Gespräche mit einfühlsamen Menschen über Sorgen vermindern Grübeln und negative Selbstgespräche. Wir rufen einen Freund oder eine Freundin an oder – wenn wir niemanden haben – die Telefonseelsorge. Wir äußern das, was uns bedrückt, was uns beeinträchtigend widerfahren ist, was wir an uns nicht mögen. Durch dieses Aussprechen unserer Gedanken einem verständnisvollen Gesprächspartner gegenüber, der uns nicht bewertet, ändern sich unsere Gedanken; wir werden fähig, uns Lösungsmöglichkeiten zuzuwenden und sie im Gespräch zu klären. Eine Frau: «Gespräche mit einfühlsamen Menschen über mich habe ich als sehr hilfreich und klärend bei meinen seelischen Schwierigkeiten empfunden.» Eine Kindergärtnerin: «Wenn ich Schwierigkeiten am Tage gehabt habe, klingen bei mir die Gefühle lange nicht ab; oft verfolgen mich die Probleme bis in die Nacht hinein. Dann hilft mir das Gespräch mit meinem Partner, der ein starkes Einfühlungsvermögen besitzt.»

Setzen wir uns mit unseren belastenden Gedanken im Gespräch mit einem einfühlsamen Gegenüber auseinander, dann ist das deutlich verschieden von sorgenvollen Selbstgesprächen, die wir allein führen. Im Gespräch mit anderen empfinden wir eine gewisse Geborgenheit und Entspannung. Durch das Aussprechen verlieren unsere Gedanken und Urteile das Überwertige und Panikartige. Es ist kein Kreisdenken, kein Eskalieren in der Vorstellung, kein Stehenbleiben bei Schuldzuweisungen an uns und andere. Wir sind näher an der Realität. «Wenn ich Kontakt mit anderen Leuten habe und über mich rede, dann kommen mir andere Gedanken. Mit Menschen reden bedeutet für mich, andere Gesichtspunkte zu finden; es ist viel fruchtbarer, als allein zu grübeln.» Eine Mutter und Lehrerin, 32: «Durch Gespräche kann ich besser die Realität akzeptieren, das, was ich nicht ändern kann; und ich bekämpfe dann die Umstände und andere Menschen nicht so.»

▷ Tagebuch schreiben kann bei der Akzeptierung belastender Geschehnisse und bei einer Neu-Bewertung helfen. «Ich habe angefangen, täglich Tagebuch zu schreiben, und nehme da auch die Ereignisse und Gedanken hinein, die für mich belastend sind. Vieles wird mir oft während des Schreibens klar, und mir wird leichter. Danach merke ich häufig, daß dieses Ereignis nicht so wichtig ist, und es zieht mich dann auch nicht mehr so herunter.» Beim Tagebuchschreiben oder auch im Gespräch mit anderen können wir uns auch fragen: ‹Wie bedeutsam wird die Situation noch in zwei Wochen oder zwei Monaten sein?› So sehen wir das Ereignis, das sich bei unserem sorgenvollen Grübeln meist vergrößert hat, mit mehr Abstand.

▷ Die schriftliche Niederlegung unserer Sorgen vermindert sorgenvolles Grübeln und ermöglicht eine Klärung. Wir schreiben auf die linke Seite eines Blattes: «Was kann ich noch an der belastenden Situation, dem Problem ändern oder tun?» Oft werden wir erstaunt sein, daß uns etliche Möglichkeiten einfallen. Und auf den rechten Teil des Papiers schreiben wir: «Was kann ich nicht mehr ändern?» Diese Niederlegung hilft uns, die Gedanken distanzierter zu sehen und sie zu klären. Das Blatt hängen wir in unser Wohn- oder Schlafzimmer oder tragen es bei uns. Immer, wenn wir wieder anfangen zu grübeln, sehen wir auf den Zettel und fragen uns: ‹Hast du irgendwelche neuen Gedanken? Stehen sie noch nicht auf dem Papier?› Meist stellen wir dann fest: Das, worüber wir grübeln, haben wir schon aufgeschrieben. So machen wir die konkrete Erfahrung, daß unser Grübeln uns in der Bewältigung der Schwierigkeiten nicht voranbringt; wir werden eher davon ablassen. Ein Mann: «Ich dramatisiere dann meine Schwierigkeiten nicht mehr so und kaue nicht mehr so lange grübelnd darauf herum, seit ich erkannt habe, daß meine Grübeleien selbstzerstörerisch sind.»

Einige berichteten mir, daß es ihnen half, wenn sie auf einen Zettel schrieben: «Was werde ich das nächste Mal in dieser Situation anders, besser machen?» Andere schrieben auf: «Wie kann oder will ich mich ändern?» Hierdurch konnten sie sich eher eine Grenze in ihrem passiven Sorgen setzen und das Vergangene eher akzeptieren. Andere wiederum schrieben auf: «Wie wichtig ist die Sache eigentlich, um die ich mir diese Sorgen mache?»

▷ *Problem-Klärung und Problem-Bewältigung*. Der amerikanische Lebensberater Dale Carnegie empfiehlt in seinem Buch «Sorge dich nicht, lebe!»: «Wir müssen uns über unsere Probleme Gedanken machen, aber keine Sorgen. Was ist der Unterschied? Lassen Sie es mich genau erklären. Wenn ich in New York über eine verkehrsreiche Kreuzung gehe, mache ich mir Gedanken über das, was ich tue, aber ich bin nicht besorgt. Sich Gedanken machen, bedeutet zu erkennen, wo das Problem liegt, und dann ruhig etwas zu unternehmen, um es aus der Welt zu schaffen. Sich Sorgen machen, heißt, sich verzweifelt und hoffnungslos im Kreis zu drehen.» (35, S. 128) Er schlägt vor, daß wir zur Problemklärung und Problemlösung folgende Fragen schriftlich beantworten (35, S. 59 u. 55):

1. Worüber mache ich mir Sorgen? – Sammeln Sie die Tatsachen.
2. Was kann ich gegen die Sorgen tun? – Sammeln Sie die Tatsachen.
3. Analysieren Sie die Tatsachen.
4. Wie entscheide ich mich?
5. Wann setze ich meine Entscheidung in die Tat um?

Indem wir dies aufschreiben, distanzieren wir uns von den sich aufdrängenden Gedanken. Wir betrachten sie nüchterner und sehen häufig neue Gesichtspunkte. Carnegie: «Bittere Erfahrungen haben mich gelehrt, daß sich Informationen leichter analysieren lassen, wenn man sie aufgeschrieben hat. Allein alle Punkte auf einem Blatt Papier zu notieren und das Problem schriftlich klar darzustellen, bringt uns ein gutes Stück weiter und hilft uns, eine vernünftige Entscheidung zu treffen.» «Prüfen wir unsere Informationen. Fragen wir uns immer: Wie groß ist die Wahrscheinlichkeit, daß die Dinge, über die ich mir Sorgen mache, auch tatsächlich passieren?» (S. 58 u. 98)

Carnegie zitiert einen Mann, der so handelt: «Ich konzentriere mich darauf, alle für dieses Problem wichtigen Informationen zu bekommen. Ich bin nicht besorgt, ich grüble nicht darüber nach. Ich habe deswegen keine schlaflosen Nächte. Ich konzentriere mich einfach darauf, die notwendigen Fakten zu erlangen... Ich habe herausgefunden, daß wenn man sich die Zeit nimmt, unparteiisch und objektiv die Fakten zu sammeln, die Sorgen und Nöte im Licht dieses Wissens meist verschwinden.» (S. 56)

Wer Interesse an dieser Art der Problemklärung und Problembewältigung hat, und wer sich nicht an einer manchmal übertrieben erscheinenden «amerikanischen» Darstellungsart stört, dem sei das Buch von Carnegie empfohlen (35).

8
Belastungen in anderer Bedeutung sehen

Gelingt es uns, belastende Ereignisse und uns selbst in anderer Bedeutung und Sichtweise zu sehen, ihnen einen anderen Sinn zu geben, dann ändern sich mittelbar unsere Gefühle und auch unser Verhalten.

Oft ist eine Änderung unserer Sichtweise und Bewertung die einzige verbleibende Möglichkeit. Manche Gegebenheiten und Ereignisse in unserem Leben können wir nicht ändern. Etwa wenn wir unbedingt überfüllte Verkehrsmittel benutzen müssen, wenn wir von einer Krankheit betroffen werden oder wenn wir gar den Partner durch den Tod verlieren. Wir können voller Wut und Verzweiflung dagegen ankämpfen, aber dies vergrößert eher unser Leid. Und auch das Ignorieren oder Unterdrücken von belastenden Gefühlen ist bei langfristigen Belastungen nachteilig.

So bleibt uns häufig nur die Möglichkeit: uns selbst zu ändern, indem wir die Belastungen in anderer Bedeutung sehen, sie anders bewerten. Eine Frau: «Das einzige, was ich tun kann, ist, daß ich meine Einstellungen zu dem ändere, was mich so schwer betroffen hat. Der Beginn hierzu war für mich die Erkenntnis, daß die Einschätzung von Ereignissen meine Gefühle bestimmt.» Das heißt nicht, daß wir Belastungen ignorieren oder vor ihnen fliehen. Ja, häufig werden wir Ereignisse sogar klarer und realistischer sehen. Gewiß werden wir auch niedergeschlagen und traurig sein, wir werden zum Beispiel den verstorbenen Partner vermissen; aber wir gehen nicht unter in den belastenden Gefühlen, wir geraten nicht in Verzweiflung und Depression.

Vielleicht denken Sie: Werde ich das können? Ist es nicht zu schwer für mich, Ereignisse in anderer Bedeutung zu sehen? Die folgenden Abbildungen demonstrieren, daß wir selbst einfache Strichfiguren in unterschiedlichen Bedeutungen sehen können:

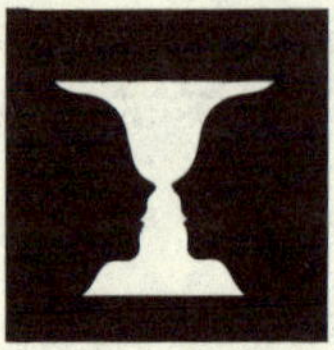

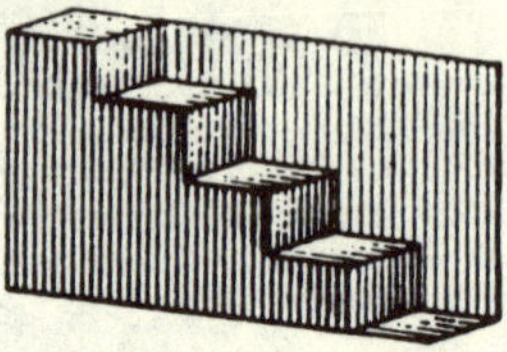

Bei der linken Figur können wir entweder einen weißen Kelch oder zwei schwarze einander zugewandte Gesichter sehen, die durch einen weißen Zwischenraum getrennt sind. Auch die rechte Figur können wir in verschiedener Bedeutung sehen: eine Treppe oder eine überhängende Treppenform. Wenn man das Buch um 180 Grad dreht, wird die Wahrnehmung dieser Bedeutung erleichtert (nach Rohracher, 145).

Die Figuren mögen den Sachverhalt veranschaulichen, daß wir ein und dasselbe Ereignis und auch uns selbst in verschiedenen Bedeutungen sehen können. Denken wir etwa daran, wie unterschiedlich Menschen einen Wald, Blumen, Autos und andere Menschen sehen.

Im folgenden stelle ich aus den Erfahrungen mehrerer hundert Befragter und aus wissenschaftlichen Untersuchungen zusammen, wie Menschen zu anderen Bewertungen und Sichtweisen kommen und was ihnen die Änderung erleichtert.

In belastenden Ereignissen auch Förderliches sehen

Oft sehen wir bei alltäglichen oder schweren Lebensbelastungen nur das Ungünstige, Negative, das Einschränkende. Sind wir zu sehr beschäftigt mit den enttäuschten Erwartungen, mit den aufgetretenen Schwierigkeiten, so sind wir nicht aufgeschlossen dafür, daß fast jede Belastung auch einige förderliche Auswirkungen haben kann. Meist sehen wir nur den leeren Teil des Glases, aber nicht den halb vollen Teil. Den sehen wir erst einige Zeit später.

In einer Untersuchung fragten wir über hundert Menschen, wodurch sie sich in ihrem Leben in den letzten Jahren günstig gewandelt hätten. Das Erstaunliche war: Viele gaben Ereignisse und Erfahrungen an, die wir üblicherweise als Unglück und Leiden einstufen: Trennung vom Partner, Krankheit eines Angehörigen oder eigene Erkrankung, Berufswechsel. Und dabei stehen Trennung vom Partner und schwere eigene Erkrankung an der Spitze der Lebensstressereignisse! Das war auch bei den Befragten der Fall: *Während* des Ereignisses herrschten deutlich negative Gefühle vor wie seelische Verletzung, Verzweiflung und Unsicherheit, Einsamkeit. Aber ein bis zwei Jahre später sahen sie die schmerzlichen Ereignisse als wichtig für ihre persönliche Entwicklung an (13). – In einer anderen Untersuchung äußerten mehr als 80 Prozent, daß eine Krankheit das Leben auch positiv verändern kann, indem man das Leben mehr schätzt und für die Fähigkeiten dankbar ist, die man noch hat (152).

So hängen unser Leiden und unser Verhalten sehr davon ab, welche Bedeutungen wir in einer schwierigen Situation sehen, welchen Sinn wir ihr geben. Vieles, was uns an Schmerz und Niederlagen zustößt, können wir auch als Herausforderung zum Lernen und zur persönlichen Fortentwicklung ansehen. Das heißt nicht, daß wir die ungünstigen Aspekte und Beeinträchtigungen ignorieren oder verleugnen, daß wir nicht auch traurige Gefühle und Schmerzen empfinden. Sondern, daß wir *neben* dem Belastenden und Traurigen auch die förderlichen Aspekte sehen.

Beispiele für das Erkennen auch von positiven Bedeutungen

Wenn wir uns vorgenommen haben, am morgigen Sonntag zu wandern, es dann aber regnet, so können wir dies als Chance ansehen, Zeit zu haben für etwas, was wir schon lange tun wollten, etwa ein Buch zu lesen. – Wir erreichen den Zug nicht, der uns zu einer Verabredung bringen sollte. Statt uns zu ärgern, erkunden wir neugierig die Umgebung und entspannen uns. – In einer stressvollen Situation – Gedränge beim Einkaufen, Verkehrslärm – sehen wir die Möglichkeit einer «Stressimpfung», also eine Gelegenheit, widerstandsfähiger zu werden.

Vor einiger Zeit kam ich der vielen Arbeit wegen immer sehr müde zu später Zeit ins Bett. Beim Nachdenken darüber wurde ich etwas mißmutig und unzufrieden. Eines Tages kam mir nach einem Gespräch mit jemand, der Schlafprobleme hatte, der Gedanke: Ich habe dadurch überhaupt keine Schlafprobleme. Ich bin jeweils nach zwei bis drei Minuten eingeschlafen. Seither empfinde ich die Situation als weit weniger belastend.

Vor zwei Jahren nahm ich einen Hund auf. Ich ließ ihn häufig allein umherlaufen, da er einen starken Bewegungsdrang hatte. Aber dann ging dies nicht mehr, es gab Beschwerden in der Nachbarschaft. Nach jeweils einer Stunde kam er dann an meinen Schreibtisch und bettelte. Zuerst fühlte ich mich dadurch belastet, denn ich wurde mitten in der Arbeit gestört. Nach einigen Tagen sah ich auch das Förderliche: Etwa alle Stunde vom Schreibtisch aufzustehen und mich zehn Minuten draußen zu bewegen, tut mir gut. Und trotz meiner anfänglichen Befürchtungen gehen mir die Gedanken nicht verloren, im Gegenteil: Ich sehe danach manches klarer.

Auch in vergangenen Ereignissen können wir förderliche Aspekte sehen. So hatte ich eine recht schwierige Schulzeit, Konflikte mit Lehrern, schlechte Schulleistungen, ein Gefühl der Sinnlosigkeit bei vielen Lerninhalten. Weil ich der Hitlerjugend nicht angehörte, war ich von manchem ausgeschlossen. Ich sehe aber auch, daß ich dadurch frühzeitig lernte, seelische Belastungen zu bewältigen, leichtfertige Urteile anderer über mich nicht anzunehmen, mich trotz vieler Schwierigkeiten durchzusetzen sowie Andersartigkeit und Ausgeschlossensein zu ertragen. Danach kamen fünfeinhalb Jahre Kriegsdienst – eine Tätigkeit, in der ich keinen positiven Sinn sehen kann, «verlorene Jahre». Jedoch lernte ich auch, mich mit Sterben und Tod auseinanderzusetzen sowie Wesentliches zu sehen. Diese Erfahrungen motivierten mich persönlich und beruflich sehr, möglichst nur das zu tun, wozu ich innerlich stehe, wo ich ein gutes Gefühl habe und was einem kritischen Nachdenken standhält. Die Schul- und Kriegserfahrungen waren ferner ein Grund, mit meinen wissenschaftlichen Forschungsarbeiten zur Verbesserung der Erziehung und des Unterrichts in Deutschland beizutragen.

Manche berufstätigen Mütter mögen sich dadurch belastet fühlen, daß ihre Kinder von der Schule nach Hause kommen, ohne daß die Mutter anwesend ist. Oft wurde früher auf die Nachteile dieser «Schlüsselkinder» hingewiesen. Jedoch: Kinder lernen so frühzeitig, selbständiger zu werden und kürzere Zeit mit Schwierigkeiten allein auszukommen. Dies sollen auch Untersuchungen bestätigt haben. Ferner: Manche berufstätige Mutter kann in der Freizeit mit ihren Kindern geduldiger zusammen sein, als wenn sie sich durch die Nur-Hausarbeit unausgefüllt empfindet.

Bei dem Atomunglück von Tschernobyl oder bei der Verseuchung des Rheins mit Giftstoffen gibt es sehr starke ungünstige Auswirkungen. Aber selbst hier ist es möglich, Förderliches zu sehen: Diese Ereignisse warnen uns und lassen uns tätig werden, nicht weiter mit derartigen Umweltzerstörungen fortzufahren.

Förderliches in schweren Lebensbelastungen

Meine verstorbene Frau Anne-Marie sah in ihrer Krebserkrankung den Sinn und die Chance, durch ihre Auseinandersetzung mit der Krankheit und mit der Möglichkeit des Sterbens bewußter und intensiver zu leben. Ohne Zweifel war sie durch die medizinischen Behandlungsprozeduren und durch die Krankheit in ihrem Verhalten und in ihrer Arbeit deutlich beeinträchtigt. Aber sie wurde fähig, ohne Bitterkeit mit der Erkrankung zu leben und sie als Realität anzunehmen. Ihr Buch «Gespräche gegen die Angst», mit dem sie krebskranken Patienten helfen wollte, hat den Untertitel «Krankheit – Ein Weg zum Leben».

Der an Aids erkrankte Schauspieler Kurt Raab sagte nach einem längeren belastenden Krankenhausaufenthalt: «Vielleicht besteht der Sinn meiner Krankheit darin, daß ich nun die Chance habe, mich selbst besser zu erkennen. Ich denke viel intensiver über mich nach, seitdem ich das Virus in meinem Körper weiß» (139).

Eine Frau über die Trennung von ihrem Partner: «Unsere Beziehung dauerte neun Jahre, und am Ende stand die Scheidung. Ich habe viel geweint. Ich war sehr wütend auf meinen Mann, war hilflos, hatte Ängste. Ich wollte keine Scheidung. Ich litt innerlich sehr, die Scheidung war mir vor der Umwelt peinlich. Ich hatte seelisch so große Schmerzen. Auch finanziell ging es mir schlecht. Und ich hatte Angst, es mit meinem Sohn allein nicht zu schaffen... Aber durch die Trennung habe ich auch viel gelernt. Ich habe viele Erfahrungen mit Menschen gemacht, mit Nachbarn, Kindern, Behörden. Ich schloß mich einer Frauengruppe an und lernte, daß manche aus weitaus schlimmeren Lagen kamen. Ich habe jetzt auch gelernt, mehr zuzuhören. Der Kontakt mit meinem Partner ist noch immer schmerzlich, und das dreieinhalb Jahre nach der Trennung. Aber die Trennung hat mein Leben bereichert. Ich bin selbständiger geworden, verantwortungsvoller, bin berufstätig. Die Trennung hat einen selbständigen Menschen aus mir gemacht... Heute sehe ich die Erfahrungen der Trennung als positiv an, wenn auch immer noch Enttäuschung da ist. Ich weiß heute für mich, daß ich damit umgehen kann, daß mich Enttäuschungen nicht total fertigmachen, sondern daß auch etwas in Gang gesetzt wird, was für meine Persönlichkeit wichtig und sehr förderlich sein kann.»

Menschen in nationalsozialistischen Konzentrationslagern erlebten die denkbar schwersten Belastungen: Trennung von Angehörigen, Demütigungen, Verlust ihrer Würde, Peinigungen und ständige Todesdrohung. In dieser Realität einen Sinn zu sehen, ist unmöglich. Vereinzelt konnten einige diesem furchtbaren Ereignis einen Sinn geben, der ihren Lebenswillen aufrechterhielt. Dem Arzt Viktor Frankl gelang es, zu der Einstellung zu kommen, daß diese furchtbaren Erfahrungen, die er machen mußte, nicht umsonst sein sollten. Er setzte sich das Ziel, zu überleben und das Furchtbare der Nachwelt mitzuteilen, damit zukünftig derartige Geschehnisse verhindert würden.

Was können wir tun?

Bei kleineren und größeren Belastungen können wir uns häufig fragen: Welche förderlichen Gesichtspunkte gibt es? Kann ich auch eine günstige Bedeutung in dem Ereignis sehen? Welchen Sinn kann ich ihm geben?

Wir können auch mit Freunden und Bekannten, mit den Mitgliedern einer Gesprächsgruppe oder Selbsthilfegruppe die nachfolgende «Übung» machen, die in unseren Seminaren als sehr hilfreich empfunden wurde:

Eine Vorstellungserfahrung,
in Belastungen auch förderliche Aspekte zu sehen

Zu Beginn werden die Teilnehmer über die Möglichkeit informiert, in Belastungssituationen auch Förderliches zu sehen. Dann entspannen sie bei bequemer Haltung auf einem Stuhl, den Rücken gut gestützt, die Muskeln der Kopf- und Schulterregion durch langsame Bewegungen. Sie konzentrieren sich dann auf ihren Atem, s. S. 146. Diese Entspannung dauert vier bis acht Minuten, erleichtert das Umbewerten und vermindert Starrheit und Ängste. Anschließend denken die Teilnehmer an eine Belastung, durch die sie sich gegenwärtig seelisch oder auch körperlich beeinträchtigt fühlen, etwa eine Minute.

Sodann bemühen sich die Teilnehmer, in diesem belastenden Ereignis auch irgendwelche förderlichen Aspekte für sich zu sehen. Zeitdauer etwa vier bis sechs Minuten.

Eine Aussprache über die gemachten Erfahrungen – zu zweit, zu viert oder in der gesamten Gruppe – schließt diese Erfahrungsübung ab. Wichtig ist, daß bei der Aussprache jeder Gesprächspartner wirklich gehört und ernst genommen wird und daß die anderen dabei ihre Meinungen zurückhalten.

Auszüge aus Nachbefragungen der Teilnehmer unserer Stress-Seminare: «Mir ist zum erstenmal aufgegangen, daß ich die Schwierigkeiten meines Lebens nicht einfach so hinnehmen muß, sondern daß ich etwas dazu tun kann. Ich bemühe mich jetzt, mehr Positives zu sehen, auch bei den dicksten Problemen. Es gelingt mir zunehmend besser. Dadurch sieht das meiste erfreulicher und nicht mehr so hoffnungslos aus.» – «Ich bin Sachbearbeiter in einer Revisionsabteilung. Neulich, als ich gerade telefonierte und an den Hörer gebunden war, kam die Sekretärin hereingestürmt und trug einen Tisch in mein Zimmer. Ich hatte das Gefühl, ich sollte mit Schnelligkeit ‹überfahren› werden. ‹Ich muß das hier mal loswerden!›, mit diesen Worten war die Sekretärin wieder raus. Als ich meinen Telefonanruf beendet hatte, merkte ich, wie die Wut in mir aufstieg. Mit mir kann sie das ja machen – von mir erwartet sie keine Gegenwehr. So eine Frechheit! Sie hatte andere Zimmer von Sachbearbeitern zur Auswahl, und sie mußte unbedingt zu mir kommen! Sie nimmt mich nicht ernst! Ich sagte ihr dann einiges davon am Telefon. Während ich noch immer geladen war, erinnerte ich mich an meine Erfahrungen im Stress-Seminar. Konnte ich in der Belastungssituation etwas Positives finden? Ich kam schnell auf den Punkt: Die Sekretärin hatte mein Zimmer gewählt, weil sie bei mir am meisten Verständnis für ihre plötzliche Notsituation angenommen hatte. So könnte es auch gewesen sein. Aus dem ‹Sie nimmt mich nicht ernst› konnte werden ‹Sie hat Vertrauen zu mir›. Diese neuen Gedanken beruhigten mich, meine Wut verflog.»

Das Wesentliche sehen

Oft halten wir Ereignisse, Dinge und Situationen für so wichtig, so bedeutsam! Wir engagieren uns sehr, erleben Stress und fühlen uns belastet. Wenn wir einige Zeit später – Tage, Wochen oder ein Jahr – zurückdenken, dann finden wir viele unserer Sorgen, Spannungen, Ängste und Belastungen unnötig und die Situationen recht unwesentlich. «Ich neige dazu, vieles allzu wichtig zu nehmen und mit der Erregung darüber seelische Energien zu verschwenden, die einer besseren Sache wert wären.» «Ich habe erkannt, daß die Situationen, bei denen ich in Stress gerate, für mein Leben eigentlich ziemlich bedeutungslos sind. Worüber ich mich häufig aufrege, das sind eigentlich Nebensächlichkeiten.»

Unsere moderne Umwelt verstärkt häufig die Tendenz, vieles zu wichtig zu nehmen und die große Perspektive zu verlieren. Die Werbung, die Medien, die Parteien und Politiker möchten unsere Zuwendung zu ihren Produkten und Gedanken, sie möchten uns klarmachen, wie wichtig das für uns ist. In Schulen und Hochschulen wird vieles als sehr wichtig dargestellt, was im späteren Leben der Schüler und Studenten wenig Bedeutung hat.

Was hilft uns im Alltag, mehr das Wesentliche unseres Lebens im Blick zu haben, es vom Unwesentlichen zu unterscheiden und uns so weniger Belastung und Stress zuzufügen?

▷ Wir versetzen uns in Gedanken in die Zukunft und blicken auf das heutige Ereignis zurück. So erhalten wir eine bessere Perspektive. Mir hilft es oft, wenn ich mich in einer belastenden Situation oder vor einem schwierigen Ereignis frage: «Als wie wichtig werde ich das in einer Woche, in einem Monat oder einem Jahr ansehen?» So gewinne ich Abstand zu der Belastung, kann Unwesentliches besser erkennen und verschwende weniger Energien. – Manchmal hilft es mir auch, mich an vergangene schwere Belastungen zurückzuerinnern. Durch den Vergleich kann ich besser einschätzen, welche Bedeutung die jetzige Belastung für mich hat, ob sie wesentlich ist.

▷ Konfrontation mit unserer Endlichkeit. Bei Gedanken und Vorstellungen an unser Lebensende oder bei der Begleitung Sterbender wird uns bewußt, daß alles körperliche Leben vergänglich ist, daß wir nichts mitnehmen können. Dadurch sehen wir unsere Gegenwart mit ihren Belastungen anders (102). Wenn zum Beispiel mir eine schwierige Situation recht bedeutsam erscheint und ich mich durch sie beeinträchtigt fühle, dann frage ich mich: «Wie werde ich sie ansehen, wenn ich bei meinem Sterben darauf zurückblicke?» Häufig ergibt sich, daß ich Situationen und Ereignisse, die mich belasten, überschätze, als zu bedeutsam ansehe.

Eine Frau, 26: «Mein Leben erscheint in einem anderen Licht

und in einer anderen Bedeutung, wenn ich mir den Tod vergegenwärtige. Alltäglicher Ärger und Kleinigkeiten verlieren an Bedeutung, wenn ich sie mir vor dem Hintergrund des Todes vergegenwärtige. Ich lerne loszulassen, und ich werde wacher für das, was wirklich wesentlich ist. Es kann nicht früh genug sein, darüber nachzudenken, sich damit auseinanderzusetzen.»

▷ Durch Konfrontation mit Grenzsituationen des Lebens – etwa mit eigener schwerer Erkrankung oder der von nahen Angehörigen – wird uns das Wesentliche wieder mehr bewußt. Wir entdecken gleichsam das wieder, was wir bisher als selbstverständlich ansahen und was wichtig in unserem Leben ist. Eine Frau, 18 Jahre: «Als ich krank war, ins Krankenhaus mußte und dann wieder gesund wurde, seitdem sehe ich vieles anders. Ich erlebe meine Gesundheit positiver, während ich früher gar nicht so bewußt erlebt habe, daß ich gesund bin, alle Körperteile gebrauchen kann. Ich gehe jetzt auch bewußter an vieles heran und versuche mehr, aus dem Tag etwas zu machen, ihn nicht eintönig irgendwie wegfließen zu lassen. Die Krankheit hat mich wachgerüttelt und mir die Augen geöffnet.»

▷ Wir setzen uns in unserem Leben vorrangige Ziele und Aufgaben, die in unseren Alltag hineinreichen und die uns davon abhalten, uns durch Nebensächlichkeiten zu belasten.

▷ Wir denken öfter darüber nach – etwa auf einem Spaziergang – oder führen mit Freunden oder einer Selbsthilfegruppe Gespräche zu folgenden Themen: «Was von dem, was mich jetzt beeinträchtigt, werde ich etwa ein Jahr später als unwesentlich ansehen?» «Für welche Dinge, die unwesentlich sind und mich beeinträchtigen, wende ich zuviel Energie auf?» «Nimmt mein Leben die Richtung, die ich mir vorgestellt habe? Was will ich ändern?» «Was war im vergangenen Jahr wesentlich für mich? Und welchen Dingen und Ereignissen habe ich zuviel Bedeutung gegeben?»

Unsere guten Seiten sehen

Sind wir sehr belastet und in niedergedrückter Stimmung, sind wir verstrickt in Schwierigkeiten und Ängste, dann sehen wir kaum unsere Stärken, die guten Aspekte unserer Person. Unsere Wahrnehmung und unsere Gedanken sind voll auf unsere Unzulänglichkeiten, unsere belastenden Gefühle und auf die Schwierigkeit der Situation gerichtet. So wie Menschen bei Ausbruch eines Feuers in einem panikartigen Zustand kaum die Tür finden, so nehmen wir in seelisch-belastenden Situationen kaum unsere positiven Seiten wahr. Wir sind starr ausgerichtet auf die negativen Seiten, auf unsere Unzulänglichkeit.

Die Folgen sind: Ungünstige Gedanken und Gefühle über uns überwiegen. Das führt wiederum zu ungünstiger Selbsteinschätzung, vermindertem Selbstvertrauen, Unsicherheit.

So ist es wichtig, daß wir die auch vorhandenen positiven Seiten von uns sehen. Eine Möglichkeit ist, daß wir mehr günstige Erfahrungen mit uns machen. Sei es, daß andere Menschen – etwa Freunde oder die Mitglieder einer Selbsthilfegruppe – uns bestätigen und annehmen, so daß wir uns selber mehr annehmen können. Eine andere Möglichkeit sind erfolgreiche kleinere Handlungsschritte, durch die wir uns günstig erfahren und die uns Bestätigungen geben. Eine weitere Möglichkeit sind Entspannungsübungen. Hier machen wir konkrete Erfahrungen, daß wir uns mit uns selbst wohl fühlen. Wir erfahren konkret, daß wir nicht nur voller negativer Seiten sind, sondern daß wir auch Angenehmes erleben können. – Ferner: Gelingt es Menschen, ihre grübelnden negativen Gedanken erheblich zu vermindern, dann sind dies Schritte zu einer Änderung unseres ungünstigen Selbstbildes.

Eine sehr wichtige Möglichkeit ist: Wir lernen unsere positiven Seiten mehr zu sehen, zu beachten. Wir haben dies in Seminaren oft angeboten.

Eine hilfreiche Vorstellungserfahrung

Im Kreis von Freunden, in einer Gesprächsgruppe oder allein entspannen Sie sich. Sie machen etwa einige entspannende Kopf- und Schulterübungen mit anschließender Atementspannung, s. S. 146.

Danach stellen Sie sich bitte bei geschlossenen Augen vor:

Was ist auch Gutes, Positives, Förderliches an mir? An meinem Verhalten, bei meinem Fühlen, an meinem Körper? Bei dem, was ich tue? Bei dem, wie ich bin? Positives in der Art, wie ich mit mir selbst umgehe oder wie ich mit anderen umgehe?

Lassen Sie sich Zeit hierfür (etwa sechs bis acht Minuten) und bleiben Sie entspannt, auch wenn Ihnen am Anfang keine oder nur wenige günstige Eigenschaften einfallen. Sehen Sie möglichst die günstigen Eigenschaften und Fähigkeiten konkret vor Ihrem geistigen Auge.

Danach sprechen Sie bitte mit Ihren Freunden oder den Mitgliedern der Gruppe, wobei jeder etwa fünf bis zehn Minuten zu Wort kommt. – Sind Sie allein, dann schreiben Sie Ihre positiven Aspekte und Bereiche auf ein Blatt. – Durch das Aussprechen oder Aufschreiben festigen wir das, was wir an Positivem sehen.

Wahrscheinlich werden Sie erstaunt sein, was Sie schließlich doch an Positivem bei sich gefunden haben, auch wenn Sie fürchteten, sich nichts vorstellen zu können. Auch durch die Äußerungen anderer werden wir angeregt, Positives bei uns zu sehen, was wir bisher übersahen.

Welche förderlichen Aspekte sahen seelisch belastete Menschen bei sich? «Ich kann für mein Kind, für meinen Beruf und für mich sorgen. Ich gleite nicht ab.» «Meistens bin ich offen und ehrlich und verstecke nichts.» «Ich kann auf andere Menschen zugehen.» «Ich kann Teppiche weben und Pullover stricken.» «Ich kann anderen Menschen gut zuhören.» «Heute kann ich auch mal schlampig sein, nachdem ich früher alles geplant habe, nichts dem Zufall überließ und pedantisch war.» «Ich lerne jetzt Gitarre spielen.» «Ich kann mich damit abfinden, wenig materielle Güter zu haben.» «Ich reflektiere heute über mich und die

Welt, und das war früher gar nicht.» «Ich bin großzügig und spontan.» «Für mein Alter sehe ich ganz passabel aus.» «Ich bin kontaktfreudig.» «Ich habe einen Körper, der trotz meiner Behinderung gut leistungsfähig ist.» «Ich mag meine Haare gern.» «Trotz meiner 75 Jahre kann ich mich allein versorgen, falle niemandem zur Last und bin recht aktiv.» «Ich bin zuverlässig.» «Ich kann anderen sagen, wann es mir nicht gutgeht, und um Hilfe bitten.» «Ich bin nicht oberflächlich.» «Ich bin fleißig.» «Ich kann mich jetzt schon manchmal von anderen, die mich zu sehr bedrängen, abgrenzen.» «Im großen und ganzen mag ich die Art, wie ich aussehe.»

So wird unser auf das Negative eingeengter Blick erweitert durch das Positive, was auch in uns ist. Wir lernen uns realistischer zu sehen, ignorieren nicht mehr das Gute in uns. Es sind keine Illusionen, denen wir uns hingeben, wir suggerieren uns nichts, was nicht ist. Durch die realere Sichtweise von uns verbessert sich unser Selbstwertgefühl.

Religiöse, philosophische Auffassungen

Wie wir die Schwierigkeiten unseres Lebens sehen und wie belastet wir uns dabei fühlen, das wird auch durch unsere religiösen, philosophischen Gedanken und Einstellungen beeinflußt. Welcher Art ist dieser Einfluß?

Als Psychologe bin ich nachdrücklich mit der Bedeutung religiöser Auffassungen konfrontiert worden durch eine Befragung von Menschen, die sterbende Angehörige oder Patienten begleiteten (172).

Bei der Auffassung eines behütenden und liebenden Gottes fühlten Menschen mehr Geborgenheit, Gelassenheit und weniger Ängste auch in Situationen großer Belastung. «Ich konnte und kann das Sterben meines ersten Kindes und meines Mannes trotz des großen Schmerzes akzeptieren, in dem festen Glauben, daß unser Leben und Sterben in Gottes Hand liegt», sagt eine 56jährige Ärztin. Der religiöse Glaube erleichtert es ihr und anderen, den Tod anzunehmen. Eine andere Frau: «Durch meine starke Liebe zu Gott und der Schöpfung habe ich nie Angst vor dem Tod gehabt, auch nicht, als vor einigen Jahren meine Freundin starb.» Eine durch Lähmungen schwerbehinderte Frau: «Mein religiöser Glaube beeinflußt stark meine Gefühlswelt. Das Gefühl, in Gott geborgen und von ihm getragen zu sein, gibt mir oft inneren Frieden.»

Menschen mit religiösem Glauben sehen in belastenden Ereignissen und Lebensschicksalen häufiger einen Sinn oder vertrauen darauf, daß ein Sinn dahintersteht, auch wenn sie ihn nicht erkennen können. Ein Arzt: «Mir persönlich hat es sehr geholfen, daß ich meine Sorgen Gott gebe und daß ich weiß, daß ich geführt werde. Ich spüre, daß alles, was geschieht, einen Sinn hat, auch wenn ich ihn oft nicht sehe. Manchmal rede ich auch mit meinen Patienten darüber.» Menschen mit tiefem religiösem Glauben können eher ihr Schicksal annehmen, hadern weniger, empfinden weniger Bitterkeit.

Ferner erhalten sie durch ihren Glauben die seelische Kraft und Fähigkeit, anderen in schwerem Leid zu helfen, ohne niedergedrückt zu werden. Christliche Schwestern etwa in Indien könnten ihren Dienst, Leprakranken oder Sterbenden in Elendsvierteln zu helfen, kaum ohne einen tiefen religiösen Glauben ausführen. Schwerem Leid zu begegnen und Kraft zum Helfen zu haben, ist wahrscheinlich nur mit einer deutlichen religiösen, spirituellen oder philosophischen Auffassung möglich. Etliche medizinische und soziale Helfer «brennen aus», wenn sie längere Zeit mit Menschen in schwerem Leid konfrontiert sind, etwa auf Stationen für Krebserkrankte. Sie suchen sich vor dem Leid zu schützen, indem sie sich distanzieren und die Beziehung versachlichen. Ein Buch des früheren Psychologieprofessors in Harvard, Ram Dass, zeigt eindringlich, welche Hilfen Menschen bei der Begegnung mit schwerem Leid durch ihren religiösen oder philosophischen Glauben erfahren (140). –

Einen weiteren Hinweis auf die Wichtigkeit religiöser Auffassungen erhielt ich durch Briefe und Äußerungen ehemaliger Klienten. Bis dahin hatte ich – wie wohl die meisten Therapeuten und Psychologen – den religiösen Bereich bei Klienten weitgehend ausgeklammert. Den mitgeteilten Erfahrungen entnahm ich, wieviel Kraft, Hilfe und Geborgenheit Menschen durch ihren religiösen Glauben erfuhren.

Eine 40jährige Frau mit schweren Depressionen, die in verschiedenen Psychotherapien nicht bedeutsam gemindert werden konnten, schrieb mir nach dem Besuch eines christlichen Seminars in einem Kloster: «Der Kurs hat das, was ich schon vorher über den Glauben dachte, in mir aktiviert. Ich fühle mich wesentlich ruhiger, gelassener und geborgener. Meine Beziehung zu Gott ist viel näher und erfahrbarer geworden. In meinem Beruf macht es sich so bemerkbar, daß ich geduldiger, ruhiger und liebevoller auf die Menschen eingehen kann. Schon mehrfach wurde mir mitgeteilt, daß ich innere Ruhe und Freude ausstrahle. Ich fühle mich auch gelassener in meiner Dienststelle, obwohl sich äußerlich wenig verändert hat. Ich glaube auch, daß ich mehr Verständnis für die Leiterin habe, unter der ich seelisch sehr gelitten habe.»

Dadurch, daß Menschen eine Beziehung spüren zu einem Wesen, das «über ihnen» ist und sie gleichsam begleitet, werden sie innerlich gelassener; sie kämpfen weniger gegen sich oder andere an, gegen etwas, was nicht zu ändern ist, werden in vielem bescheidener, was jedoch nicht Billigung oder Passivität bedeutet.

Eine Frau, die trotz Psychotherapie und psychiatrischer Medikamente jahrelang an schweren Depressionen litt, schrieb mir, daß sie durch ihr intensives religiöses Erleben wieder zu Lebensmut und Freude gelangte: «Ich war jetzt noch einmal mehrere Tage in Beuron in einem Seminar bei einem Pater und konnte meine Erfahrungen vertiefen. Mir erscheint es immer noch wie ein Wunder, was mir passiert ist. Der tiefe Schmerz, der immer in mir saß, ist nicht mehr da. Die Angst, die mich mein Leben lang begleitete, kommt zwar öfter noch durch, besonders wenn ich unter Menschen bin. Aber sie ist nicht mehr so erdrückend, weil ich jetzt weiß, ich bin nicht allein. ‹Er› ist da, der mir hilft, mich trägt und hält. Seit Wochen weiß ich, daß es *das* ist, was ich bisher immer verzweifelt gesucht habe: Geborgenheit in Jesus. Ich fühle mich wie ein Neugeborenes, das jetzt langsam Schritt für Schritt ins Leben geht. Es fällt zwar noch sehr oft auf die Nase, aber es weiß, nach jedem Fallen gibt es wieder ein Aufstehen, weil immer Gottes Hand in der Nähe ist, ihm auf die Beine hilft... Mein Mann war vor drei Monaten auch in Beuron, und auch bei ihm ist der innere Panzer, der ihn umschloß, aufgebrochen.»

Ein Mann schrieb mir: «Ich habe neulich Ihren Vortrag im Radio gehört. Mir fehlte noch eines, das mich frei von der Angst gemacht hat – Beten. Ich habe früher in Angst und Traurigkeit gelebt. Und dann habe ich die Bibel als ein Buch von psychologischen Weisheiten erlebt. Beten hat mich von der Depression weggebracht. Ich habe Friede, Freude und Erlösung gefunden.» – Ein anderer Mann: «Mir hat jetzt vor der schweren Operation mein religiöses Eingebundensein sehr geholfen. Es gab mir immer Sinn und Halt im Leben. Und vor der Operation waren es die einfachen Gebete meiner Kindheit, die mir die Angst nahmen. Wissen Sie, ich hatte plötzlich überhaupt keine Angst mehr. Ich wußte mich geborgen in der Hand dessen, der der Ursprung meines Lebens ist.»

Ein Werkzeugmacher, 32, verheiratet, ein Kind: «Es gab viele Enttäuschungen in meinem Leben, Erwartungen, die nicht in Erfüllung gingen. Ich wurde enttäuscht, und ich habe auch andere enttäuscht. Ich fragte nach dem Sinn des Lebens. Ich wollte wissen, was ich hier auf der Erde überhaupt soll und was geschieht, wenn ich sterbe. Die Frage nach dem Sinn meines Lebens gewann für mich immer mehr an Bedeutung. Und zugleich wuchs in mir ein echtes Verlangen nach Geborgenheit, Liebe, Glück und Frieden. Heute habe ich die Antwort, welche mich voll zufrieden macht, sie lautet: Jesus Christus. Dadurch hat mein Leben einen richtigen Sinn bekommen. Die Erfahrung, daß Gott alle Menschen liebt, daß auch ich geliebt werde, ist die größte und schönste meines Lebens... Mein Leben hat sich grundlegend geändert. Trotz aller Probleme, Schwierigkeiten und Nöte habe ich jetzt tiefen Frieden in meinem Herzen, denn Jesus lebt in mir, und der Glaube an ihn ist eine große Zuversicht. Es hat mich schlagartig frei gemacht von der Bindung an Nikotin und Alkohol, ohne Kampf und Entzugserscheinungen.

Gott ist Geist, ich kann ihn nicht sehen; doch die Auswirkungen seiner Liebe, seiner verändernden Kraft kann ich sehen und erleben. So kann man auch den Wind nicht sehen, doch man kann seine Wirkungen an den Bewegungen der Bäume erkennen. Was half mir, im Glauben zu wachsen? Es war das Studium der Bibel und die Gemeinschaft mit anderen Glaubensgeschwistern... Ich bin froh, diesen Schritt getan zu haben. Mir wurde klar, daß man Frieden mit Gott braucht, um Frieden auf Erden zu haben... Das Leben, so glaube ich, hängt nicht von mir ab, sondern von Gott, er hat es mir gegeben.»

Ein religiöser Glaube bewirkt, daß Menschen sich von einem höheren Wesen, von Gott, von Christus behütet und geleitet fühlen, daß nichts Sinnloses mit ihnen geschieht. Ihre Ängste vermindern sich; sie erleben weniger Belastung, Verzweiflung und Hoffnungslosigkeit. –

Vielleicht denken Sie, religiöse Auffassungen könnten eine Eigenheit von Menschen sein, die «nicht voll im Leben stehen». Aber das wäre unzutreffend. Gandhi, einer der mutigsten und tatkräftigsten Politiker: «Das Beten hat mir Leben und Gesundheit bewahrt. Ohne dies wäre ich längst ins Irrenhaus gewandert. Aus meinem Leben ist euch bekannt, wieviel Bitterkeit mir zuteil geworden ist. Nur die Gebetsübung hat mich davor gehütet, in Verzweiflung zu verfallen, und mir gestattet, allem gegenüber Fassung zu zeigen» (120, S. 108).

Die amerikanische Sängerin Connie Francis: «Im Showgeschäft verliert man leicht den Sinn für Werte. Wenn einem Tag für Tag Hunderte von Leuten andauernd einreden wollen, wie großartig man sei, dann ist es schwierig, auf dem Boden der Realität zu bleiben – wenn man nicht betet. Damit meine ich nicht, so eben mal zehn Ave Maria aufzusagen, sondern ich meine das persönliche Gebet. Ich gehe nicht nur sonntags in die Kirche, sondern viel öfter. Es ist ein Ort zum Nachdenken, ein Ort, der Konfusion der Welt zu entgehen, in der ich lebe. Es ist aber nicht etwa eine Flucht. Religion führt zu dem, was im Leben wirklich wichtig ist» (63).

Ich möchte enden mit den Äußerungen eines Menschen in sehr großer Belastung: «Als meine Tochter ermordet wurde, spürte ich nur unerträglichen Schmerz. Ich konnte nicht mehr schlafen, nichts essen oder überhaupt etwas tun. Und dann betete ich zusammen mit einem Freund. Sehr plötzlich spürte ich Gottes Barmherzigkeit. Obwohl ich dieses wahnsinnige Durcheinander nicht verstehen konnte, hatte ich doch das Gefühl, daß es dahinter etwas gab, wodurch es an Bedeutung gewann. Der Schmerz ging danach nicht weg, aber er wurde erträglich» (140, S. 177).

Schwierigkeiten beim religiösen Glauben

Ich kann nicht übersehen, daß der religiöse Glaube bei manchen auch mit Angst, Schuld, Strafe und Sünde verbunden ist. Das mag durch religiöse Vertreter verursacht sein, die die Auffassung eines strengen strafenden Gottes verkünden, oder durch die Gläubigen, die Darstellungen eines strafenden Gottes überbewerten und eines liebenden Gottes weniger deutlich sehen. Menschen mit Depressionen oder starker Autoritätsbindung können dazu neigen.

Sodann eine andere Schwierigkeit: Zunehmend mehr Menschen können oder wollen nicht mehr in der bisherigen Art glauben. Der katholische Pater Lassalle: «Die Zahl derer, die das noch können (einen tiefen Glauben haben), nimmt beständig ab. Denn die begriffliche Darstellung der religiösen Wahrheiten reicht auch aufrichtigen Christen nicht mehr aus... Diese Beobachtung hat man bei vielen Religionen gemacht. ...Die Religion wurde organisiert. Aber der Geist starb, nur die Form blieb und wurde von denen, die durch sie lebten, mit Mühe aufrechterhalten.»

Früher machte es mir größere Schwierigkeiten, wenn religiöse Symbole von den Vertretern der Kirchen als konkret, materiell-existent dargestellt wurden. Vor zweitausend Jahren war für die Menschen «Gott, der Vater im Himmel» eine Vorstellung des Glaubens und Denkens. Heute hat sich unsere Kenntnis von der Erde und der Welt erweitert. So können viele diese alten Vorstellungen nur als Symbole, als Ausdruck des Glaubens an das Göttliche sehen. Sehr geholfen haben mir Gedanken aus Vorträgen des katholischen Paters David Steindl-Rast, manche Äußerungen der christlichen Botschaft nicht wörtlich, materiell-konkret zu nehmen. So bedeute zum Beispiel der Ausdruck «Fegefeuer» Läuterung. Ein Mißverständnis ist es nach Pater Steindl-Rast, die Äußerung «Dein Wille geschehe» als Ausdruck der Passivität zu sehen. Im Gegenteil: Wenn wir den Willen Gottes ansehen als Liebe und Friede für alle Menschen, dann haben wir aktiv viel zu tun, mitzuhelfen, diesen Willen Gottes zu erfüllen.

Woraus können sich auch religiös-philosophische Auffassungen entwickeln?

Wenn wir nicht über die Botschaften der großen Religionsbegründer und ihre Verkündigung durch die kirchlichen Institutionen zu religiösen Empfindungen und Werten kommen: Welche Schritte führen dann zu religiösen Auffassungen, auch ohne einen persönlichen Gott, ohne Mythen und Symbole? Wodurch können Menschen religiös werden, dem Göttlichen näherkommen, ohne eine Kirchengemeinschaft? Unzweifelhaft ist dies nicht einfach. Denn etwa in den Großstädten leben wir eingetaucht in eine künstliche, von Menschen geschaffene Realität, die unsere Aufmerksamkeit absorbiert, so daß wir zu selten das Wunder unserer Existenz durch Begegnung mit der Natur als Teil des Universums erfahren.

Als hilfreiche Möglichkeiten nannten unsere Befragten Meditation, Kontemplation, das Lesen von Texten oder den Besuch von Vorträgen mit ethisch-religiösen Inhalten, Kenntnisnahme der Berichte und Erfahrungen anderer, Begegnung mit der Natur, Konfrontation mit existentiellen Lebensereignissen. Einige Möglichkeiten, Zugang zum Göttlichen durch Denken und Nachdenken zu gewinnen, möchte ich darstellen.

Einsicht in unsere Begrenztheit

Zugang zum Religiösen, zur Existenz einer höheren Wirklichkeit können wir durch die Erkenntnis unserer menschlichen Begrenztheit gewinnen. Warum bin ich auf der Erde? Welche Bedeutung hat mein Hiersein? Warum gibt es mich und das Universum? Bei dem Bemühen, das Geschehen im Kosmos zu verstehen, in das wir hineingeboren wurden, werden wir mit dem Unerklärlichen konfrontiert, erfahren unsere eigene Begrenztheit. Wir Menschen können nur in Raum und Zeit denken. Wir können uns also keinen Anfang des Kosmos vorstellen und auch keine Ewigkeit, kein Geschehen ohne Ende. Ebenfalls ist es uns nicht möglich, uns einen Kosmos ohne räumliche Grenzen vorzustellen. – Unsere Begrenztheit wird schon offenbar, wenn wir uns klar machen, daß Farben nicht außerhalb von uns existieren. Die Gegenstände reflektieren das Licht in Form von elektromagnetischen Schwingungen. Die menschlichen Sinnesorgane und das Gehirn gestalten daraus Farben. Sie sind unser Produkt. Die Welt außer uns hat keine Farben.

Der Physiker und Nobelpreisträger Albert Einstein hat diese menschliche Begrenztheit so ausgedrückt: «Man hat als Mensch gerade soviel Verstand mitbekommen, daß man von seiner intellektuellen Ohnmacht dem Seienden gegenüber eine deutliche Vorstellung erlangen kann» (54, S. 47).

Konfrontation mit existentiellen Ereignissen

Durch existentielle Erfahrungen – bei der Begleitung eines sterbenden Angehörigen, einem schweren Unfall oder einer Erkrankung – werden wir mit der Endlichkeit unseres Lebens konfrontiert. Wir erfahren, daß alles körperliche Leben in seiner bisherigen Form vergänglich ist. Die Einsicht in die Vergänglichkeit aller Dinge und Erscheinungen weist uns auf eine höhere Realität hin als die, die wir wahrnehmen können.

Derartige Erfahrungen, etwa auch die Erfahrung von Frauen bei der Geburt ihres Kindes, sind mit einem mystischen Gefühl verbunden, gleichsam an einem göttlichen Geschehen teilzuhaben. Menschen sind sich der Bedeutung dieses Geschehens sehr bewußt, den alltäglichen Gedanken und Hindernissen entrückt und bekommen eine Ahnung von dem kosmischen Geschehen, in das wir eingebettet sind. Der Physiker und Nobelpreisträger Heisenberg: «In all den Augenblicken, in denen uns die ‹andere Welt› begegnet, erwacht in unserem Bewußtsein ein Gefühl für jenen unendlichen Lebensprozeß, an dem wir eine kurze Zeitspanne teilnehmen und der sich an uns und über unser irdisches Dasein hinweg vollzieht» (75, S. 334).

Oft leben wir ja in einer Illusion von Sicherheit, Beständigkeit und Geborgenheit in unserer gewohnten Umgebung. Durch existentielle Erfahrungen werden wir gleichsam herausgerissen und bemerken, «daß wir wie Schiffbrüchige sind, die im offenen Meer auf einer elenden Planke balancieren und vergessen haben, woher sie kommen, und nicht wissen, wohin sie treiben» (Einstein, 54, S. 20). Können wir diese Erkenntnis unserer Vergänglichkeit und unserer Unwissenheit annehmen und uns dem unbekannten Geschehen anvertrauen, dann vermindern sich unsere Ängste, wir fühlen uns eingebettet in ein Geschehen, von dem wir ein kleiner Teil sind. Eine 25jährige Frau: «Seitdem ich den Gedanken an den Tod nicht mehr wegschiebe, sondern durch meine persönlichen Erfahrungen den Tod als zum Leben gehörig betrachte, bin ich irgendwie gelassener und geborgener geworden.»

Unter den Äußerlichkeiten und Einflüssen des Alltags verblaßt oft diese geahnte und gefühlte Beziehung zu einer höheren Wirklichkeit. Manche suchen sich deshalb in Gedanken häufig mit der Vergänglichkeit des Lebens zu konfrontieren, um diese Beziehung lebendig zu halten. Der amerikanische Schauspieler Dustin Hoffman auf die Frage eines Reporters, ob er an den Tod denke: «Immerzu. Immerzu. Ich bin schockiert, wenn ich jemand treffe, der das nicht mindestens einmal am Tag tut wie ich» (77).

Religiöse Auffassungen durch naturwissenschaftliche Einsichten

In den vergangenen zwei Jahrhunderten und teilweise auch heute noch ist die Auffassung verbreitet, daß wissenschaftliche Erkenntnis und religiöser Glaube unvereinbar seien. Wissenschaft trug in der Tat erheblich zur Verminderung von Aberglauben, zur Verminderung von Ängsten vor Eingriffen überirdischer Gewalten bei, zur Verminderung von Vorurteilen. Wissenschaft ermöglichte eine deutliche Verlängerung des Lebens von Menschen, und technische Leistungen führten zu erheblicher Verminderung von beeinträchtigenden Natureinwirkungen.

Die Auffassung jedoch, daß letztlich alles einer rationalen wissenschaftlichen Erklärung zugänglich sei, ist unzutreffend. Die moderne Quanten-Physik «kam zu der überraschenden Schlußfolgerung, daß es eine objektivierbare Welt, also eine gegenständliche Realität, wie wir sie bei unserer objektiven Betrachtung als selbstverständlich voraussetzen, gar nicht ‹wirklich› gibt» (47, S. 12). Wir können keine von uns unabhängige Welt erkennen, sondern sehen sie immer nur durch die Brille unserer Sinnesempfindungen und der durch sie vermittelten Messungen. Die Quanten-Physik verdeutlichte, daß unser Wissen über die Welt nicht der «eigentlichen» oder «letzten» Wirklichkeit entspricht. Diese bleibt uns verschlossen.

Zugleich erweiterten sich unsere Kenntnisse vom Universum. So benötigt ein Lichtstrahl für die Strecke vom Mond bis zur Erde (ca. 300000 km) eine Sekunde. Der Abstand zu unserer Sonne beträgt acht Lichtminuten. Die meisten Sterne, die wir mit bloßem Auge erkennen können, befinden sich einige hundert Lichtjahre von uns entfernt. In ihrer Größe gleichen sie etwa der Sonne. Die sichtbaren Sterne konzentrieren sich vor allem in einem Streifen, den wir Milchstraße nennen. Diese unsere Galaxis hat einen Durchmesser von ungefähr hunderttausend Lichtjahren. Unsere Sonne ist ein gewöhnlicher Stern durchschnittlicher Größe am Rand eines der Spiralarme. Ferner: Unsere Galaxis ist nur eine von einigen hundert Milliarden Galaxien! Jede umfaßt einige hundert Milliarden Sterne (74).

Derartige naturwissenschaftliche Einsichten führen zu Demut und Bescheidenheit sowie zur Einsicht in die Begrenztheit unseres Seins, zur Ehrfurcht vor dem uns verschlossenen Geschehen. Der Physiker und Nobelpreisträger Max Planck: «Wie erbärmlich klein, wie ohnmächtig müssen wir Menschen uns vorkommen, wenn wir bedenken, daß die Erde, auf der wir leben, in dem schier unermeßlichen Weltall nur ein minimales Stäubchen, geradezu ein Nichts bedeutet» (132, S. 32).

Der Nobelpreisträger und Physiker Albert Einstein, der keinen persönlichen Gott annahm, äußerte: «Meine Religiosität besteht in einer demütigen Bewunderung des unendlich überlegenen Geistes, der sich in dem Wenigen offenbart, was wir mit unserer schwachen und hinfälligen Vernunft von der Wirklichkeit zu erkennen vermögen» (54, S. 63). «Das Wissen um die Existenz des für uns Undurchdringlichen..., dieses Wissen und Fühlen macht wahre Religiosität aus; in diesem Sinn... gehöre ich zu den tief religiösen Menschen» (50, S. 10).

Diese kosmische Religiosität beschrieb er derart: «Das Individuum fühlt die Nichtigkeiten menschlicher Wünsche und Ziele und die Erhabenheit und wunderbare Ordnung, welche sich in der Natur sowie in der Welt des Gedankens offenbart» (50, S. 16). «Ein religiöser Mensch ist also in dem Sinne fromm, daß er keinen Zweifel hegt an der Bedeutung und Erhabenheit jener überpersönlichen Gegenstände und Ziele, welche einer rationalen Begründung weder fähig noch bedürftig sind. Sie existieren für ihn mit derselben Notwendigkeit und Selbstverständlichkeit wie er selber. In diesem Sinne ist Religion das uralte Bemühen der Menschheit, sich dieser Werte und Ziele klar und vollständig bewußt zu werden und deren Wirkung beständig zu vertiefen und zu erweitern. Begreift man Religion und Naturwissenschaft in diesem Sinn, so erscheint ein Gegensatz zwischen beiden ganz unmöglich» (51, S. 74). «Jene mit tiefem Gefühl verbundene Überzeugung von einer überlegenen Vernunft, die sich in der erfahrbaren Welt offenbart, bildet meinen Gottesbegriff» (50, S. 171). «Was ich in der Natur sehe, ist eine großartige Struktur, die wir nur sehr unvollkommen zu erfassen mögen und die einen vernünftigen Menschen mit einem Gefühl von Demut erfüllen muß. Dies ist ein echt religiöses Gefühl» (54, S. 39). In einem Brief schreibt er: «Die Wissenschaft erfüllt jeden, der sich ernsthaft mit ihr befaßt, mit der Überzeugung, daß sich in der Gesetzmäßigkeit der Welt ein dem menschlichen ungeheuer überlegener Geist manifestiere, demgegenüber wir mit unseren bescheidenen Kräften demütig zurückstehen müssen. So führt die Beschäftigung mit der Wissenschaft zu einem religiösen Gefühl besonderer Art» (54, S. 33).

So können natur-wissenschaftliche Einsichten zu religiösen Empfindungen und Bindungen führen und damit zu einem anderen Verhalten im Alltag. Sehen wir uns als einen winzigen Teil der umfassenden Schöpfung, dann sind auch Mitmenschen, Tiere und Pflanzen nicht völlig von uns abgegrenzt und andersartig, sondern auch ein Ausdruck dieser Schöpfung. «Religion ist die Bindung des Menschen an Gott. Sie beruht auf der ehrfurchtsvollen Scheu vor einer überirdischen Macht, der das Menschenleben unterworfen ist und die unser Wohl und Wehe in ihrer Gewalt hat» (Einstein, 51).

Religion und naturwissenschaftliche Einsichten sind nicht gegensätzlich, sondern es bestehen zwischen ihnen Wechselbeziehungen und Gemeinsamkeiten, zum Beispiel das Streben nach Wahrheit und Begreifen. Albert Einstein: «Wissenschaft ohne Religion ist lahm, Religion ohne Wissenschaft blind» (51, S. 75). Der Physiker und Nobelpreisträger Max Planck: «Religion und Naturwissenschaft bedürfen zu ihrer Betätigung des Glaubens an Gott; Gott steht für die eine am Anfang, für die andere am Ende alles Denkens» (132, S. 38).

Ethische Wertauffassungen durch elementares Denken

Auch der Theologe, Philosoph und Arzt Albert Schweitzer sieht keine Möglichkeit, bei der Begrenztheit unseres Denkens zu einer Erkenntnis der Welt und ihres Sinnes zu kommen. «Alles Denken muß auf den Versuch verzichten, die Welt zu erklären. Wir können nicht begreifen, was in der Welt geschieht. Das Herrliche in ihr ist mit dem verbunden, was Schrecken erregt, das Sinnvolle mit dem, was sinnlos ist. Der Weltgeist... bleibt für uns ein Rätsel. Es bleibt uns nichts anderes übrig, als uns damit abzufinden» (165, S. 388).

So begrenzt unser Denken hinsichtlich einer Erklärung und Erkenntnis des Weltgeschehens ist: Bei elementarem Nachdenken über uns und die Umwelt kommen wir zu der Ethik der Ehrfurcht vor dem Leben. «Wenn ich über das Leben nachdenke, empfinde ich die Verpflichtung, jeglichen Willen zum Leben in meiner Umwelt dem meinen gleich zu achten. ... Ich bin Leben, das leben will, inmitten von Leben, das leben will. ... Die Grundidee des Guten besteht also darin, daß sie gebietet, das Leben zu erhalten, zu fördern und zu seinem höchsten Wert zu steigern; und das Böse bedeutet: Leben vernichten, schädigen, an seiner Entwicklung hindern» (160, S. 111).

«Ehrfurcht vor dem Leben ergibt sich also notwendig aus dem Denken über uns und andere Lebewesen. Und durch diese Ehrfurcht vor dem Leben gelangen wir in ein geistiges Verhältnis zu der Umwelt und der Schöpfung.» «Ich möchte diese Ethik so definieren: Gut ist Leben erhalten und Leben fördern; schlecht ist Leben schädigen und zerstören. ... Ethik bedeutet Erhaltung des Lebens auf dem höchsten Stand der Entwicklung – meines eigenen Lebens und fremden Lebens –, indem ich mich ihm widme in Hilfsbereitschaft und Liebe.» «Diese tiefe universale Ethik hat die Bedeutung einer Religion. Sie *ist* Religion» (165, S. 389f).

Die große Bedeutung ethisch-moralischer Werte für unser Leben hat auch Albert Einstein deutlich gesehen: «Wir dürfen nicht vergessen, daß Wissen und Können allein die Menschen nicht zu einem würdigen und glücklichen Leben zu führen vermag. Die Menschheit hat allen Grund dazu, die Verkünder hoher moralischer Normen und Werte höher zu stellen als die Entdecker objektiver Wahrheit. Was die Menschheit Persönlichkeiten wie Buddha, Moses und Jesus verdankt, steht mir höher als alle Leistungen des forschenden und konstruktiven Geistes. Die Gaben dieser Begnadeten müssen wir hüten und mit all unseren Kräften lebendig zu erhalten suchen, wenn das Menschengeschlecht nicht seine Würde, die Sicherheit seiner Existenz und die Freude am Dasein verlieren soll.» «Das Streben nach moralischem Handeln ist das wichtigste Streben des Menschen. Sein inneres Gleichgewicht, ja, seine Existenz hängen davon ab. Moralisches Handeln allein kann dem Leben Schönheit und Würde verleihen» (54, S. 91).

«Statt zu fragen, was Religion sei, will ich lieber zunächst fragen, wie das Streben eines Menschen beschaffen ist, der auf mich den Eindruck eines religiösen Menschen macht: Einer, der sich nach seinem besten Vermögen von den Fesseln seiner selbstischen Wünsche befreit hat und erfüllt ist von Gedanken, Gefühlen und Bestrebungen, an denen er hängt um deren außerpersönlichen Wertes willen, der erscheint mir als ein religiös erleuchteter Mensch. Auf die Stärke dieser außerpersönlichen Inhalte und auf die Tiefe der Überzeugung scheint es mir dabei anzukommen, unabhängig davon, ob der Versuch gemacht wird, diese Inhalte mit einer göttlichen Person in Verbindung zu bringen» (Einstein, 52, S. 41).

Ich habe Schritte aufgezeigt, die uns zu religiösen Auffassungen und ethischen Werten führen können. Sie beeinflussen unsere Wirklichkeit, nämlich unsere Gedanken und Werte, unser Fühlen und unsere Handlungen. Wir können eher das Unvermeidbare, Krankheit oder Tod annehmen, mit weniger Bitterkeit, Wut und Ärger über unser Schicksal. Wir werden bescheidener, wenn wir erkennen, daß unser Verstand in dem geheimnisvollen Geschehen des Kosmos keinen Sinn finden kann. Wir erleben eher Dankbarkeit über das, was wir erleben dürfen.

In der Vergangenheit sahen Menschen überwiegend die Unterschiede zwischen verschiedenen religiösen Auffassungen. Allmählich scheinen wir fähig zu werden, mehr die Gemeinsamkeiten zu sehen. Der Dalai-Lama, das Oberhaupt der tibetischen Buddhisten: «Eine neue Weltreligion zu formen ist schwierig und nicht besonders wünschenswert. Da aber Liebe wesentlich für alle Religionen ist, könnte man von einer universalen Religion der Liebe sprechen. Hinsichtlich der Methoden zur Entwicklung von Liebe und des Heils… unterscheiden sich die Religionen jedoch voneinander. …Die Tatsache, daß es so viele verschiedene Möglichkeiten des Weges gibt, ist ein Reichtum.

Da es so viele verschiedene Menschentypen mit unterschiedlichen Voraussetzungen und Neigungen gibt, sind die Unterschiede der Religionen hilfreich. Die Motivation in allen verschiedenen Systemen religiöser Praxis ist aber ähnlich – Liebe, Aufrichtigkeit, Ehrlichkeit. Der Lebensstil praktisch aller religiöser Menschen ist Genügsamkeit. Die Lehren über Toleranz, Liebe und heilende Hinwendung sind gleich» (30).

9
Was erleichtert es uns, Belastungen anders zu bewerten?

Leider sind wissenschaftliche Kenntnisse darüber noch recht gering, was wir tun können, damit sich unsere Bewertungen von Belastungen ändern und wir weniger Leid erfahren. Offensichtlich ist, daß wir im Verlauf der Zeit – von Tagen, Monaten oder bei schweren Belastungen auch von Jahren – zu anderen Einschätzungen kommen. Das belastende Ereignis «verblaßt». Diese Änderung geschieht weniger durch die Zeit als solche, sondern durch neue Eindrücke und Erfahrungen nach dem belastenden Ereignis. Neue Eindrücke, zum Beispiel ein «Tapetenwechsel» oder Erfahrungen einer Reise überdecken gleichsam das belastende Ereignis, lassen es ein Stück in den Hintergrund treten. Und damit werden auch die beeinträchtigenden Gefühle schwächer.

Eine weitere Tatsache ist, daß positive Erfahrungen sowie Zeiten der Entspannung die Belastungen abschwächen. Diese Möglichkeiten sind in Kapitel 6 und 11 dargestellt.

Im folgenden will ich einige weitere Hilfen bei der Umbewertung von belastenden Ereignissen beschreiben.

Gespräche mit einfühlsamen Mitmenschen

Häufig wurde uns mitgeteilt, wie hilfreich bei Belastungen Gespräche mit Mitmenschen waren. «Ich finde es sehr wichtig, daß ich mich ausspreche, daß ich über meine Schwierigkeiten rede. Denn in schwierigen Situationen bin ich immer wie gelähmt, bin so verkrampft, daß ich überhaupt nichts tun kann. Dann vergrabe ich mich so richtig in mir selbst. Aber wenn ich darüber sprechen kann, dann sehe ich klarer. Ich bin nicht mehr so blind. Erst wenn ich Gefühle ausgesprochen habe, bin ich in der Lage, mich mit ihnen auseinanderzusetzen. Vorher bin ich einfach ganz von diesen Gefühlen bestimmt, sie verhindern ein Weiterdenken.»

Eine Frau, 37, die sich nach 14 Jahre Ehe von ihrem Mann trennte: «Es war für mich wichtig, und ich war sehr froh darüber, daß ich mit Freunden über meine Probleme, über meine ohnmächtige Wut und meinen Haß reden konnte. Auch wenn mir im Grunde genommen niemand helfen und mir meine Entscheidung abnehmen konnte, war es hilfreich, darüber zu sprechen.» Eine Frau, deren Neugeborenes starb: «Das einzige, was mir half, waren die Gespräche mit Freunden und vor allem mit meinem Mann. Ich bekam Mut und Kraft dadurch, daß ich merkte, ich werde verstanden; dadurch, daß ich wußte, ich bin nicht allein auf der Welt.»

Aus über 30 Jahren Praxis und Forschung in der Gesprächspsychotherapie weiß ich, wie hilfreich psychotherapeutische Gespräche, besonders Gruppengespräche, bei seelischen Belastungen sein können. In ähnlicher Weise sind auch Gespräche mit Freunden oder Kollegen oder Gespräche in Selbsthilfegruppen hilfreich.

Was ist wichtig, damit Gespräche als hilfreich und wirksam empfunden werden?

▷ Der Gesprächspartner hört uns zu, läßt uns aussprechen, drängt sich nicht mit eigenen Erlebnissen vor, ist wirklich in uns zentriert.

▷ Sie/er bemüht sich intensiv, unsere Gedanken und Gefühle

zu verstehen, die Welt mit unseren Augen zu sehen. Sie/er teilt uns das Verstandene in eigenen Worten mit.

▷ Sie diagnostiziert, beurteilt und interpretiert uns nicht, drängt uns nicht Bewertungen auf.

▷ Sie ist warm, zugewandt und aufrichtig uns gegenüber. –

▷ Haben wir lange über unsere Belastungen gesprochen und drehen wir uns dabei im Kreise, dann hilft sie uns, aktiv nach Lösungen zu suchen, zum Beispiel stellt sie uns die Frage: «Was kannst du tun?» Dabei erhalten wir – wenn nötig – Informationen über Bewältigungsmöglichkeiten sowie Hilfen, uns zu entscheiden. Bei belastenden Gefühlen *vor* einem schwierigen Ereignis ist das Sprechen über Bewältigungs- und Lösungsmöglichkeiten besser als das Sprechen über Ängste!

▷ Wenn es schwierig für uns ist, im Gespräch Klarheit zu gewinnen, dann kann der Gesprächspartner vorschlagen, die Belastungen auf ein Blatt zu schreiben und darunter Möglichkeiten der Lösung, s. S. 107 u. 197.

Was geschieht in uns während und nach derartigen einfühlsamen Gesprächen?

▷ Unsere Gefühle ändern sich: Wir spüren weniger Angst, sondern häufig Erleichterung. Wir fühlen uns nicht mehr allein. Wir sind hoffnungsvoller, fühlen uns vom Gesprächspartner angenommen und geachtet trotz unserer Schwierigkeiten.

▷ Unsere Bewertungen und unsere Gedanken können sich durch das Aussprechen ändern. Durch die distanzierte Wahrnehmung des Geäußerten aus dem Munde unseres Partners kommen wir zu geänderten Sichtweisen, nehmen neue Bedeutungen wahr, sehen auch andere Seiten. Unsere Wahrnehmung von den Schwierigkeiten ist weniger einseitig, verzerrt und gefiltert, weniger in Schwarzweißkontrasten.

In Gruppengesprächen ist zusätzlich hilfreich:

▷ Wir erfahren, daß nicht nur wir Schwierigkeiten haben, sondern auch andere.

▷ Wir werden von mehreren Personen geachtet und angenommen, trotz unserer Schwierigkeiten.

▷ Wir werden durch die anderen angeregt, uns zu öffnen und über uns zu sprechen.

▷ Wir erhalten Informationen, wie andere ihre Schwierigkeiten bewältigen, ferner Anregungen und Rückmeldungen, wie andere unsere Schwierigkeiten sehen.

▷ Und etwas sehr Wichtiges: Wir können anderen trotz unserer eigenen Belastung helfen.

Wenn kein geeigneter einfühlsamer Gesprächspartner zur Verfügung stand oder wenn die Belasteten kein Gespräch wünschten, dann empfanden sie als hilfreich das Niederschreiben von belastenden Gedanken und Gefühlen in einem Brief oder im Tagebuch. Nach dem Niederschreiben sehen wir unsere Belastungen etwas distanzierter; die denkende Auseinandersetzung mit den Schwierigkeiten wird leichter. Eine Frau: «Ich habe dann meiner Freundin einen vier Seiten langen Brief geschrieben, alles herausgebracht, was so furchtbar war an dieser Trennung von meinem Partner. Danach fühlte ich mich besser, ich sah alles ein Stück weiter weg.»

Weniger beurteilen

Oft vermehren wir unsere kleinen und großen Belastungen dadurch, daß wir die Ereignisse und Personen – auch uns selbst – sehr negativ beurteilen. Wir bewerten das, was uns verletzt und beeinträchtigt hat, mit starken ablehnenden Urteilen. Das gilt auch für beeinträchtigende Körpervorgänge in uns: So wird von manchen Krebs als «bösartig» und als eine «heimtückische» Krankheit bezeichnet.

Die Folgen starker negativer Urteile über beeinträchtigende Ereignisse oder Personen sind: Unser sympathisches Nervensystem wird stärker alarmiert, mit den Folgen größerer Muskelspannungen, Hormonausschüttung usw. Seelisch entstehen mehr Spannungen, Ängste und beeinträchtigende Gefühle. Haben wir diese stark beurteilenden Gedanken häufiger, steigern wir uns etwa in sie hinein, dann rufen sie längerdauernde gefühlsmäßige Belastungen hervor. So erlebten auch Personen, die

Stress besonders negativ beurteilten, ihn als mehr belastend und litten stärker darunter (153). Durch heftige negative Beurteilungen bleiben wir mehr im Emotionalen; unsere Wahrnehmung und Denkfähigkeit ist weniger offen; die Chance für neue Erfahrungen und Umbewertungen wird vermindert. Unser Verhalten wird beeinträchtigt. Tennisspieler etwa, die Fehler bei sich oder beim Schiedsrichter stark negativ bewerten und deutlich emotional reagieren, sind meist danach in ihrem Spielverhalten weniger konzentriert und machen mehr Fehler.

Dies legt nahe, ungünstige Ereignisse, Situationen und Menschen weniger heftig und negativ zu beurteilen. Das gilt auch für uns selbst («Ich bin dumm, ich werde es niemals lernen»), für unsere Gefühle und unseren Körper. Die ehemals deutsche Meditationslehrerin A. Khema schreibt zu starken negativen Selbstbewertungen: «Wenn ihr nun bei der Schau nach innen etwas entdeckt, das euch nicht gefällt, gibt es nur eines: es anschauen, akzeptieren und prüfen, ob und wie ihr es ändern könnt. Es ist kein Grund, an sich selber Kritik zu üben, ... Kritik ist immer unnützer Energieverschleiß. Wenn man etwas in sich erkennt, das nicht heilsam ist, kann man dafür dankbar sein, daß man es erkannt und eine Möglichkeit gefunden hat, an sich zu arbeiten. Tadelt man sich indessen für seine Negativitäten, wird man frustriert und deprimiert, und dann ist keine Energie übrig, sich zu ändern. – ‹Erkennen, nicht tadeln – und wenn irgend möglich ändern› heißt die Formel» (84, S. 21).

Wie wirkt es sich aus, wenn wir weniger beurteilen? ▷ Wir sind gefühlsmäßig weniger belastet. ▷ Wir können bewußter, genauer wahrnehmen. Wir treten den Ereignissen und uns achtsamer, offener und unbelasteter gegenüber. ▷ Wir sind weniger starr in unseren Auffassungen, haben mehr Möglichkeiten, durch neue Erfahrungen und Nachdenken andere Gesichtspunkte zu sehen sowie Fehler zu korrigieren. ▷ Wir kritisieren weniger, sind weniger aggressiv. ▷ Wir können intelligenter handeln, besser unsere eigenen Ziele und Werte anstreben. ▷ Es fällt uns leichter, die Realität zu akzeptieren.

Ähnliches gilt teilweise auch für stark positives Beurteilen. Wenn wir uns selbst oder Ereignisse sehr positiv beurteilen, dann sind wir weniger offen gegenüber uns und dem Ereignis, gegenüber möglichen Fehlern und Mißbräuchen. Bei einer weniger urteilenden Haltung können wir mehr erkennen und sind achtsamer, was in und außer uns vorgeht. Achtsames Wahrnehmen bedeutet für mich, daß ich es sehe und mich auch daran freue, was ich leiste, was ich Menschen geben kann, aber daß ich auch sehe, worin ich unzulänglich bin, welche Fehler ich mache und was ich noch nicht erreiche. So oft werden wissenschaftliche oder technische Errungenschaften, auch medizinische und psychologische Behandlungsmethoden, sehr positiv bewertet, als große Fortschritte. Dadurch sind wir weniger offen für die oft auch vorhandenen nachteiligen, schädigenden Auswirkungen.

Schritte, weniger zu beurteilen

▷ Durch Kontakt mit Menschen, die sich bemühen, weniger zu beurteilen, können wir lernen. «Ich habe in einer Gesprächsgruppe viel gelernt. Ich konnte sehen, daß der Gruppenleiter die Menschen so annehmen konnte, wie sie waren – auch mich! Er machte in der Gruppe keine Unterschiede und hat niemanden bewertet, das beeindruckte mich tief. Gegenwärtig versuche ich das auch in meinem Alltag; ich versuche, die Menschen anzunehmen, wie sie sind, doch das fällt mir noch schwer. Gerade von mir sind viele gewöhnt, daß ich sie einordne, bewerte. Ich glaube, daß ich noch einen langen Weg vor mir habe, aber ich will ihn gehen.» «Für mich ist es wichtig, mich ständig mit wachem Auge zu sehen und zu versuchen, Wertungen zu vermeiden. Dadurch kann ich mehr mein Negativ-positiv-Denken aufgeben, mich von gesellschaftlichen und persönlichen Zwängen lösen und freier werden von Furcht und Verwirrung.»

▷ Statt zu be- oder verurteilen, können wir deutlicher wahrnehmen und uns mehr unseren Empfindungen zuwenden und sie äußern. Also statt zu urteilen: «Das ist alles falsch, was du machst» zu sagen: «Ich fühle mich beeinträchtigt», «Ich sehe es anders», «Ich mache mir Sorgen, wo es hinführt». Statt Wertungen abzugeben: «Kommunisten sind schlecht», zu äußern: «Ich habe Angst vor einer Diktatur, in der meine persönliche Freiheit eingeschränkt wird.» Ein Vater, 39, schreibt: «Ich suche das Verhalten meiner Kinder nicht sofort zu bewerten, sondern ich achte jetzt mehr auf meine Gefühle und suche sie zu äußern.» – Auch in scheinbar belanglosen Situationen, etwa bei einem Musikstück oder einem Gemälde, können wir anstelle einer Beurteilung unser Gefühl ausdrücken: «Es spricht mich sehr an, bei der Musik fühle ich Ruhe und Klarheit.» Oder: «Ich spüre wenig dabei.»

▷ Wir können aus vergangenen Erfahrungen lernen: Etwa daß wir vor einem Monat, vor einem oder vor fünf Jahren starke Wertungen und Beurteilungen von uns, anderen und von Ereignissen hatten, die sich als unzutreffend herausstellten. – Wir können ferner aus der Erfahrung lernen, daß wir bei ungünstigem Befinden stärker negativ beurteilen, sei es den Partner, die Eltern oder Kinder.

▷ Ein entspannterer Lebensstil, Wohlbefinden sowie Meditationserfahrungen helfen uns, weniger heftig zu verurteilen, etwas vorläufig stehenzulassen und Ungewißheiten auszuhalten, ohne wegzuschauen. Diese Haltung ist keine Gleichgültigkeit, Passivität oder ein Herumdrücken um eigene Stellungnahmen.

Die Realität annehmen

Oft belasten wir uns, indem wir gegen etwas ankämpfen, uns weigern, es als Tatsache anzuerkennen: die Gefährlichkeit einer Erkrankung oder Behinderung, eingetretene Verluste und Veränderungen, unsere Fehler und Schwächen, unser Älterwerden, die Trennung von einem Partner, das Erwachsenwerden der Kinder.

Annehmen bedeutet: das, was ist, als Realität, als gegeben anerkennen, nicht die Augen davor verschließen oder es leugnen. Es ist gleichsam ein Ja-Sagen zu einem ungünstigen Ereignis. Dieses Annehmen vollzieht sich in uns, während das äußere Ereignis gleichbleibt. Eine Frau, etwa 70 Jahre, die sehr darunter leidet, daß ihre Tochter seit über fünf Jahren jeden Kontakt zu ihr abgebrochen hat, schreibt: «In meiner Situation hat sich nichts bewegt. Meine Einstellung dazu ist schwankend, neigt aber doch jetzt mehr zum Akzeptieren als zum Verzweifeln.»

Auch enttäuschende Erlebnisse der Vergangenheit, die uns heute noch schmerzen, können wir als Realität, als Vergangenheit akzeptieren. Daraus wird eine Einstellung etwa der Art: «Es ist geschehen. Ich finde mich mit dem Unvermeidlichen ab, ich füge mich. Ich akzeptiere, was ich mit der Kraft meines Willens nicht beeinflussen und ändern kann.»

Die Folgen des Annehmens sind: Wir werden freier und können angemessener handeln, denn wir verbrauchen unsere Energien nicht mehr im Hadern, im Dagegen-Ankämpfen, in Abwehr und Verteidigung. «Wichtig ist für mich, das Schicksal, mein Leben anzunehmen und nicht mehr damit zu hadern und mich darin zu verbrauchen, sondern mich wieder dem Leben zu öffnen.» Manche können sogar ihre seelischen Erkrankungen annehmen und sind so über Störungen, Ausfälle oder bizarre Gedanken weniger beunruhigt und ängstlich.

Ein ungünstiges Ereignis, unsere Fehler und Schwächen oder Krankheit anzunehmen, bedeutet nicht, daß wir passiv oder selbstzufrieden wären oder uns vernachlässigen. Oft ist das Gegenteil der Fall: Wenn wir etwas nicht mehr ablehnen oder ignorieren, sondern als gegeben akzeptieren, können wir es bewußter wahrnehmen und sinnvoller handeln, zum Beispiel für unseren kranken Körper angemessener sorgen.

Leider wissen wir erst wenig über den Vorgang des Annehmens und was uns dabei helfen kann. Ein hilfreicher Schritt kann sein, von anderen zu lernen, die sich und ihr Schicksal annehmen können. Ich möchte hierzu die Äußerungen meiner Frau Anne-Marie wiedergeben, die sie sieben Wochen vor ihrem Tod in einem Rundfunkinterview auf die Frage gab, welche Ziele und Wünsche sie noch habe:

«Es ist mir in den letzten Monaten so klar geworden, daß die wirklichen Entscheidungen nicht in meiner Hand sind. Ich habe einen gewissen Spielraum, und den kann ich ausnutzen. Ich kann mit mir gesundmachende Erfahrungen machen oder ich kann mich noch zusätzlich krank machen durch Ängste. Also, ich habe diesen Spielraum, *wie* ich etwas erlebe. Aber was mit mir geschieht, das habe ich nicht in der Hand.»

Interviewerin: «Wer hat das denn in der Hand?»

Anne-Marie: «Ja, ich denke, irgend etwas Höheres, das über uns Menschen hinausgeht. Die einen nennen es Gott, die anderen nennen es Universum, wen auch immer man sich darunter vorstellen mag, so: Dein Wille geschehe.

Also manchmal ist es sehr schwer, aber es ist doch meine Erfahrung: Wenn ich annehme, was ist, das ist mir eine ungeheure Hilfe. Und wenn ich mich immer mehr diesem Fluß des Geschehens anvertrauen kann und denke: Du brauchst das Ruder nicht in der Hand zu halten, wenn du dich dem Strom anvertraust. Das ist noch schwer, da möchte ich noch viel stärker hinkommen. Denn dann brauche ich überhaupt vor nichts mehr Angst zu haben und nichts zu befürchten. Dann werde ich auch die Kraft bekommen, die ich brauche, um irgend etwas Neues durchzustehen. Aber das ist erst so ansatzweise in mir da, dieses Gefühl: Vertrau dich an. Deine Pläne, die sind vielleicht gar nicht immer diejenigen, die sich erfüllen werden, vielleicht sind es nicht einmal die richtigen für mich. Das hilft mir eben auch, keine Wünsche zu haben. Natürlich möchte ich meine Bücher noch fertigschreiben, das wäre toll. Aber ich bin damit nicht mehr so verhaftet. Ich erwarte es nicht. Ich lasse es auf mich zukommen» (172, S. 36).

Wie aus den Äußerungen hervorgeht, helfen philosophische oder religiöse Einstellungen, das eigene Leben als einen Teil des umfassenden Weltgeschehens anzunehmen. Aus vielen Erfahrungen kann die Einsicht erwachsen, daß das Leben aus fortwährenden Änderungen besteht und nichts auf die Dauer bleibt. Vielleicht ist Veränderung das einzig Konstante in unserem Leben. Uns selbst als Teil eines allgemeinen Wandels der Menschheit und des Kosmos zu sehen, kann uns mehr Gelassenheit geben und uns das Geschehen in weniger bedrohlicher Bedeutung sehen lassen.

Loslassen, weniger verhaftet sein

Einen Teil unseres Leidens und unserer Belastungen verursachen wir durch unser Verhaftet-Sein an Wünsche, die wir erfüllt haben möchten, an Ziele, die wir erreichen wollen. Personen beispielsweise, die nach der Scheidung ihren ehemaligen Partner nicht loslassen konnten, sondern gefühlsmäßig an ihm festhielten, empfanden mehr Enttäuschung und Bitterkeit (177, S. 19). Durch das Verhaftet-Sein machen wir uns sehr abhängig von Personen oder Dingen. Eine etwa 30jährige Frau, die sich vor zwei Jahren von ihrem Partner trennte und die durch das Nicht-Loslassenkönnen viele Schmerzen empfand: «Während der Trennungskrise kämpfte und rang ich um ihn. Ich hoffte bis zum Schluß. Als wir uns dann getrennt hatten, war es sehr schwierig für mich: Ich sah mich in meiner Hoffnung auf diese neue Beziehung betrogen. Die ganze bisherige Partnerschaft schien mir wie eine einzige Lüge. Und ich war empört, daß nach meinem Auszug eine alte Freundin von meinem Partner einzog. Ich war rasend wütend und eifersüchtig. ... Ich habe dann versucht, ihn zurückzugewinnen. Ich blieb auch einmal einen Tag und eine Nacht bei ihm. Aber ich mußte feststellen: Wir sind uns fremd geworden. Dann erst begann meine Trauer und mein innerer Abschied von ihm. Ich habe sehr viel Bitterkeit empfunden, mich in Gedanken andauernd mit ihm beschäftigt und ihn sehr abgeurteilt. Und zum erstenmal habe ich rasende Eifersucht erlebt, ich kann jetzt andere darin verstehen.» Befragt, welche Einstellung sie jetzt habe, äußert sie: «Heute, zwei Jahre später, sehe ich die Trennung als richtige Entscheidung an. Wenn ich seelisch stärker gewesen wäre und wenn ich ihn eher hätte freigeben können, dann hätten diese Trennungskrise und meine Trauerzeit nicht so schmerzlich lange gedauert, und sie hätten mich nicht so zu Boden gerissen.»

Was bedeutet loslassen? Es ist eine Änderung unserer Bewertung und Einstellung zu unseren Wünschen, Erwartungen und Zielen. Wir geben diese Wünsche und Erwartungen an Personen und Dinge auf, sehen sie nicht mehr als unbedingt notwendig für uns an. Wir willigen ein, daß sie realistischerweise für uns nicht erreichbar sind. Wir akzeptieren, daß wir etwas nicht mehr besitzen können, was wir hatten: Gesundheit, Partnerschaft, Besitztümer. Loslassenkönnen bedeutet, daß wir nicht mehr um etwas kämpfen oder mit einem Verlust hadern.

Natürlich gibt es unterschiedliche Ausmaße des Loslassens. Manche Erkrankte können ihre bisherige Gesundheit schnell und weitgehend loslassen. Manche Partner können schon bald nach der Trennung einander loslassen. Bei vielen jedoch geschieht das Loslassen nur allmählich, über längere Zeit hinweg. Wichtig ist, daß jedes Stück mehr Loslassen unsere Belastung verringert.

Loslassen erstreckt sich nicht nur auf die großen Verluste und Enttäuschungen des Lebens, sondern auch auf die vielen kleinen Ziele und Wünsche in unserem Alltag, auf das, was wir gerne tun, erreichen und besitzen möchten.

Was Loslassen nicht ist: Es bedeutet keine Gleichgültigkeit, kein passives Resignieren, kein Ignorieren oder Verdrängen. So erarbeitete sich meine Frau Anne-Marie nach ihrer Krebserkrankung die Haltung, ihre Gesundheit und möglicherweise ihr Leben loszulassen. Aber gerade dadurch konnte sie in den folgenden vier Jahren trotz ihrer Erkrankung sehr bewußt leben und auch intensiv für ihren Körper sorgen. – Das Loslassen eines Menschen bedeutet auch nicht, daß wir ihn verachten oder geringschätzen. Es bedeutet, daß wir unsere Wünsche und Erwartungen gegenüber diesem Menschen fallenlassen und ihm somit freier und unbefangener gegenübertreten können.

Wie können wir lernen, mehr loszulassen und weniger verhaftet zu sein? Einige Gedanken hierzu:

▷ Bei den kleinen alltäglichen Verlusten und enttäuschten Erwartungen können wir aus der Erfahrung die Einsicht gewinnen, daß das Anhaften uns Leid und Unfreiheit bringt, und können das Loslassen lernen.

▷ Eine Auseinandersetzung mit unseren Wünschen, Bedürfnissen und Zielen kann uns erkennen lassen, daß wir manches, was wir so unbedingt als nötig erachten, eigentlich nicht wirklich brauchen. Ein Lebensstil der Einfachheit steht mit dem Loslassen in Zusammenhang.

▷ Die Verminderung grübelnder Gedanken bei Enttäuschungen und Verlusten erleichtert das Loslassen, s. S. 184.

▷ Im Kreis von Freunden oder Selbsthilfegruppen können wir darüber sprechen: Was habe ich in meinem Leben schon losgelassen? – Wo habe ich Mühe, loszulassen? – Was möchte ich gerne loslassen?

Das Bewußtmachen der Vergänglichkeit jeden Geschehens und jeden Besitzes auch in günstigen Zeiten und die Beschäftigung mit Philosophien und Religionen kann uns helfen. Eine junge Frau: «Alltäglicher Ärger verliert an Bedeutung, wenn ich mir alles vor dem Hintergrund des Todes vergegenwärtige. Ich lerne loszulassen: das Loslassen von festen Vorstellungen über mich, meinen Körper, meine Person, über andere Menschen, das Loslassen von Wertvorstellungen, Einstellungen und Urteilen zugunsten einer wachsenden Aufmerksamkeit und Wachheit für Dinge, wie sie wirklich sind und nicht wie ich sie mir wünsche, und auch das Loslassen von Gefühlen.»

Der Künstler Yehudi Menuhin drückt seine philosophische Haltung, das Leben hier auf der Erde als Leihgabe und nicht als Besitz zu betrachten, so aus: «Alles, was wir haben, ist uns nur geliehen. Mein Körper ist nicht mein Eigentum. Meine Frau und meine Kinder gehören mir nicht. Ich habe nicht das Gefühl, der Besitzer meines Hauses zu sein. Wie die amerikanischen Indianer glaube ich, daß … alles, was die Erde hervorbringt, mit Achtung und Dankbarkeit genutzt werden muß.» (109)

Meditation ist eine entscheidende Möglichkeit, Gedanken, Wünsche und Ziele loszulassen und von belastenden Gefühlen befreit zu werden. Der amerikanische Psychologe und Philosoph Ram Dass beschreibt dieses Loslassen in der Meditation: «Suche dir eine bequeme Position, in der du den Rücken gerade halten kannst, ohne daß er starr wird. Anstatt ein Objekt wie den Atem zur Zentrierung zu suchen, betrachte einfach nur den Gedankenprozeß. Laß die Dinge so laufen, wie sie es möchten. Beobachte nur. Sei dir der Tatsache bewußt, daß die Gedanken da sind, während sie auftauchen, aber laß dich nicht von ihrem

Inhalt gefangennehmen. Laß alle Bilder, Gedanken und Reize aufsteigen und wieder untergehen, ohne besorgt zu sein, ohne zu klammern, ohne zu beurteilen, ohne dich mit ihnen zu identifizieren. Laß einfach einen Gedanken nach dem anderen los. Sei dir der Vorstellung des Loslassens bewußt. Während Gedanken, Reize, Erinnerungen oder Bilder auftauchen, beachte sie. Sei dir ihrer bewußt – und laß sie dann los» (140, S. 99).

Weniger Erwartungen haben

Hohe Erwartungen an andere, an uns selbst und über den Ablauf von Ereignissen führen oft zu Belastungen, zu größerem Stress, wenn die Realität nicht unseren Erwartungen entspricht. Wir haben uns etwas vorgenommen und erwarten etwas, von der Verabredung mit einem Freund oder einer Freundin, von einer längeren Reise, von einem Besitz, von unseren Kindern. Werden die Erwartungen nicht erfüllt, dann reagieren wir mit Enttäuschung, und zwar um so mehr, je größer unsere Erwartungen waren. Oft haben sie sich stark verfestigt, in vielen Selbstgesprächen oder in gedanklichen Ausmalungen, wie schön etwas sein würde.

«Nach einer langen schwierigen Arbeitswoche», schreibt eine 36jährige Lehrerin, «hatte ich mich so sehr auf das Zusammensein und die Gemeinsamkeit mit meinem Partner gefreut. Ich wollte es so richtig schön mit ihm haben. Aber mein Mann wollte an diesem Wochenende plötzlich arbeiten und hatte keine Zeit für mich. Ich war wie vor den Kopf geschlagen. Ich empfand ein starkes Gefühl von Enttäuschung und Verlassenheit. Auch körperlich habe ich mich elend gefühlt. Ich war völlig niedergedrückt, das ganze Wochenende über, habe mich überhaupt nicht erholt.»

Können wir die hohen Erwartungen an uns und andere verringern, können wir sie umformen in realistischere Wünsche, dann sind wir offener für das, was geschieht und können flexibler reagieren. «Die hohen Ansprüche an mich selbst habe ich jetzt ein Stück vermindert; ich strebe nicht mehr nach absoluter Perfektion. Ich hatte hohe Ansprüche, ich wollte perfekt sein, ich erwartete, daß alles klappte.»

Hohe Erwartungen vermindern bedeutet nicht, keine sorgfältigen Vorbereitungen und Planungen zu machen, etwa für den geeigneten Urlaub einer Familie mit Kindern. Wichtig ist, wenn wir entsprechend unseren Bedürfnissen geplant haben, daß wir nicht starr diesem Plan verhaftet sind und daß wir uns auf eine Realität einstellen können, die nicht vorhersehbar war – anstatt uns darüber zu ärgern, daß unsere Erwartungen enttäuscht wurden.

Wie können wir dahin kommen, weniger große Erwartungen zu haben? Manche Schritte werden ähnlich sein wie beim Annehmen und Loslassen. Wir können uns des öfteren fragen: Welche Erwartungen habe ich? – Sind meine Erwartungen realistisch? – Habe ich zu viele Erwartungen an mich, an andere, an das Leben? – Sind meine Erwartungen oft zu positiv oder zu negativ? So werden wir bewußter hinsichtlich unserer Erwartungen und offener dafür, daß die Realität gelegentlich anders ist.

Größere Bewußtheit und Achtsamkeit

Größere Bewußtheit bedeutet: eine achtsame Zuwendung zu dem, was ich wahrnehme, fühle und erlebe, sowohl in mir als auch außerhalb von mir. Und eine achtsame Zuwendung zu dem, was ich tue. Anders ausgedrückt: Ich bin also möglichst offen und wach für Geschehnisse innen und außen, jedoch dabei in mir selbst zentriert.

Häufig sind wir dies ja nicht: Während wir etwas wahrnehmen und erleben, denken und urteilen wir; während wir tätig sind, sind wir mit unseren Gedanken bei der Vergangenheit oder Zukunft. Oder während wir etwas wahrnehmen, stehen die Gefühle von der vergangenen Situation noch in unserem Erlebnishintergrund und beeinflussen uns.

Größere Bewußtheit bedeutet *nicht*, Wahrnehmungen, Vorgänge und Ereignisse zu erklären, ihre Herkunft zu analysieren, sie zu interpretieren und zu beurteilen.

Die Folgen größerer Bewußtheit sind: Wir sehen klarer, was in uns und außer uns ist. Gefühle und Gedanken verzerren weniger unser Wahrnehmen. – Wir bewerten und beurteilen weniger und haben so weniger beeinträchtigende Gefühle. – Wir sind weniger störenden Gedanken und Vorstellungen ausgeliefert. Wir nehmen bewußter wahr, wie wir auf Ereignisse reagieren, ohne uns oder andere zu bewerten. Dadurch können wir sinnvoller handeln. Wir sind konzentrierter tätig, bei körperlicher oder geistiger Arbeit. Durch hohe Bewußtheit in Wahrnehmen, Fühlen und Denken können sich auch unsere Gewohnheiten ändern, besonders Gewohnheiten, mit denen wir uns seelisch oder körperlich schädigen. Dieses bewußte nicht-bewertende Wahrnehmen des eigenen Verhaltens ist eine sehr wichtige Möglichkeit, zukünftig angemessener zu handeln.

Schritte zu einem bewußteren Leben können sein: ▷ Wir vermindern das, was uns an einem bewußteren Wahrnehmen und Erleben hindert: starke Bewertungen und Beurteilungen, Hetze und Eile, häufiges nicht notwendiges Reden. Schweigen und die Haltung eines Zeugen gegenüber inneren oder äußeren Erscheinungen kann sehr zur Wachsamkeit beitragen. ▷ Wir nehmen des öfteren wahr und registrieren ohne zu bewerten: Wie gehe ich mit mir um? Wie reagiere ich in schwierigen Situationen? Wie gehe ich mit anderen um? Gebe ich Menschen das zurück, was ich bekommen habe? ▷ Hatha-Yoga und vor allem Meditation erleichtern es sehr, im Alltag bewußter und achtsamer zu leben.

Uns weniger identifizieren

Nach Auffassung östlicher Philosophen erwachsen uns durch das Identifizieren viele Belastungen. Was ist dieses Identifizieren? Zunächst ein Beispiel: Wenn wir im Kino oder Fernsehen einen spannenden Film oder den sportlichen Kampf zweier Tennisspieler oder Fußballmannschaften sehen, dann erleben wir des öfteren intensive Gefühle. So, als ob wir selbst diese Personen wären, die dort handeln. Schädigungen, Bedrohung und Ängste eines anderen im Film empfinden wir als gegen uns gerichtet. Wir vergessen, daß wir einen Film sehen, der mit professionellen Schauspielern gedreht wurde. So sehe ich ein Tennismatch mit einer Spielerin oder einem Spieler, die ich mag, lieber in einer späteren Aufzeichnung als bei der Direktübertragung; ich «kämpfe» dann weniger mit, bin weniger in Spannung, das Geschehen ist für mich mehr Vergangenheit.

In ähnlicher Weise identifizieren wir uns mit manchen Geschehnissen in unserem Leben. Mit einer politischen Partei, mit unserem Volk oder Staat, mit unserer sogenannten Rolle, mit unserer beruflichen Funktion, mit dem Berufsstand. Ein Partner identifiziert sich mit dem anderen, eine Mutter mit ihrem Kind, ein Fußballfan mit seinem Club, auch wenn er nicht aktiv in der Mannschaft mitspielt. Wenn es der Person oder dem Objekt, mit dem wir uns identifizieren, gut ergeht und wir eine gute Beziehung haben, dann sind wir zwar etwas eingeschränkt in unserem Wahrnehmen und Bewerten, aber wir erleben positive Gefühle. Belastend wird es, wenn es der Person oder dem Objekt, mit dem wir uns identifizieren, schlecht ergeht oder wenn die Beziehung zu der Person oder dem Objekt beeinträchtigt ist oder wenn wir uns lösen möchten. Dann erwachsen daraus größere Belastungen, oft auch erhebliche Beeinträchtigungen des Selbstwertgefühls. So ähnlich etwa wie Fußballfans sich beeinträchtigt fühlen, wenn ihre Mannschaft abgestiegen ist.

Wissenschaftler identifizieren sich des öfteren mit ihrer Universität, ihrem Forschungsgebiet, mit dem sogenannten Fortschritt der Wissenschaften. Dies kann nachteilig sein: Je mehr sich etwa Ärzte, Naturwissenschaftler oder Psychologen mit *der* oder *ihrer* Wissenschaft identifizieren, um so größer ist die Gefahr, daß sie negative Auswirkungen übersehen oder daß sie zuwenig an die betroffenen Menschen denken. Bei starker Identifizierung können wir weniger bewußt und weniger frei handeln.

Ein weiterer Aspekt: Des öfteren identifizieren wir uns mit Teilen von uns. So identifizieren sich manche sehr mit ihrem Körper oder ihrer körperlichen Erscheinung. Wenn dieser Körper alt oder krank wird, dann können daraus erhebliche Schwierigkeiten und Belastungen erwachsen.

Ähnlich wie mit unserem Körper können wir uns auch mit unseren Gedanken und Gefühlen identifizieren, und das ist besonders bedeutsam. Haben wir die Auffassung «Ich bin ein Versager», «Ich tauge wenig», oder fühlen wir uns schlecht und depressiv, und identifizieren wir uns sehr stark mit diesen Gedanken und Gefühlen, dann wirkt sich das sehr belastend auf uns aus; diese Gedanken und Gefühle bestimmen unser Sein.

Identifizieren wir uns weniger mit dem Geschehen in uns und um uns, so bedeutet dies nicht Gleichgültigkeit oder Teilnahmslosigkeit. Im Gegenteil, wir sind wacher und bewußter, ohne allerdings von unseren Gedanken oder Gefühlen überschwemmt zu werden.

Auch wenn wir uns nicht mit einem Menschen, einer Aufgabe oder einer Arbeitsgruppe voll identifizieren, können wir bei größerer Bewußtheit wertvolle Beiträge leisten und uns deutlich engagieren.

Einige Äußerungen von Menschen, die Schritte machten, sich weniger zu identifizieren: «Nach dem Seminar wurde mir deutlich bewußt», sagt ein 35jähriger Mann, «ich habe meine Gefühle, aber ich bin sie nicht.» Das heißt, er erlebt deutlich seine Gefühle, setzt aber seine Person, sich selbst nicht gleich mit ihnen. Eine Frau: «Ich versuche jetzt mehr, mich nicht von meinen einschränkenden Gefühlen beherrschen zu lassen. Ich lasse die Gefühle kommen, aber ich versuche sie anzuschauen, so daß sie nicht mein volles Bewußtsein einnehmen und ich sie noch wahrnehmen kann.» – Der Psychologe Bruno Bettelheim beispielsweise schützte sich vor persönlicher Auflösung während seiner

Inhaftierung in deutschen Konzentrationslagern, indem er die schrecklichen Ereignisse aus dem Blickwinkel eines Beobachters als Objekte zu sehen suchte, die nicht ihm als Subjekt galten.

Eine junge Frau berichtete mir, daß sie am Tag nach dem Stress-Seminar im Straßenverkehr einen anderen Wagen leicht beschädigte. Der Fahrer des anderen Wagens beschimpfte sie und warf ihr Unfähigkeit vor. Während sie sonst in derartigen Situationen sich sehr aufgeregt hatte, sah sie jetzt die Szene eher als Beobachterin, den Mann wie einen Akteur in einem Film. Dadurch identifizierte sie sich weniger mit seinen Äußerungen und Urteilen und konnte angemessener und ruhiger handeln.

Schritte, uns weniger zu identifizieren, können sein: entspannter leben, Gespräche mit anderen zur Klärung unseres Verhaltens, Führen eines Tagebuchs und vor allem Meditation. Sie ist eine gute Möglichkeit, uns weniger mit Gedanken und Gefühlen sowie der Umwelt zu identifizieren. Der amerikanische Psychologe und Philosoph Ram Dass beschreibt dies so: «Die meisten Menschen... identifizieren sich vollständig mit ihren Gedanken. Sie sind nicht in der Lage, die reine Bewußtheit von den Gedanken zu trennen. Meditation gibt uns die Möglichkeit, die Identifikation der Bewußtheit mit ihren Objekten aufzubrechen. Die Bewußtheit des Menschen ist etwas anderes als seine Gedanken oder seine Sinne. Jeder kann Herr seiner Bewußtheit werden, anstatt sich von jedem Sinneseindruck oder Gedanken willenlos mitschleifen zu lassen. Meditation befreit die Bewußtheit. ... Wenn wir uns vorstellen, daß unser Geist wie der blaue Himmel ist, an dem weiße Wolken vorüberziehen, dann können wir ein Gespür des Teiles von uns bekommen, der anders als die Wolken ist. Der Himmel... beinhaltet die Wolken, aber die Wolken beinhalten ihn nicht. So ist es auch mit unserer Bewußtheit. Sie ist gegenwärtig und umfaßt alle unsere Gedanken, Gefühle und Sinnesreize; doch ist sie nicht mit ihnen identisch. ...Wir sehen, daß wir uns nicht unbedingt mit jedem Gedanken identifizieren müssen, nur weil er in uns auftaucht. Wir können innerlich ruhig bleiben und die Wahl treffen, auf welchen Gedanken wir uns einlassen möchten» (140, S. 99).

Konfrontation mit anderen Schicksalen

Vor Jahren leiteten meine Frau Anne-Marie und ich 14 Gruppengespräche im Fernsehen. In den meisten Gruppen war jemand, der durch Lähmung, fortschreitende Muskelerkrankung, Krebserkrankung oder Blindheit behindert war. Ursprünglich wollten wir diesen Menschen eine Chance geben, gehört zu werden. Bald wurde uns jedoch klar, daß die Teilnehmer und wir durch die Begegnung die Chance erhielten, viel von ihnen zu lernen. Denn sie hatten gelernt, schwere Lebensereignisse und große Belastungen zu bewältigen. Und ferner: Wir kamen zu einer anderen Einschätzung unserer Schwierigkeiten.

Die große Kraft der Bewältigung bei Behinderten wurde auch in Untersuchungen festgestellt. So wurden 100 schwerbehinderte Personen im Alter von 40 bis 73 befragt, die vor rund 20 Jahren durch einen Unfall eine schwere Wirbelsäulenverletzung erlitten hatten. Sie waren überwiegend verheiratet, 85 Prozent hatten Kinder. Ihre allgemeine Lebenszufriedenheit und ihr seelisches Wohlbefinden waren nur wenig geringer als bei nichtbehinderten Erwachsenen. Diejenigen, die mit ihren sozialen Kontakten zufrieden waren, viel seelische Unterstützung erhielten und die Überzeugung hatten, daß sie ihr Leben weitgehend selbst regeln konnten, fühlten sich am wohlsten. 64 Prozent waren überzeugt, daß der Unfall und die Behinderung auch eine positive Bedeutung für ihr Leben und für ihre persönliche Entwicklung habe, zum Beispiel bessere Selbstwahrnehmung, Veränderung ihrer Werte. Etliche meinten, sie wären eigentlich viel besser dran als die meisten Nicht-Behinderten; sie konzentrierten sich besonders auf Eigenschaften, die ihnen erhalten geblieben waren und die ihnen günstig erschienen. So schätzten sie sich einfühlsamer für die Bedürfnisse anderer ein, mit besseren Beziehungen zu ihren Mitmenschen (156).

Durch persönliche Begegnung, durch Hilfsaktionen oder durch Fernsehsendungen, Bücher oder Vorträge können wir uns mit Menschen konfrontieren, die schwere schicksalhafte Belastungen bewältigen. Dabei können wir viel über Möglichkeiten des Umgangs mit unseren Belastungen lernen. Wir können uns auch daran erinnern, wenn wir selbst in einer ähnlich schwierigen Situation sind. Eine krebskranke Frau, die sich einer Blasenoperation unterziehen mußte, schreibt mir: «Letzten Monat mußte ich ins Krankenhaus, wegen Niereninfektion und hohem Fieber. Ich war ziemlich am Ende meiner Kräfte. Ich habe oft an Ihre Frau Anne-Marie gedacht, an den Film, den ich von ihr gesehen habe und an die Worte ihres Buches. Das hat mir Mut und Kraft gegeben. So sind mir ungeahnte Kräfte zu Hilfe gekommen, den jeweiligen Augenblick zu bewältigen.»

Ferner lernen wir, unsere eigenen Belastungen und Schwierigkeiten anders zu bewerten. Eine Frau: «Diese Erfahrung mit Karl, mit seiner schweren Muskellähmung, hat mir gezeigt, wie relativ unbedeutend meine Probleme sind, viel kleiner und leichter zu ertragen.» – «Für mich war die wichtigste Erkenntnis, daß offensichtlich viele Menschen mit belastenden Gefühlen zu kämpfen haben. Denn gerade in negativen Phasen fühle ich mich allein und glaube, allen andern gehe es gut.» Wir kommen zu einer anderen Sichtweise unserer Schwierigkeiten, wenn wir etwa mit Fernsehbildern von hungernden Menschen in Afrika konfrontiert werden, Krankenhausbesuche machen oder Besuche in einer psychiatrischen Klinik: «Mir ist klargeworden», schreibt eine Frau, «daß meine Probleme, mit meinen Launen, Verstimmungen und meinem Ärger nicht fertig zu werden, lächerlich sind im Vergleich zu den Schwierigkeiten anderer Menschen, ihren Ängsten und Depressionen.»

Engagierte soziale Hilfe

Freiwillige soziale Hilfe ist förderlich für die Hilfesuchenden. Aber daß sie auch sehr förderlich für die Hilfegebenden ist, ist weniger bekannt. Helfen ist eine wesentliche positive Kraftquelle für viele Menschen. Zehntausende sind freiwillig tätig, in der Nachbarschaftshilfe, in Krankenwachen, bei Besuchen von

Altenheimen, in religiösen Hilfsgruppen, in der Telefonseelsorge, in der Begleitung Sterbender, im Einsatz für Menschen der Dritten Welt, oft neben ihrer Hilfe für Kinder und ältere Angehörige ihrer Familie.

«Ich habe die Erfahrung gemacht», schreibt eine 29jährige Frau, «daß mein soziales Engagement mir ein gutes Gefühl gibt. So ist der Satz ‹Geben heißt in Wirklichkeit bekommen› für mich mehr als ein Satz – er ist Realität! Zweimal in der Woche mache ich Besuchsdienst in einem Krankenhaus. Sehr häufig komme ich hinterher mit einem so beglückten Gefühl heraus, daß ich meine, *ich* bin der Beschenkte. Und das auch, wenn ich unter der Last von viel Arbeit stehe.»

Vielleicht denken Sie, das sei überschwenglich und unrealistisch. In einer Untersuchung jedoch von mehreren hundert amerikanischen Frauen, die regelmäßig karitativ tätig waren, ergaben sich ähnliche erstaunliche Auswirkungen: Über zwei Drittel berichteten von eindeutigen, auch körperlich spürbaren Empfindungen beim Helfen: Hochgefühl, Stärke, Energie, ruhiger werden, weniger Depressionen. Bei einem Viertel hielt dieses Hochgefühl den ganzen Tag an. Bei den meisten kam dieses Hochgefühl in abgeschwächter Form wieder, wenn sie sich an die Situation des Helfens erinnerten. Die Untersucher nehmen an, daß die Gefühle von Hochstimmung und Kraft auch durch das Freiwerden von Endorphinen (körpereigenen Opiaten) mit ausgelöst werden. Bei 13 Prozent der Befragten gingen körperlich-seelische Beschwerden und Schmerzen durch die helfende Tätigkeit zurück. «Wer sich die Zeit nimmt, anderen zu helfen, der schützt sein eigenes Wohlbefinden.» (103) Diese positiven Auswirkungen entstanden nicht, wenn nur Geld gespendet wurde, also kein direkter persönlicher Kontakt beim Hilfegeben bestand. Ebenfalls traten die Auswirkungen nicht ein, wenn jemand zur Hilfeleistung gezwungen wurde, es also keine freiwillige Leistung war.

Die Bestätigungen, die Menschen durch das Helfen erhalten, gehen auch aus den Worten einer jungen Frau hervor: «Nach dem Abitur hatte ich das Bedürfnis und den Wunsch zu arbeiten, und zwar nicht nur als Job. Ich habe dann ein Jahr im Krankenhaus gearbeitet, als Hilfskrankenschwester. Ich habe dabei so viele Bestätigungen bekommen. Mir halfen das Vertrauen in meine Arbeit, die Zuwendung und das Vertrauen der Patienten. Hinzu kam, daß ich erfuhr, ich kann arbeiten und kann notfalls materiell unabhängig von den Eltern oder anderen leben.»

Wie kommt es zu den günstigen Auswirkungen des Helfens?

Soziale Hilfstätigkeit führt zu der unmittelbar gespürten Erfahrung: «Ich werde gebraucht», «Ich bin hilfreich und bedeutsam für andere», «Es ist sinnvoll, was ich tue», «Ich vermindere Leid». Diese Erfahrungen fördern die Selbstachtung, das Selbstwertgefühl und die Überzeugung der eigenen Wirksamkeit. Das Engagement, die Hingabe und teilweise Begeisterung für die Hilfsaktivitäten geben dem Leben Sinn und Zielrichtung.

Albert Schweitzer: «Das Mitleiden und Mithelfen … gibt Deinem Leben den einzigen Sinn, den es haben kann und macht es wertvoll. … Das Wenige, was Du tun kannst, ist viel – wenn Du nur irgendwo Schmerz und Weh und Angst von einem Wesen nimmst, sei es Mensch, sei es irgendeine Kreatur. Leben erhalten ist das einzige Glück.» Und er rät: «Schafft Euch ein Nebenamt, ein unscheinbares, womöglich ein geheimes Nebenamt! Tut die Augen auf und suchet, wo ein Mensch ein bißchen Zeit, ein bißchen Teilnahme … ein bißchen Fürsorge braucht. Vielleicht ist es ein Einsamer, ein Verbitterter, ein Kranker …, dem Du etwas sein kannst. Vielleicht ist's ein Greis, vielleicht ein Kind. … Laß dich nicht abschrecken, wenn Du warten oder experimentieren mußt. Auch auf Enttäuschungen sei gefaßt» (160, S. 36). Albert Einstein: «Wir zehren alle von der Arbeit unserer Mitmenschen, und wir müssen ehrlich dafür bezahlen, nicht nur mit Arbeit, die wir zu unserer inneren Befriedigung gewählt haben, sondern auch durch Arbeit, die der allgemeinen Meinung nach unseren Mitmenschen dient. Sonst wird man ein Parasit, was für bescheidene Ansprüche man auch haben mag» (54, S. 56).

Die Helfenden haben weniger Zeit zum Grübeln, zum Hochspielen von Kleinigkeiten; ein Übermaß der Beschäftigung mit der eigenen Person wird vermindert. Sie arbeiten *für* etwas und kämpfen nicht gegen etwas. Sie suchen sich in andere einzufühlen und sie zu verstehen. Soziales Interesse an anderen vermindert die Zuwendung zu eigenen Schwierigkeiten und verringert Depression, Feindseligkeit und Ängste (42). Außerdem wird das Vertrauen in andere Menschen gefördert, und dies ist eine positive Empfindung und belastungsvermindernd (149). «Wenn ich mich für andere engagiere, dann fördert das meine Sympathie für sie und verringert meine Abneigung. Ich fühle mich auch zufriedener und entspannter.»

Am Beginn einer Hilfstätigkeit gibt es manchmal Schwierigkeiten. Ein Mann, 23: «Als ich meinen Zivildienst antrat, hatte ich immer eine ablehnende Haltung gegenüber Kranken und alten Leuten. Ich versuchte, möglichst nichts mit ihnen zu tun zu haben. Heute, nach dreimonatiger Tätigkeit der Altenpflege im Bereich der Psychiatrie glaube ich zum erstenmal, daß ich mein Leben halbwegs sinnvoll gestalte. Obwohl der Umgang mit psychisch Kranken oft ziemlich aufreibend ist, habe ich doch das schöne Gefühl, Menschen geholfen zu haben.» Eine Frau, der das Arbeitsamt zwölf Jahre zuvor eine soziale Tätigkeit in einem Behindertenheim empfohlen hatte und die heute Leiterin eines Heimes ist, hatte zunächst große Schwierigkeiten, bis sich ihre Einstellungen änderten: «Der erste Tag war nicht einfach. Ich kriegte eine Schürze um und wurde losgeschickt. Da kam ein behinderter Mann auf mich zu, mit einem ganz deformierten Gesicht, um den Hals trug er hundert Ketten, in den Händen viele Handtaschen, und er war so schrecklich häßlich. Da habe ich gedacht: Wenn die alle so sind, kannst du das nicht machen. Es war hart, am Anfang. ... Morgens waren die Betten eingekotet. Dann mußten wir schwere erwachsene Leute aus den Betten heben, die waren wie Schokoladenmenschen eingeschmiert. Das war schon grauslich. Aber daran gewöhnt man sich ganz schnell. Als ich so ungefähr vier Wochen auf dieser Abteilung war, dachte ich: ‹Mein Gott, hast du ein Glück gehabt, daß du gerade bei dieser Gruppe gelandet bist!›» (11)

Viele Erfahrungen von helfenden Menschen und Anregungen finden Sie in dem Buch der amerikanischen Psychologen und

Philosophen Ram Dass und Paul Boorman «Wie kann ich helfen?» (140).

Wenn Helfen so förderlich für die Helfenden ist: Könnten wir dann das Helfen in unserem Beruf und unserer Partnerschaft nicht mehr in den Vordergrund stellen? Rückblickend denke ich, daß meine Frau und ich in unserer Forschungs- und Lehrtätigkeit wesentlich von dem Gedanken erfüllt waren, anderen damit zu helfen und daß wir deshalb trotz vieler Belastungen diese Arbeit als tief befriedigend empfanden. Mir fallen auch Beobachtungen ein, daß zum Beispiel manche Handwerker, etwa Automechaniker, bei ihrer Arbeit Freude empfinden, anderen in Schwierigkeiten zu helfen, während andere eher ihr Können zur Schau stellen oder ihre Arbeit mürrisch verrichten. Auch Schalterbeamte könnten ihre Arbeit unter der Bedeutung sehen, anderen zu helfen. Lehrer sehen sich nicht als Unterrichtsbeamte, sondern als Helfer der Schüler, so daß diese fachlich und persönlich leichter lernen können.

Je mehr wir in der Partnerschaft und im Umgang mit Kindern ein Hauptmotiv sehen, die / den anderen zu fördern und ihr / ihm bei seinem Weg zu helfen, um so erfüllender und befreiender kann unsere Beziehung sein.

10
Zum Umgang mit Aggression, Wut und Ärger

Des öfteren teilten mir Menschen mit, Aggressionen seien notwendig, da sie sonst ihre Ziele nicht erreichen könnten. «Ich muß der Sache wegen aggressiv sein.» – «Ohne Aggression kann ich mich gegenüber anderen nicht durchsetzen und meine Ziele und Wünsche erreichen. Aggression schafft Klarheit.»

Manche meinten auch, das Ausleben von Aggressionen sei wichtig, da sonst seelische Beeinträchtigungen entstünden.

Betroffen war ich, wenn ich von Krebs- und Rheumapatienten und Personen mit Depressionen die Auffassung hörte, ihre Krankheit sei entstanden, weil sie in der Vergangenheit ihre aggressiven Gefühle zuwenig ausgelebt hätten. Aufgrund von Ratschlägen anderer suchten sie jetzt ihre Aggressionen herauszulassen, um ihre Krankheit zu vermindern oder zu heilen.

Da wahrscheinlich manche auf diesem Gebiet verunsichert sind, möchte ich eine wissenschaftlich begründete Antwort zu folgenden Fragen geben:

1. Welche körperlichen und seelischen Folgen haben Ärger, Wut und Aggression? Sowohl wenn sie ausgelebt als auch nicht ausgelebt werden?

2. Welche Möglichkeiten einer anderen Bewältigung schwieriger Situationen ohne Aggression gibt es, ohne daß unsere körperlich-seelische Gesundheit beeinträchtigt wird und ohne daß wir unsere Ziele aufgeben? –

Zuerst möchte ich eine kurze Beschreibung und Definition geben (122; 166; 177):

Aggressive Gefühle sind Ärger, Wut, Zorn, Unmut, Groll, Haß, Vergeltungsdrang, Feindseligkeit, Zerstörungslust. Sie sind auf Schädigung oder Schmerzzufügung gegen eine andere Person, ein Objekt oder auf die eigene Person gerichtet. Mit den Gefühlen treten zugleich seelische und körperliche Spannungen auf.

Aggressive Gefühle sind von recht unterschiedlicher Intensität, Dauer und Häufigkeit. Auch die Anlässe für aggressive Gefühle sind sehr unterschiedlich.

Aggressive Gefühle können sich in aggressivem Verhalten oder Handlungen ausdrücken; aber sie brauchen es nicht.

Aggressives Verhalten: Es ist ein Verhalten mit dem Ziel der Schädigung oder Verletzung einer Person oder eines Objektes durch körperliche Gewalt, durch Worte (Beschimpfungen), Gesten oder Handlungen. Die Folgen dieses Verhaltens sind sehr unterschiedlich, je nach der Situation, je nach Art und Ausmaß des aggressiven Verhaltens und je nachdem, wie der von aggressiven Handlungen Betroffene darauf reagiert. –

Aggressive Gefühle und aggressives Verhalten können somit sehr unterschiedlich sein! So gibt es zum Beispiel offenen Ärger und Feindseligkeit, aber auch eine durch Höflichkeit und Freundlichkeit getarnte Aggressivität, die nicht weniger feindselig zu sein braucht. Oder: Manche sind eher in der Familie den Kindern oder dem Partner gegenüber aggressiv, andere wiederum eher in ihrem Beruf.

Wie häufig werden Menschen ärgerlich, aggressiv? Das ist sehr unterschiedlich. Mancher wird alle zwei Wochen etwas ärgerlich, ein anderer empfindet jeden Tag mehrmals deutlich aggressive Gefühle. Der amerikanische Psychologe Averill (7) stellte bei jungen Menschen fest: Mehr als die Hälfte empfand ein- bis zweimal in der Woche intensiven Ärger. Bei jedem fünften hielt der Ärger länger als einen Tag an. Häufig richtete sich der Ärger gegen eine Person, zu der an sich eine gute Beziehung bestand. Die Aggression wurde meist in Worten ausgedrückt, aber auch dadurch, den anderen weniger zu unterstützen. Bei einem Fünftel der Fälle fand körperliche Aggression statt. Des öfteren gab es auch eine Verlagerung der Feindseligkeit auf andere Personen.

Wie kommt es zu aggressiven Gefühlen?

Ärger und feindselige Aggression entstehen überwiegend dann, wenn wir Personen, Ereignisse oder Gegenstände als einschränkend, schädigend oder bedrohlich für unser Selbstgefühl, Wohlbefinden und Wünsche wahrnehmen und einschätzen. Wir empfinden Angst, unsere Ziele nicht erreichen zu können. Diese Gefühle werden uns aber häufig nicht unmittelbar bewußt, sie werden von dem aggressiven Reagieren überdeckt.

Sind wir bereits vorher in einem Zustand von größerem Stress, innerer Spannung, Schmerzen und geringem Wohlbefinden oder fühlen wir uns in einer Situation unsicher, hilflos oder verletzlich, dann sehen wir Personen und Ereignisse leichter als bedrohlich an und reagieren eher aggressiv.

Die Anlässe zu aggressiven Gefühlen und aggressivem Verhalten sind bei Menschen sehr unterschiedlich: Manche reagieren schon bei kleinen Beeinträchtigungen aggressiv, andere erst dann, wenn sie sich wesentlich beeinträchtigt fühlen. So reagieren manche Eltern und Lehrer auch bei geringen Schwierigkeiten mit ihren Kindern/Schülern ärgerlich oder aggressiv. Dies hängt von vielen Faktoren ab, so davon, wie der andere oder die Situation bewertet wird, ob Aggression als eine günstige Möglichkeit in zwischenmenschlichen Beziehungen angesehen wird, von Persönlichkeitseigenschaften wie Einfühlung in andere, ferner von dem Ausmaß der Gespanntheit in der Situation.

Ob und inwieweit aggressive Gefühle und aggressives Verhalten auf angeborene Instinkte oder Triebe zurückzuführen sind, ist unklar. Fest steht: Menschen *lernen* es, bei Bedrohungen aggressiv oder nichtaggressiv zu reagieren. Dieses Lernen erfolgt wesentlich durch die Wahrnehmung, wie andere Menschen sich bei Schwierigkeiten verhalten; ferner dadurch, ob Menschen mit aggressivem Verhalten Mißerfolg oder «Erfolg» haben.

Die körperlichen Auswirkungen von aggressiven Gefühlen

Was ereignet sich *kurzfristig* in unserem Körper, wenn wir ärgerlich und wütend sind? Wie bei jeder Situation, die wir als bedrohlich oder einschränkend für uns einschätzen, findet eine Alarmierung des Körpers statt: Zunahme der Muskelspannung, Erhöhung von Puls und Blutdruck, schnellere Atmung, Abgabe von Hormonen in den Kreislauf u. a. Dies war früher zur schnellen Vorbereitung der körperlichen Bewältigung von Belastungssituationen biologisch sinnvoll, z. B. zum Kampf oder zur Flucht bei feindlichen Tieren oder Menschen. Heute ist diese Alarmierung des Körpers eher beeinträchtigend, zum Beispiel wenn wir im Auto über den vor uns Fahrenden Wut empfinden.

Aus medizinischen Untersuchungen ergab sich: Die Wahrnehmung von Bedrohung und aggressive Gefühle wirkten sich auf die Herztätigkeit und auf den Blutdruck ungünstig aus. Deutlich ausgedrückter Ärger ergab eine höhere Belastung des Herz-Kreislauf-Systems als zurückgehaltener Ärger (177, S. 199).

Einige dieser Körpervorgänge spüren wir auch: Der Körper fühlt sich härter an, Gesicht und Mund werden als gespannt empfunden, zum Teil werden die Fäuste geballt, das Blut scheint durch den Körper zu rasen, die Haut wird rot oder bleich, ein Gefühl von Wärme, Hitze, Schwitzen und Erregung wird empfunden. Manche haben das Gefühl, gleichsam zu explodieren, als ob sich das Innere und der Körper ausdehnen (7). Einige Zeit später können Kopf- oder Rückenschmerzen und andere Verspannungen auftreten, ferner Erschöpfung.

Langfristige Auswirkungen: Personen mit häufig ausgelebter oder zurückgehaltener Aggression, mit Ungeduld, größerer Durchsetzung und Konkurrenz waren mehr von Herzerkrankungen betroffen (177). Ausgelebter Ärger beeinträchtigt eher die Herztätigkeit, nicht-ausgelebter Ärger kann zu erhöhtem Blutdruck beitragen (58).

Führen nicht-ausgelebte aggressive Gefühle zu Erkrankungen wie Krebs oder chronischer Polyarthritis (Rheuma)?

Gelegentlich wird behauptet, das Nicht-Ausleben von Aggressionen habe schwere körperliche Erkrankungen wie Krebs oder chronische Polyarthritis zur Folge. Ein Klinikseelsorger: «Je öfter ich Krebspatienten begleite, um so nachhaltiger wurde meine Vermutung, Krebs habe etwas mit Selbstunterdrückung zu tun» (65, S. 135). Es wird von einer ‹Krebspersönlichkeit› gesprochen. Seelische Persönlichkeitszüge seien die Ursache der körperlichen Erkrankung. Kranken und Gesunden wird der Rat gegeben, ihren Ärger, ihre Wut und Aggression «herauszulassen», «auszuagieren». Schäden der Gesundheit könnten dadurch gemindert, ja sogar geheilt werden.

Derartige Auffassungen machen mich sehr betroffen. Einmal sind sie wissenschaftlich nicht haltbar; zum anderen werden dadurch viele Erkrankte belastet und hoffen vergebens auf Heilung.

Es existiert *kein* sorgfältiger wissenschaftlicher Nachweis der Verursachung oder Förderung von Krebs und rheumatischer Erkrankung durch nicht-ausgelebte Aggressionen (im Vergleich zu ausgelebten) oder durch bestimmte Persönlichkeitsmerkmale. Ich möchte zwei sorgfältige Untersuchungen bei Krebserkrankten anführen:

Der deutsche Arzt Reinhold Schwarz untersuchte 81 Patientinnen psychologisch, die wegen eines Gewebeknotens in der Brust in die Klinik kamen, und zwar bevor das Ergebnis der medizinischen Diagnose feststand. Ergebnis: Patientinnen mit einem gutartigen Knoten unterschieden sich in Persönlichkeitsmerkmalen, Stressfragebogen und anderen Merkmalen *nicht* von den Patientinnen mit einem sog. bösartigen Tumor-Knoten (158).

Wenn seelische Faktoren bedeutsam bei der Krebserkrankung oder bei der Heilung sind, dann müßten Patienten, die bald nach der Tumorerkrankung sterben, sich seelisch von den Patienten unterscheiden, die erst längere Zeit danach sterben oder die überleben. Die amerikanische Medizin-Professorin Cassileth untersuchte über 150 Krebspatienten psychologisch.

Ergebnis: Patienten, die sechs Monate nach der Krebsdiagnose oder früher starben, unterschieden sich in psycho-sozialen Merkmalen nicht von Patienten, die erst zwölf oder 24 Monate nach der Diagnose starben oder die überlebten. Ferner: Patienten mit Brust- oder Hautkrebs, bei denen nach zwölf Monaten die Krankheit erneut auftrat, unterschieden sich nicht von denen, die mindestens zwei Jahre lang frei von einem Wiederauftreten der Krankheit waren. Die Ärztin folgert: «Die Untersuchungsbefunde unterstützen nicht die Existenz eines Zusammenhanges zwischen psycho-sozialen Faktoren und dem Überleben oder der Zeitdauer des Neuauftretens der Erkrankung.» – «Unsere Untersuchung legt nahe, daß die im Patienten gegebene Biologie der Krebserkrankung allein die Prognose determiniert, wobei sie einen möglichen Miteinfluß von psycho-sozialen Faktoren zudeckt.» (37)

Wie kommen Menschen zu der fälschlichen Auffassung, Krebs sowie andere schwere Erkrankungen seien durch das Nichtausleben von Ärger und Aggression verursacht? Wenn die medizinischen Verursachungen einer Krankheit noch unbekannt sind, dann neigt mancher zu psychologischen Erklärungen. So waren im 19. Jahrhundert «Persönlichkeits-Erklärungen» für die Tuberkulose populär, bis der Tuberkel-Bazillus entdeckt wurde (177). Und eine eigene «Erklärung» für etwas bisher Unerklärtes zu finden, erfüllt viele mit Zufriedenheit, besonders diejenigen, die diese Erkrankung wenig annehmen können.

Körperliche Erkrankungen können Ärger und Aggression zur Folge haben

Laien, die die Verursachung von Krebs und Rheuma durch seelische Vorgänge behaupten, sehen das als Ursache an, was *Folge* der Erkrankung ist. Bei einer Krebs- oder Rheumaerkrankung treten als Folge häufig starke Stressbelastungen auf: starke Einschränkung in Beruf, Familie und Freizeit, Beeinträchtigungen durch medizinische Behandlungsmethoden und Krankenhausaufenthalt, Unklarheit und Ängste hinsichtlich der verbleibenden Lebensdauer. Dies bedeutet eine erhebliche seelische Belastung, wie es bei Krebs- und Rheumapatienten – im Vergleich zu gesunden Personen – festgestellt wurde. Aber es ist falsch, daraus zu schließen, daß diese Persönlichkeitsunterschiede schon vor der Erkrankung bestanden oder gar die Erkrankung verursacht hätten.

Die seelischen Belastungen von Schwererkrankten – zahlreiche nicht mehr erfüllbare Wünsche, schwere Verluste, körperliches Unwohlsein und Schmerzen – führen öfter zu größerer Reizbarkeit und Ärger auf sich und andere. Diesen Ärger und ihre Wut drücken die Erkrankten aber meist gegenüber Ärzten, Schwestern, Krankenhausbesuchern und Familienangehörigen nicht oder nur teilweise aus. Sie sind ja sehr auf deren Hilfe angewiesen. Oft werden sie auch erfahren haben, daß ihr ausgelebter Ärger und ihre «herausgelassene» Aggressivität eher zu einer Verschlechterung der Beziehungen mit denen führt, durch die sie intensiv versorgt werden, besonders, wenn sie in ihrer Bitterkeit und Spannung andere ungerecht behandelten. So können Außenstehende, etwa kurzfristige Besucher, den Eindruck haben, daß die Erkrankten Ärger und Mißmut empfinden, sie jedoch nicht ausdrücken. Ferner: Menschen mit Schmerzen bemühen sich meist, «bei sich zu bleiben», sie haben genug mit der Bewältigung ihrer Schmerzen zu tun. So drückten Patienten, die wegen schmerzhafter Unfallfolgen im Krankenhaus waren, weniger ihre Gefühle aus als vergleichbare Patienten ohne Schmerzen (144). Wahrscheinlich verspüren sie auch nach dem Ausdruck von Ärger und Aggression eine Verschlechterung ihres körperlichen Zustandes, eine Zunahme von Schmerzen.

Günstig empfundene seelische Auswirkungen von Aggressionen

Wenn sie ihren Ärger und ihre Aggression in begrenztem Ausmaß in zwischenmenschlichen Beziehungen, in schwierigen Situationen oder beim Sport ausleben, so spüren viele unmittelbar danach größere Aktivierung, Energie, Durchsetzungskraft,

Selbstwirksamkeit und Erleichterung. Biologisch ist das naheliegend: Bei aggressiven Gefühlen werden körperliche Vorgänge zur Bewältigung von Gefahren aktiviert, beispielsweise durch die Hormone Adrenalin und Noradrenalin.

«Ich habe jetzt die Erfahrung gemacht», sagt eine etwa 40jährige Frau, «wenn ich Wut rauslasse, daß ich mir dann das Land zurückerobere, das ich mir habe wegnehmen lassen. Ich ziehe mir nicht jeden Schuh an, der mir hingestellt wird.» Ein 48jähriger: «Ich kann mich mit Aggressionen besser durchsetzen gegenüber anderen und meine Ziele und Wünsche erreichen, zum Beispiel mit einem Wutausbruch, indem ich mein Gegenüber mit Worten verletze.»

So haben manche mit ihren aggressiven Worten und Handlungen mehr «Erfolg», sie erreichen ihre Ziele. Im Ärger getroffene Maßnahmen eines Lehrers können eine Klasse unmittelbar zur Ruhe und zu mehr Disziplin bringen. Die Aggression anderer kann eingeschränkt werden, diese bekommen Angst vor Benachteiligungen, sind beeindruckt. Oft treten diese «Erfolge» bei den Mächtigen, Stärkeren ein, die im Besitz größerer Gewalt sind.

Wut und Aggression helfen manchen schüchternen und zurückhaltenden Menschen, entschiedener zu werden. Oft konnten sie sich gegenüber Einschränkungen, demütigenden Handlungen und Rücksichtslosigkeiten längere Zeit nicht durchsetzen und nahmen sie hin. Im Zustand von Ärger und Aggression entscheiden sie sich und gewinnen Energien zur Änderung. «Wenn das Maß voll ist», «das Faß übergelaufen ist», dann lehnen sie sich auf. Im Zustand der Aggression kann es dann zu drastischen Änderungen in Beziehungen, Abhängigkeiten und Unterdrückungen kommen; Menschen gewinnen Kraft zu Widerstand und mehr Selbständigkeit.

Für die meisten dieser günstig empfundenen Folgen bei Aggression gilt: Wahrscheinlich könnten die «Erfolge» auch auf nicht-aggressiven Wegen erreicht werden.

Entscheidend ist ferner, wie Menschen Ärger, Wut und Aggression bewerten, ob sie diese Affekte als richtig, gesund und notwendig ansehen. Ist dies der Fall, so fühlen sie sich nach aggressivem Verhalten eher besser. «Heute denke ich nicht mehr so wie früher, daß ich ‹schlecht› bin, wenn ich aggressiv bin», sagt ein 35jähriger. «Aggression ist für mich ein Ausdruck meiner Energie und meiner Kraft. Ich finde es wichtig und notwendig, Aggressionen auszudrücken und auch auszuleben.» Zu der positiven Bewertung mag beitragen: Aggressive Gefühle und Handlungen vermindern Ängste und Gefühle der Unterlegenheit oder lassen sie nicht bewußt werden. Schätzen wir nämlich Situationen als bedrohlich und schwierig ein, so entstehen Gefühle von Angst. Bei unmittelbarer Aggressivität werden diese Ängste wenig gespürt; sie werden jedoch deutlicher empfunden, wenn sich Menschen bei einer Bedrohung eher passiv verhalten. Ein 18jähriger schildert die positiven Gefühle bei Aggressionen: «Aggression bringt Vorteile: Bei Krawallen mit anderen Jugendlichen erscheint man im Moment als der Mächtigere, erlebt kurzzeitig ein Hochgefühl. Es überdeckt bei vielen eine Verzweiflung, Traurigkeit oder Einsamkeit.» So wurde auch festgestellt, daß Jugendliche bei destruktiven Tätigkeiten und bei Vandalismus unmittelbar ein positives Gefühl der Selbstwirksamkeit hatten (5).

Die Bewertung des eigenen aggressiven Verhaltens als positiv und notwendig ist teilweise auch ein Schutz, um das eigene Verhalten zu rechtfertigen. Aggressives Verhalten der eigenen Person wird eher günstig bewertet; aggressives Verhalten von anderen, das sich gegen die eigene Person richtet, wird eher abgelehnt.

Ungünstige Folgen von Aggressionen

Wir lassen uns hinreißen zu Aktivitäten, die wir im nachhinein nicht wünschen, nicht billigen, und beeinträchtigen andere und uns. Wir können uns bei Ärger, Zorn und Wut «vergessen». Unsere Wahrnehmung, unser Denken und unser Bewußtsein werden durch die aggressiven Gefühle eingeschränkt. Eine Tageszeitung (71): «Ein Autofahrer ärgerte sich, weil der Vordermann zu langsam fuhr. An der nächsten Ampel stieg er aus und prügelte mit einem Knüppel Beulen in dessen Auto.» – «Ein Fahrer blockierte auf der Autobahn die Überholspur. Der Hintermann verfolgte ihn bis vor die Haustür und verprügelte ihn.»

Durch das Ausleben von Ärger und Wut werden diese Gefühle oft stärker. Wahrnehmung und Denken werden weiter eingeschränkt. Wir sehen keine anderen Handlungsmöglichkeiten. Im Zustand hoher Erregung tun wir etwas, was wir sonst nicht tun würden. «Das Gefühl nimmt mich in dem Moment der Wut voll gefangen, vereinnahmt und überwältigt mich. Meine Aufmerksamkeit und Empfindungen sind sehr verengt und richten sich nur auf das Geschehen. Ich bin unfähig, nachzudenken.» – «In dem Zustand von Ärger und Wut bin ich bereit, den anderen zu beschimpfen, zu schlagen oder zu treten. Ich möchte etwas Bösartiges sagen, etwas, was den anderen verletzt.» So kann es zu Handlungen kommen, die wir nachher bedauern, zu übertriebenen Anschuldigungen und Vorwürfen, die ungerecht sind und den anderen verletzen. Wir berücksichtigen nicht, welche Folgen unsere Handlungen haben könnten. Eine Frau: «Im Zustand von Wut ist es mir vollkommen egal, was die anderen von mir denken.» Bei Alkoholgenuß sind die Handlungen noch weniger überlegt, noch unkontrollierter.

Durch aggressives Verhalten verschlechtern sich häufig zwischenmenschliche Beziehungen; die von der Aggression Betroffenen sind verletzt, beleidigt, fühlen sich beeinträchtigt. Besonders dort, wo Menschen auf engem Raum zusammenleben oder arbeiten, wirkt sich aggressives Verhalten ungünstig auf die Betroffenen und die Gemeinschaft aus. Im folgenden beschreibt eine 26jährige Frau ihre ungünstigen Erfahrungen, sich mit Aggression durchzusetzen: «Wenn ich der Überzeugung bin, daß alles andere nichts mehr nützt, suche ich mit einem aggressiven Wutausbruch dem anderen – meist meinem Partner – meine eigene Position deutlich zu machen. Hinterher merke ich jedoch, daß dies fehlgeschlagen ist: 1. Ich habe den anderen verletzt, auch mich selbst; ich spüre das an meinen Spannungen im Körper... In meinem Ausbruch konnte ich den anderen überhaupt nicht mehr wahrnehmen. Ich war wie ‹vergraben› in meinen eigenen Gefühlen; der andere war wie eine Wand, gegen die ich alles schleuderte. 2. Mein Partner, um sich zu schützen, verbarrikadierte sich vor mir – es ‹kam nichts an›. Diese Erfahrungen zeigen mir immer wieder, daß die Auffassung, Aggression sei notwendig, bei mir nicht zutrifft.»

Ein weiterer Hinweis auf die fragwürdigen Auswirkungen des Auslebens von Aggressionen: Die amerikanische Psychologin Brown (177, S. 220) befragte über 250 Frauen im schmerzvollen Stadium des Scheidungsantrags beim Gericht sowie vier Monate später. Sie untersuchte, welche Frauen den Trennungsschmerz überwunden hatten und womit dies zusammenhing. Zu ihrer eigenen Überraschung fand sie: Frauen, die in der Zwischenzeit in Gesprächen mit anderen ihren Ärger und ihre negativen Gedanken über die Scheidung häufig herausgelassen hatten, waren nicht in einem besseren seelischen Zustand als die, die den Ärger «in sich behalten» hatten.

Das Wohlbefinden vieler wird auch durch das Miterleben von ausgelebten aggressiven Gefühlen beeinträchtigt. Ein Mann, 42: «Mich erschreckt es immer wieder, wenn ich sehe, wie sich Menschen anschreien, beschimpfen, sich beschuldigen, andere durch Worte oder durch körperliches Schlagen verletzen. Es macht mich auch oft traurig, wenn ich sehe, wie verzweifelt die Menschen hinterher sind.»

Eine ungünstige Auswirkung ist auch: Sehen Menschen, besonders Kinder und Jugendliche, aggressives Verhalten bei anderen, dann wird die Wahrscheinlichkeit größer, daß sie dies lernen und ebenfalls häufiger aggressiv reagieren.

Ferner: Lehnen Menschen aufgrund ihrer ethischen, moralischen oder religiösen Vorstellungen Aggressionen ab, dann ärgern und schämen sie sich meist, wenn sie aggressiv wurden; ihr Selbstwertgefühl und Wohlbefinden wird beeinträchtigt.

Wenn Klienten in der Psychotherapie es von sich aus wünschen, ihren Ärger und ihre Feindseligkeit gegen andere, den Therapeuten oder der Gruppe gegenüber in Worten auszudrükken, so kann dies für den nachfolgenden Klärungsprozeß günstig sein. Aus einer nüchternen Betrachtung der Folgen von Ärger und Aggression ergibt sich jedoch keinerlei Bestätigung für den Ratschlag einiger Therapeuten, Klienten oder andere sollten in ihrem *Alltagsleben* Aggressionen aus*leben*, ausagieren. «Die Ergebnisse legen nahe, daß therapeutische Prozeduren, die den Menschen ermutigen, aggressive Gefühle frei zu äußern, das Gegenteil der eigentlichen Intention bewirken können», schreibt der bekannte amerikanische Psychologe Zimbardo (195, S. 481).

Die Auswirkungen von nicht-ausgelebter Aggression

Die Folgen des Nicht-Auslebens von Aggression sind günstig, besonders wenn wir im Unrecht sind, wenn der Anlaß für unseren Ärger wenig bedeutend und anhaltend oder wenn unser Gegenüber leicht verletzbar ist. Eine Verschlechterung der Beziehung und ungerechte Behandlung von Menschen werden vermieden. Wir brauchen uns keine Selbstvorwürfe zu machen, besonders wenn wir aggressives Verhalten für uns ablehnen.

Günstig sind die Folgen ferner, wenn wir – statt Ärger und Aggression zu äußern – die Zeit nutzen, um unsere inneren Schwierigkeiten auf andere Weise zu bewältigen.

Wir können uns zur Entspannung der Muskeln, Verminderung der körperlichen Stressalarmierungen und zur Ablenkung Bewegung verschaffen, zum Beispiel die Treppen des Hauses hinauf- und herunterlaufen. Oder wir sprechen uns mit jemandem aus. Danach sehen wir die Schwierigkeiten häufig in anderer Bedeutung, sehen andere Möglichkeiten, unsere Ziele zu erreichen. Oder wir bemühen uns, die Belastung allein zu verarbeiten, indem wir uns fragen, worin wir uns so bedroht fühlen, warum es uns so schwerfällt, das Geschehen oder einen anderen Menschen anzunehmen. Wenn wir uns offen mit uns auseinandersetzen, kommen wir häufig zu einer anderen Sicht der Schwierigkeiten.

Dies tritt auch ein, wenn wir uns für das weitere Handeln Zeit lassen, also etwa die Schwierigkeiten «eine Nacht überschlafen».

Nicht-ausgelebter Ärger und Aggression können aber auch bei folgenden Bedingungen ungünstige Auswirkungen haben: ▷ Menschen, die nicht gelernt haben, ihre Wünsche anderen ohne Aggression mitzuteilen, die ihre Hemmungen nur durch einen angestauten radikalen Ausdruck ihrer Gefühle überwinden können, fühlen sich ohne Aggression entmutigt, weil sie sich zuwenig durchsetzen können. In einer Gesprächsgruppe können diese Personen günstig lernen, zu ihren Wünschen und Gefühlen zu stehen und sie anderen gegenüber ohne Aggression auszudrücken. ▷ Manche möchten anderen aggressiv begegnen, aber sie trauen sich nicht. Ihre äußere Friedfertigkeit beruht nicht auf Überzeugung, sondern auf Vorsicht sowie Angst vor Nachteilen. ▷ Menschen verbergen ihren Ärger und ihre Aggression hinter einer Fassade von Freundlichkeit. Dies ist mit seelisch-körperlichen Spannungen verbunden und kann die seelische Funktionsfähigkeit beeinträchtigen. ▷ Menschen unternehmen nichts, um ihren nicht-ausgelebten Ärger und ihre Aggression zu klären, etwa mit anderen zu sprechen und sich zu beruhigen. Sie bleiben dann mit ihren aggressiven Gefühlen allein, grübeln viel; es kann daraus ein «nagender Zorn» werden, die Gefühle «schwelen» unter der Oberfläche längere Zeit weiter. Das kann seelisch-körperlich beeinträchtigend sein.

Können nicht-ausgelebte Aggressionen seelische Erkrankungen verursachen?

Manche meinen, seelische Erkrankungen, beispielsweise Depressionen, würden verursacht durch nichtausgelebte aggressive Gefühle, die sich nach innen wenden. Deshalb raten sie depressiven Menschen, ihre Feindseligkeit herauszulassen. Diese Auffassungen sind wissenschaftlich unzutreffend:

▷ Die Ansicht, jeder Mensch habe ein triebmäßiges Potential an Aggressionen und ein Nicht-Ausleben führe zu Triebstauungen, ist wissenschaftlich nicht haltbar. Häufiges Herauslassen führt eher zu *mehr* aggressiven Gefühlen und Verhalten.

▷ Viele depressive Personen sind feindseliger als nicht-depressive Personen, empfinden mehr Ärger und drücken mehr Aggression gegenüber anderen aus (59). Oft bemühen sie sich jedoch, ihre häufige Feindseligkeit gegenüber anderen – Ärzten, Psychotherapeuten oder manchen Familienangehörigen – nicht auszudrücken, denn es sind oft Personen, die ihre einzige Hoffnung und Unterstützung darstellen (177, S. 103). So ist es verständlich, daß sich manche depressiven Personen den Grundsatz zu eigen gemacht haben, nicht aggressiv zu sein. Das hängt mit ihrer schwierigen Lage, ihrem Angewiesensein auf fürsorgende Unterstützung durch andere zusammen, mit ihrer Passivität und Hilflosigkeit sowie mit ihrem Gefühl von Minderwertigkeit.
▷ Aggressive Umgangsformen können bei depressiven Personen für kürzere Zeit Angst überdecken und Apathie vermindern. Aber: In der Regel haben depressive Personen mit Aggressionen in ihrer privaten und beruflichen Umwelt keinen Erfolg, besonders wenn sie dabei andere Menschen ungerecht behandeln. Bei Mißerfolgen vergrößern sich meist Inaktivität, Hoffnungslosigkeit und Ängste. Oft isolieren sich depressive Menschen durch ihre Feindseligkeit in Familie und Beruf.
▷ Feindselige Gefühle treten oft als *Folge* einer Depression auf. Denn eine Depression bedeutet schweren alltäglichen Dauerstress und Belastungen. So reagieren depressive Menschen eher verletzbar, ärgerlich bei Schwierigkeiten und feindselig, sei es ausgelebt, sei es nicht-ausgelebt.
▷ Depressionen werden durch biochemische, psychische und soziale Belastungsfaktoren bedingt, s. S. 76. Tritt eine deutliche Änderung in diesen Belastungsfaktoren ein – etwa durch *geeignete* antidepressive Medikamente oder körpereigene Nährstoffe und Spurenelemente –, dann vermindern sich bei vielen die Depressionen *und* ihre Feindseligkeit. Nach dem verbreiteten Vorurteil müßte es entgegengesetzt sein: Mit verminderter Depression müßten Ärger und Feindseligkeit mehr ausgedrückt werden (177).

Aggressivität gegen andere oder gegen sich selbst gerichtet

Richten wir unsere Aggression gegen andere, so sind wir nicht der Gegenstand unseres Ärgers und Zorns, wir sind nicht betroffen. Das kann entlastend sein. Oft ist dies verbunden mit Schuldzuweisungen an andere: Der andere ist schuld, die Kinder oder im Sport der Gegner, der Schiedsrichter oder die Zuschauer. Junge Menschen geben ihren Eltern die Schuld an ihrem Unglücklichsein. So beschäftigen wir uns kaum mit unseren eigenen Anteilen an dem Ereignis, sondern mit dem, was andere unserer Meinung nach schlecht gemacht haben. Das lenkt von unseren Schwierigkeiten, Fehlern und Schwächen ab. Kurzfristig mag dies eine Schutzfunktion sein, wenn es zu schwer für jemand ist, sich einzugestehen, daß er selbst für sein Unglücklichsein die Verantwortung trägt. Jedoch: Verlagern wir unsere Schwierigkeiten auf andere, dann können wir wenig an uns arbeiten, können uns wenig ändern. Durch die Schuldzuweisungen an andere, etwa an die Eltern oder den Partner, wird das frühere und gegenwärtige Verhalten verzerrt wahrgenommen; Beziehungen werden belastet.

Richtet sich die Aggression gegen uns selbst, so vermeiden wir ungerechte Schuldzuweisungen an andere für unser Unglücklichsein, für eine Niederlage, für einen Mißerfolg. Wir haben die Chance, an uns zu arbeiten und uns zu ändern.

Für das soziale Zusammenleben ist es sehr wichtig, wenn mächtige, leitende Personen bei Mißerfolgen, Enttäuschungen und Niederlagen ihren Ärger nicht nach außen gegen andere richten, sondern die Gründe auch bei sich suchen und an sich arbeiten. Jedoch setzt dies voraus, daß wir unsere Fehler und Schwächen annehmen können und dazu etwa hilfreiche Gespräche in Anspruch nehmen.

Können Menschen ihre Fehler und Schwächen nicht annehmen, haben sie keine Unterstützung durch andere, haben sie niemanden, um sich auszusprechen, können sie Änderungen bei sich nicht erreichen, dann kann sich die gegen sie selbst gerichtete Aggressivität ungünstig auswirken. Menschen grübeln dann mehr, haben leichter einen «nagenden Zorn», führen mehr negative Selbstgespräche, ihre Spannungen, ihr Stress und ihr Unglücklichsein werden eher größer.

Streit und Aggressivität in der Partnerschaft

«Wenn meine Partnerin ‹in meinem Garten die Blumen zertrampelt›, kann ich sie mit Aggressionen besser in ihre Schranken weisen», schreibt ein Mann, «ihr meine Grenzen klarmachen und der Ausnutzung und Verletzung meines Selbstwertgefühls angemessener begegnen. Seitdem ich Aggressionen für mich akzeptieren konnte, kann ich in der Partnerschaft meine Grenzen leichter verteidigen. Für mich ist Reibung konstruktiv. Aggression ist wie ein reinigendes Gewitter, ein Ventil für aufgestaute Gefühle.» Gelegentlich äußern sich einzelne Psychologen ähnlich. In einer Illustrierten mit Millionenauflage äußerte ein Psychologe auf die Frage der Interviewerin, ob es wirklich klug sei, Streit zu vermeiden: «Nein. Je enger eine Beziehung ist, um so notwendiger wird das Streiten. Grade heute ist Streiten wichtiger denn je... Aggressionen, Ärger, sogar Haßgefühle gegen den Partner sind nun einmal Teil jedes Menschen und jeder intimen Beziehung... Streiten gehört zur Liebe, Aggressionen gehören zum Leben» (39).

Derartige Auffassungen sind zu allgemein und irreführend. Es wird überhaupt nicht die Art des aggressiven Verhaltens berücksichtigt, wie häufig es erfolgt, was der Anlaß des Streitens ist und wie der von der Aggression betroffene Partner reagiert.

Ferner: Untersuchungsbefunde legen nahe, daß Aggressionen, Ärger und Streit in der Partnerschaft wenig förderlich sind: Der deutsche Psychologe Dr. Mario Fox (61; 62) stellte bei über 200 Personen fest: Partner, die mit ihrer Partnerschaft und ihrer Sexualität zufrieden waren, hatten selten Streit. Zufriedenheit mit der Partnerschaft hing damit zusammen, daß die Partner sich gegenseitig als achtungsvoll, sorgend, einfühlsam und aufrichtig wahrnahmen. Unzufriedene Partner stritten durchschnittlich jeden sechsten Tag und sahen die Auswirkungen als überwiegend ungünstig an für die Partnerschaft. Zufriedene Partner stritten jeden 39. Tag! Dabei sahen sie weit weniger ungünstige Auswirkungen, denn auch im Streiten waren sie achtungsvoller und einfühlsamer.

Amerikanische Psychologen befragten über 300 Ehepaare, die länger als 15 Jahre miteinander verheiratet waren (137). Diejenigen Paare, die sich als glücklich verheiratet ansahen, meinten, daß man Ärger und Aggressionen dem Partner nicht unbedingt sofort und offen zeigen sollte, sondern daß Selbstbeherrschung und Ruhe wichtig und notwendig seien.

Zum Abschluß möchte ich eine Frau, 27, zu Wort kommen lassen: «Nach einem ziemlich hemmungslosen aggressiven Umgang mit meinem ersten Partner bin ich mittlerweile soweit, daß ich Aggressionen für wenig förderlich und auch für vermeidbar ansehe. Aggressionen verletzen den andern, es ist keine Achtung und Einfühlung für ihn da. Wenn ich aggressiv werde, sehe ich nur meine eigenen Gefühle, die ich egoistisch loswerden will, ohne dabei zu fragen, wie es dem Partner geht. Ich habe es selbst erlebt, wie schädlich Aggressionen bei beiden Partnern sein können. Sie entstehen geradezu aus dem Wunsch, den anderen zu verletzen und niederzudrücken. Man demütigt sich gegenseitig, von Partnerschaft ist nicht mehr die Rede. Es ist nur noch Kampf! Wer ist der Stärkere und wer hat den längeren Atem und kann mehr ertragen? Eine Auswirkung dieser ersten Partnerschaft war auch, daß ich mich selbst wenig achtete.»

Verminderung von Aggression und Ärger

Wenn wir die ungünstigen Auswirkungen vermeiden wollen, die das Ausleben sowie das Nicht-Ausleben von Aggressionen für Handelnde und davon Betroffene haben: Wie können wir schwierige Situationen ohne Aggression bewältigen und dennoch unsere Ziele erreichen, unsere berechtigten Wünsche durchsetzen?

Im folgenden möchte ich die drei förderlichen Bewältigungsformen darstellen:

1. Wir leben entspannter, weniger stressbelastet sowie seelisch gesünder.

2. Wir haben andere Bewertungen und Einstellungen zu Personen, Ereignissen und uns selbst; so entwickeln sich seltener aggressive Gefühle. Wir brauchen sie weder auszuleben noch zurückzuhalten.

3. Bei dennoch gelegentlich auftretenden aggressiven Gefühlen sind wir zu anderen Formen der Bewältigung als dem Herauslassen oder Unterdrücken von Aggressionen fähig.

Für Verminderung von Stress und Spannungen sorgen

Stress, Spannungen und Belastungen fördern feindselige, ärgerliche und wütende Gefühle (42). Menschen mit häufigem Stress haben mehr Streit. Bei Stress und Spannungen fühlen wir uns leichter bedroht, schätzen Ereignisse als schwieriger ein, unsere Wahrnehmung ist eingeschränkt, wir sind starrer, weniger flexibel (27; 28). Wir sehen schwer andere Wege, als feindselig zu reagieren. Sind wir jedoch entspannter und empfinden weniger Stress, dann neigen wir auch weniger zu Aggression und Ärger. Deshalb wurden zum Beispiel Polizeieinheiten in einigen Bundesländern trainiert, bei schwierigen unklaren Situationen weniger Stressbelastung zu empfinden und sich weniger bedroht zu fühlen, wodurch ein aggressives Verhalten vermindert wird.

Zur Verminderung von Aggression und Ärger ist somit alles förderlich, was zur Verringerung von Stress, Belastungen und Spannungen führt:

▷ Formen der Entspannung wie Autogenes Training, Muskelentspannung, Hatha-Yoga, Meditation. Regelmäßiges Üben fördert ein entspannteres Verhalten und Reagieren in schwierigen Situationen, so daß wir weniger Stress empfinden und Ereignisse als weniger bedrohlich einschätzen, s. S. 137f.

▷ Angemessene Zeitplanung für unseren Tagesablauf vermindert Zeitdruck, Eile, Hetze und Stress sowie die Wahrscheinlichkeit ärgerlichen Reagierens. Zeitdruck und Hast sind zum Beispiel eine Hauptursache für rücksichtsloses Verhalten von Autofahrern im Straßenverkehr (55).

▷ Vereinfachende erleichternde Gestaltung von Belastungssituationen, s. S. 95.

Unsere seelische Gesundheit fördern

Häufige aggressive Gefühle hängen oft mit verminderter seelischer Gesundheit zusammen: mit eingeschränktem Wohlbefinden, geringer Selbstachtung und Selbstvertrauen, mit Ängsten, depressiven Verstimmungen und psychoneurotischen Beeinträchtigungen, ferner mit starker Einsamkeit (59; 81; 144; 157). Die Äußerungen eines 28jährigen veranschaulichen den Zusammenhang zwischen Aggression und eingeschränktem seelischem Befinden: «Ich bin aggressiv und habe feindselige Gefühle gegenüber anderen, wenn ich mißtrauisch bin, mich verletzt fühle, wenig geachtet und ungeliebt fühle. Dies ist bei mir wiederum ein Ausdruck meiner Minderwertigkeit und inneren Unsicherheit. Ich habe kein Selbstvertrauen, ich schätze mich nicht selber. Es passiert mir oft, daß ich mit mir unzufrieden bin und dann ärgerlich werde, ohne daß mir dieser Zusammenhang bewußt ist. Oft bin ich dann aggressiv gegenüber anderen, nörgele an ihnen herum.»

Ferner kann Aggressivität zusammenhängen mit geringer sozialer Rücksichtnahme, geringer Toleranz, Einfühlung und Flexibilität (23). Wir können dies ebenfalls als eine eingeschränkte, weniger entwickelte seelische Funktionsfähigkeit betrachten.

Aus dem Obigen ergibt sich: Alle Bemühungen, unsere seelische Gesundheit, unsere Selbstachtung und unser Selbstvertrauen zu fördern und soziales Verhalten zu lernen, vermindern unsere Neigung, aggressiv zu reagieren. Unsere seelische Gesundheit können wir fördern durch Entspannung, Stressverminderung sowie durch Teilnahme an psychologisch-therapeutischen Gesprächsgruppen. Ein Mann berichtet hierüber: «Ich selbst habe mich früher als sehr aggressiv erlebt. Ich habe dann in

Gruppen angefangen, mich mit mir selbst auseinanderzusetzen. In diesen Gruppen fühlte ich mich zum erstenmal wirklich geachtet. Auch meine negativen Gefühle und Aggressionen wurden angenommen. So konnte ich langsam auch mich annehmen. Die anderen verstanden meine Gefühle, hatten ähnliche. Ich merkte dann ziemlich schnell, daß Aggressionen bei mir ein Ausdruck von Enttäuschung und Angst sind: Angst, nicht angenommen, nicht geliebt zu werden, den Ansprüchen des anderen nicht genügen zu können. Ich war aggressiv, weil ich nicht wußte, wie verletzt, enttäuscht und ängstlich ich im Grunde war. Ich habe in den Gruppen erfahren, was für positive Entwicklungsmöglichkeiten in mir stecken.»

Andere Bewertungen und Einstellungen zu uns, unserer Umwelt und zur Aggression

Bewertungen sind sehr wichtig, ob und in welchem Ausmaß wir Ärger und Aggression empfinden oder nicht. Die Wichtigkeit von Bewertungen für unsere Gefühle sowie Möglichkeiten, diese Bewertungen zu ändern, habe ich in den Kapiteln 8 und 9 dargestellt. Ich möchte deshalb hier nur anführen, welche Bewertungen für mich persönlich im Hinblick auf Aggression wichtig sind.

Die Konzentration auf das Wesentliche in meinem Leben, das Trennen des Unwesentlichen vom Wesentlichen, ermöglicht mir im Alltag Bewertungen und Einstellungen, durch die viele Anlässe für Ärger und Aggression fortfallen. Oft sind es ja Kleinigkeiten, die Anlaß zu Wut und Ärger sind. Eine 60jährige Frau, die seit 40 Jahren mit ihrem Mann zusammenlebt, schrieb in einem Fragebogen über Streitigkeiten in der Ehe: «Wir waren durch den Krieg zehn Jahre getrennt, so daß alle Anlässe zu Streitigkeiten – gemessen an dieser Trennungszeit – uns zu unwichtig erscheinen» (61).

Wir können uns bei einem Ereignis, in dem wir zu Ärger und Aggression neigen, fragen: «Als wie bedeutsam werde ich das in einem halben Jahr oder am Ende meines Lebens ansehen?» Dann erkennen wir, daß vieles unwesentlich ist. Die Vorstellung der

Vergänglichkeit alles Irdischen läßt uns unseren Alltag in anderer Bedeutung sehen, klarer sehen, was wirklich wesentlich ist. So hatten Personen, die sich im Zustand völliger Entspannung den Tod eines Elternteils oder ihres Partners vorstellten, danach eine bessere Beziehung zu ihnen, nahmen Kleinigkeiten und damit verbundene Schwierigkeiten weniger wichtig (173).

Das Annehmen der Realität und das Loslassen dessen, was ich nicht bekommen kann, was mir verwehrt ist, lassen mich in vielen Situationen keine Feindseligkeit, Wut oder Bitterkeit spüren.

Wenn ein uns naher Mensch stirbt und nicht mehr bei uns ist, vermissen wir ihn sehr. Wir sind in unserem Leben seelisch beeinträchtigt. Aber wir können dieses Fortgehen nicht ändern, und durch das Nicht-loslassen-Können schaffen wir uns einen Teil unseres Leidens selber. «Bei mir kommen die Gefühle von ohnmächtiger Wut auf das Schicksal immer wieder hoch», schreibt eine Frau, «von Wut und Ohnmacht, die ich nach dem Tod meines Freundes so stark durchlebt habe. Es muß einen doch wütend machen, wenn ein Mensch, den man liebt, so leidet und stirbt.» Loslassen kann uns inneren Frieden geben, trotz der Schmerzen und Trauer, die wir empfinden.

Durch weniger Bewerten von Ereignissen und weniger Schuldzuweisung an andere empfinde ich weniger Ärger und Aggression, ohne gleichgültig zu sein. Je weniger ich schwierige Ereignisse und mich selbst bewerte, um so bewußter kann ich wahrnehmen, auch die Vorgänge in mir. Und um so eher bin ich fähig, sinnvoll zu handeln.

Die «persönliche Theorie» über die Notwendigkeit oder Nicht-Notwendigkeit von Aggressivität ist bedeutsam für unser Verhalten im Alltag. Hat jemand die persönliche Theorie, aggressive Gefühle und aggressives Verhalten seien unausweichlich, weil sie durch die Triebstruktur bedingt seien, dann handelt er in seinem Alltag häufiger aggressiv als jemand mit einer entgegengesetzten Auffassung. – Meine «persönliche Theorie» ist, aufgrund vieler Erfahrungen: Wenn ich mein Leben überblicke, meine Jugendzeit, fünfeinhalb Jahre Krieg, meine Berufstätigkeit und mein Verhalten in sonstigen zwischenmenschlichen Beziehungen, dann kann ich heute nicht sehen, mit dem offenen Ausdruck von aggressiven Gefühlen während meines Lebens irgend etwas Sinnvolles erreicht zu haben, was ich nicht auch ohne Ärger und Feindseligkeit längerfristig hätte erreichen können. Ja, in den meisten Fällen hätte ich mehr erreicht, wenn ich sanftere, aber wirksamere Wege gegangen wäre und mich bemüht hätte, mich zu ändern, statt andere ändern zu wollen. Wenn ich auch mein Verhalten in meinem Leben rückblickend annehmen kann, so hätte ich mich doch ohne diese feindseligen Gefühle zufriedener, ausgeglichener und auch selbstwirksamer gefühlt. So suche ich seit einigen Jahren die seelische Stärke zu gewinnen, andere Wege zu gehen.

Zu dieser persönlichen Auffassung haben auch Untersuchungsbefunde beigetragen, zum Beispiel die Untersuchung des Amerikaners Kuo, die mich schon als Student faszinierte: Wuchsen junge Katzen allein auf und wurden sie dann später mit einer Maus oder Ratte zusammengebracht, dann töteten die meisten von ihnen diese Tiere. Wuchsen ferner junge Katzen mit einem Muttertier auf und sahen häufig, wie das Muttertier Mäuse oder Ratten tötete, so bewirkte dies, daß später alle jungen Katzen Mäuse oder Ratten töteten. Jedoch: Wuchsen die jungen Katzen zusammen mit einer Maus oder Ratte auf, so töteten sie sie später nicht (91). Auch wenn also genetisch ein Tötungsverhalten angelegt sein sollte: es kann durch wichtige Erfahrungen während des Heranwachsens geändert werden.

Religiös-philosophische Auffassungen zur Aggression

Sie beeinflussen meine Einstellungen zur Aggression und damit mein Verhalten. Ich möchte einiges kurz darstellen:

Die Ethik der «Ehrfurcht vor dem Leben» von Albert Schweitzer lernte ich als Student nach fünf Jahren Krieg kennen. Sie beeinflußte mich sehr in meiner Einstellung zu Aggression, aber auch in den Zielen und Inhalten meiner beruflichen Arbeit. Diese Ethik besagt, in meinen Worten ausgedrückt: Wenn ich denkend das Geschehen um mich herum betrachte, so stelle ich fest, daß alle Lebewesen – Menschen und Tiere – den intensiven Wunsch haben zu leben, nicht beeinträchtigt zu werden. Auch ich habe den intensiven Wunsch, zu leben, gefördert zu werden. Daraus ergibt sich für das Denken notwendig: Ehrfurcht vor dem Leben, Mitgefühl mit lebenden Wesen, Leben erhalten, fördern und erleichtern; das heißt auch, Aggression und Feindseligkeit zu vermeiden.

Albert Schweitzer: «Die fundamentale Tatsache des Bewußtseins des Menschen lautet: ‹Ich bin Leben, das leben will, inmitten von Leben, das leben will.› Der denkend gewordene Mensch erlebt die Nötigung, allem Willen zum Leben die gleiche Ehrfurcht vor dem Leben entgegenzubringen wie dem seinen.» – «Durch die Ethik der Ehrfurcht vor dem Leben kommen wir dazu,... mit aller in unserem Bereich befindlichen Kreatur in Beziehung zu stehen und mit ihrem Schicksal beschäftigt zu sein, um zu vermeiden, sie zu schädigen, und entschlossen zu sein, ihnen in ihrer Not beizustehen, soweit wir es vermögen» (160, S. 20f).

Beeinflußt hat mich, daß der Begründer dieser Ethik durch Denken, Albert Schweitzer, seine eigene Ethik sowohl in seinen großen Zielen als auch in den kleinen Dingen des Alltags lebte. Obwohl schon ein berühmter Theologe und Bach-Interpret, begann er noch ein Medizinstudium, um danach als Arzt in Afrika jahrzehntelang das Leiden der Bevölkerung zu mindern, unter sehr belastenden Bedingungen. Zusätzlich arbeitete er später öffentlich gegen die Bedrohung durch Atomwaffen und erhielt den Friedensnobelpreis. – Zur Aggressivität in seinem Alltag schreibt er: «Meine Strategie besteht darin, nie auf einen Angriff einzugehen, welcher Art er auch sei. Ich habe mir von jeher dies zum Grundsatz gemacht und treu eingehalten. Gegen das Schweigen kann niemand auf die Dauer ankämpfen. Man muß mich auch nicht verteidigen... Es ist mir bestimmt, unkämpferisch meinen Weg zu gehen. Meine Bestimmung ist, dem Geist der Ehrfurcht vor dem Leben, welcher auch der Geist des Friedens ist, seinen Weg zu bahnen» (162, S. 322).

Die ethischen Botschaften der Begründer der Weltreligionen bedeuten mir viel bei der Bewertung von Aggression und Feindseligkeit:

Jesus Christus lebte und verkündete in einer Zeit von Gewalt und Unterdrückung: «Liebet eure Feinde; segnet, die euch fluchen; tut wohl denen, die euch hassen; bittet für die, die euch beleidigen und verfolgen.» – «Selig sind die Sanftmütigen; denn sie werden das Erdreich besitzen.» – «Selig sind die Barmherzigen; denn sie werden Barmherzigkeit erlangen.» – «Alles, was ihr wollt, das euch die Leute tun sollen, das tut ihr ihnen auch.» Diese Botschaften sind mir besonders bedeutsam, da sie mit großem Mut und Furchtlosigkeit verbunden waren.

Buddha: «Durch Nicht-Zürnen überwinde man den Zorn. Das Böse überwinde man mit dem Guten. Durch Wahrheit überwinde man den Lügner. Durch Nicht-Feindschaft kommt Feindschaft zur Ruhe» (161, S. 83). Nicht-aggressives Verhalten dient nicht nur der eigenen persönlichen Vervollkommnung, sondern bewirkt zugleich Ethisches in der Welt.

Der chinesische Taoismus: «Du sollst kein lebendes Wesen töten noch sein Leben schädigen.» – «Du sollst keine boshaften noch beschimpfenden Reden führen.» – «Du sollst nicht mit Absicht Insekten und Ameisen zertreten» (161, S. 111).

Sind diese ethischen Botschaften und Einstellungen zu Aggression und Feindseligkeit nicht illusorisch, wirklichkeitsfremd?

Gewiß, viele von uns können diese Auffassungen nur begrenzt leben, es ist ein angestrebtes Ziel. Bei der Antwort auf die Frage helfen mir Menschen, die sich intensiv bemühen, im Einklang mit diesen ethisch-philosophischen Auffassungen zu leben. Wahrscheinlich gibt es derartige Menschen in unserer Nachbarschaft, aber sie treten nach außen meist nicht in Erscheinung. Im folgenden möchte ich zwei Personen anführen, deren Leben unter den Augen der Öffentlichkeit verlief und die diese Botschaft leben konnten, obwohl sie schweren Belastungen, Anfeindungen und Gewalttaten ausgesetzt waren und zugleich wichtige soziale und politische Ziele erreichten. Es sind keine weltenfremde Träumer, sondern – äußerlich gesehen – sehr aktive und politisch erfolgreiche Personen:

Gandhi bewies bei der Befreiung seines Landes von der englischen Kolonialherrschaft die Wirksamkeit des Geistes der Haßlosigkeit und Liebe. Sein Vorgehen ist gekennzeichnet durch

Gewaltlosigkeit und Wahrheitssuche. Ahimsa bedeutet, keine körperliche oder seelische Gewalt gegenüber dem Gegner zu gebrauchen, ferner jegliche Mißachtung des Gegners zu vermeiden. «Beleidige niemanden, hege keine unfreundlichen Gedanken, auch nicht gegen den, der sich feindlich zu dir stellt.» Seinen Anhängern, die zur Ausübung von Gewalt drängten, sagte er: «Ich würde jede Demütigung erleiden, jede Qual, vollständige Verbannung oder gar den Tod, um die Bewegung davor zu bewahren, gewalttätig zu werden oder zu einem Vorläufer von Gewalttätigkeit» (120, S. 39). Gewaltlosigkeit bedeutet nach Gandhi auch den Verzicht auf alle Vorteile, Ehren und Rechte, die man von einem abgelehnten Gegner oder System erlangen könnte.

Gewaltlosigkeit wird möglich durch Wahrheitssuche – Satyagraha – und gründet sich auf sie. «Ein nach der Wahrheit strebender Mensch kann auf die Dauer nicht gewaltsam sein» (120, S. 92). Denn was für den einen Wahrheit ist, erscheint dem anderen als Unwahrheit. Hieraus ergibt sich die Suche und Aufrechterhaltung der Wahrheit nicht nur gegenüber dem Gegner, sondern vor allem gegenüber sich selbst.

Gandhi sah auch die Grenzen: «Es wird uns nicht glücken, vollständig nichtgewaltsam in unserem Tun, Reden und Denken zu sein, aber wir müssen doch Gewaltlosigkeit als das Endziel betrachten und unablässig darauf hinschreiten» (120, S. 93). – Erscheint die Anwendung von Gewalt unvermeidbar, so soll sowenig Gewalt wie möglich angewandt werden, und zwar so, daß sie nicht aus einer weltlichen, sondern aus einer ethischen Gesinnung als letzter Ausweg gewählt wird. Alles weltlich zweckgerichtete Wirken sollte mit der größtmöglichen Vermeidung von Gewalt unternommen werden.

Eine Möglichkeit nicht-aggressiven Verhaltens, das Gandhi in vielen Lebenslagen anwandte und seinen Anhängern empfahl, ist das Schweigen. «Mir ist oft zu Bewußtsein gekommen, daß der Wahrheitsucher schweigen lernen muß. Vom Schweigen geht eine wunderbare Wirkung auf den ganzen Menschen aus ... Das Schweigen hat noch einen anderen Vorteil ... Wie die meisten Menschen neige auch ich leicht zum Zorn, jetzt aber habe ich entdeckt, daß das Schweigen mir mehr als alles andere dabei behilflich sein kann, ihn auszulöschen. Denn wie will man ihm Ausdruck verleihen, wenn man schweigt?» (120, S. 121f).

Martin Luther King ist als Führer der amerikanischen Bewegung zur Erlangung der Gleichberechtigung von Bürgern schwarzer Hautfarbe weithin bekannt geworden. Für ihn sind Gewaltlosigkeit und Liebe auf der Grundlage des christlichen Glaubens charakteristisch. «Laßt uns nie vergessen», sagte er seinen Anhängern, «daß wir uns für den Weg der Gewaltlosigkeit entschieden haben. Und Gewaltlosigkeit bedeutet, daß man weder äußere noch innere Gewalt anwendet. Gewaltlosigkeit schließt aus, einen Menschen zu erschießen, aber auch einen Menschen zu hassen... Darum ist es meine Pflicht, mich jedem Versuch zu widersetzen, unsere Freiheit mit den Methoden der Gemeinheit, des Hasses und der Gewalt zu erlangen, wie sie unsere Unterdrücker anwandten. Haß ist für den Hassenden ebenso schädlich wie für den Gehaßten.» – «Man soll uns niemals nachsagen dürfen, daß wir, um unser Ziel zu erreichen, uns solch verachtenswerter Mittel wie Falschheit, Bosheit, Haß und Gewalt bedient hätten» (88, S. 42f u. 33).

«Das Gebot, unsere Feinde zu lieben, ist ja keine fromme Verordnung eines weltfremden Träumers... Wenn ich von Liebe spreche, dann meine ich keine sentimentale und schwache Gefühlsregung. Ich spreche von der Kraft, die alle großen Religionen als das oberste, alles überwindende und einigende Prinzip des Lebens erkannt haben» (88, S. 27 u. 54).

Charakteristisch für ihn und für Gandhi ist, daß Gewaltlosigkeit für sie nicht Passivität bedeutet, sondern intensive Aktivität. King: «Wir nehmen ein Unrecht nicht einfach tatenlos hin; wir greifen aber auch nicht zur Gewalt, um ein begangenes Unrecht zu vergelten... Gewaltloser Widerstand verbindet den scharfen Verstand mit dem fühlenden Herzen. Gleichzeitig vermeidet gewaltloser Widerstand das Jammern und das tatenlose Zusehen der geistig Trägen, ebenso wie er auch die Gewalt und Rücksichtslosigkeit der Hartherzigen vermeidet» (88, S. 33).

Vorhandene Aggressionen konstruktiv bewältigen

Bisher habe ich Möglichkeiten aufgezeigt, durch die sich Aggressionen nicht oder nur in geringem Umfang entwickeln. Jetzt möchte ich einige Gedanken mitteilen, wie wir mit Aggression konstruktiv umgehen können, falls sie in schwierigen Situationen doch entstanden ist.

Aggressive Gefühle dem Bewußtsein *zu*lassen und sich mit ihnen auseinandersetzen

Ein hilfreicher Umgang mit aggressiven Gefühlen ist: sie dem Bewußtsein *zu*lassen, sie als im Moment gegeben annehmen und sich mit ihnen auseinandersetzen.

«Ich spüre es bei mir des öfteren», sagt ein Mann, «daß ich manchmal meine Partnerin anschuldige und ärgerlich auf sie bin. Hinterher merke ich oft, daß ich sie für meine eigenen Schwierigkeiten verantwortlich gemacht und sie beschuldigt habe. Wenn ich mir meiner eigenen Schwierigkeiten besser bewußt werde und sie frühzeitiger äußere, dann kann ich ärgerlichen Streit vermeiden.»

Lassen wir unsere ärgerlich-feindseligen Gefühle dem Bewußtsein zu, dann können wir uns mit ihnen auseinandersetzen und die Gedanken und Gefühle klären, mit denen unsere Aggressionen zusammenhängen.

Bei dieser Auseinandersetzung stellen wir uns Fragen: «Was verletzt oder bedroht mich?», «Womit hängen meine Gefühle zusammen?», «Was hat der andere damit zu tun?», «Wo sind *meine* Schwierigkeiten dabei?» Hierbei werden uns Gedanken und Gefühle zugänglich, die Aggression und Ärger verursachen oder mit ihnen zusammenhängen. «Wenn ich mich mit meiner Freundin verabredet habe», sagt ein Mann, «und ich mußte auf sie warten, dann passierte es manchmal, daß ich allmählich ungeduldig und aggressiv wurde. Ich bin aggressiv, weil ich mich enttäuscht fühle in meinen Erwartungen. Wenn ich mich dann kläre, dann bekomme ich etwas mehr Verständnis für meine Partnerin. Aber dann wird mir auch der tiefere Grund bewußt: daß ich mich als Person wenig beachtet, ja, verletzt fühle. Allerdings: daß ich mich wenig beachtet fühle, ist für mich zunächst bedrohlicher als meine Aggressionen auf meine Freundin.»

Bei der Selbstklärung kommen uns häufig die Gefühle und Bewertungen zu Bewußtsein, die zur Feindseligkeit führten: Enttäuschung, Hilflosigkeit und die Ohnmacht, den anderen nicht ändern zu können, Wunsch nach Anerkennung und Zuneigung. Es ist oft schwerer, dieser Wahrheit zu begegnen, als aggressiv zu sein. Ein Mann: «Wenn ich aggressiv gegenüber meiner Partnerin bin, dann wünsche ich – wenn ich ehrlich bin – eigentlich Zuneigung. Aber meist rette ich mich dann in eine aggressive Haltung hinein.» Andere entdecken bei der Klärung von Wut und Ärger – etwa auf den Partner oder auf die Eltern –, daß ihre Gefühle in Wirklichkeit Wut und Ärger auf sie selbst sind, auf ihre Schwächen. So gehört bei dieser Selbstklärung, bei der Suche nach Wahrheit, Ehrlichkeit sich selbst gegenüber und Mut dazu, den eigenen Fehlern zu begegnen. Wahrscheinlich sind manche Einsichten so unangenehm, daß Menschen eine Selbstklärung unterlassen und lieber aggressiv reagieren.

Die Vorstellung, was in dem anderen vorgeht, wie er sich bei aggressiven Handlungen fühlt, fördert die Selbstklärung. Ein 34jähriger: «Wenn ich bei aggressiven Gefühlen mich offen und ehrlich fragen kann: ‹Warum fühle ich so? Was macht mich aggressiv? Welche Bedeutung haben diese Gefühle für mich?›, dann kann ich Aggressionen vermeiden. Meine Wut verblaßt noch mehr, wenn ich mich frage: ‹Warum hat mein Partner sich wohl so verhalten?› Wenn ich ihn also zu verstehen suche, wenn ich es von der Seite des Partners betrachte, so kann ich heute große Wutausbrüche vermeiden. Manchmal denke ich zwar noch, ob es mir persönlich nicht helfen würde, wenn ich mal meiner Wut Luft machte? Ich ertappe mich dabei, daß ich denke, ich schlucke jetzt etwas herunter oder ignoriere etwas, um meinen Partner nicht zu verletzen. Aber das stimmt nicht. Zu häufig übersehe ich dann den Partner und denke nur an mich.»

Das Verstehen des anderen kann dabei zunächst zu unangenehmen Einsichten führen. Eine 22jährige Frau: «Wenn ich meine Eltern zu verstehen suchte, dann könnte ich mit ihnen nicht mehr wütend sein. Und wenn ich nicht mehr wütend wäre, dann würde ich den Kampf mit ihnen verlieren.» So gehört seelische Stärke dazu, den anderen verstehen zu wollen.

Einige berichteten mir, daß sie während oder nach der Selbstklärung spürten, wie sich ihre Gefühle und körperlichen Spannungen wandelten. Ein Mann schreibt: «Wenn ich aggressiv bin, dann spüre ich in mich hinein und forsche, woher diese Angespanntheit und Aggressivität kommen. Mit meinen Gedanken durchwandere ich die Stationen meiner verschiedenen Gefühle in den letzten ein bis zwei Stunden. Und mir wird klar, daß ich es selbst zu diesem innerlichen ‹Ausbruch› habe kommen lassen. Und bei diesem Durchwandern der innerlichen Stationen lösen sich häufig die Verspannungen und aggressiven Gefühle auf wie Knoten, die vorher schwer zu entwirren waren. Ich merke, wie meine körperlichen Verspannungen nachlassen, und ich spüre, wie ich mich allmählich wohler fühle. – Wenn ich so meine Aggressionen entwirren konnte, lerne ich: Ich habe Einfluß auf meine Gefühle, kann sie verändern, wenn ich es wünsche. Und: Ich fühle mich unwohl und tue mir selbst weh, wenn ich in Aggressivität verharre... So daß es mir heute unsinnig erscheint, Aggressivität auszuleben.»

Abschließend möchte ich noch jemand zu Wort kommen lassen, der es lernte, seine feindseligen Gefühle dem Bewußtsein zuzulassen und zu klären, statt sie auszuleben oder zu unterdrücken: «Wenn ich wütend und voller Verachtung für andere bin, dann werde ich beherrscht von diesen Gefühlen. Sie diktieren mein Verhalten. Aber oft suche ich mich dann zu fragen: Woher kommen diese Gefühle? Ich finde dann heraus, daß ich mich ignoriert, nicht geachtet, lächerlich gemacht fühle. Ich merke, daß ich traurig bin, weil ich mich verletzt und ungeachtet fühle. Wenn ich dann diese wirklichen Gefühle spüre, zum Beispiel Traurigkeit und nicht Wut, dann erspart mir das viele unnötige Schwierigkeiten, zum Beispiel Streit mit meinem Partner, wo es früher zu Vorwürfen und Beleidigungen kam. Bei diesem

‹Mich-selbst-Hinterfragen› stelle ich fest, daß *ich* die Quelle meiner Gefühle bin und nicht die anderen. Ich werde nicht geärgert, sondern ich ärgere mich. Ich werde nicht verletzt, sondern ich verletze mich selbst.»

Dieses Zulassen aggressiver Gefühle in das Bewußtsein und ihre Klärung ist kein Ignorieren oder verschweigendes Unterdrücken von Gefühlen. Es ist keine freundliche Fassade gegenüber anderen oder Schwachheit. Sondern es gehört seelische Stärke dazu, unseren Gefühlen näherzutreten. Auch Gandhi sah seelische Stärke, die Suche nach Wahrheit und die Selbstklärung als notwendig an für den Weg der Gewaltlosigkeit. Seiner Auffassung nach können wir auf die Dauer nicht gewaltlos sein und unsere Gegner respektieren, wenn wir nicht unablässig bemüht sind, nach der Wahrheit zu suchen; zu suchen, welche Fehler wir machen, worin auch unser Gegner recht hat.

Gefühle ohne Bewertung äußern

Lassen wir die Gefühle und Gedanken, die mit Ärger und Feindseligkeit wirklich zusammenhängen, dem Bewußtsein zu, dann haben wir die Chance, dieses Fühlen unmittelbar auszudrücken, ohne Bewertung und Anschuldigung des anderen. Also etwa zu sagen: «Ich hatte mich so gefreut, ich fühle mich enttäuscht», «Ich spüre Spannung und Angst», «Ich fühle mich hilflos». Das ist etwas anderes, als wenn wir unser Gegenüber bewerten: «Du nervst mich», «Warum läßt du mich immer warten?».

Wenn wir mit etwas nicht einverstanden sind, etwa mit dem Partner oder einem Vortragenden, dann bewerten und beurteilen wir meist: «Das ist schlecht», «Das ist langweilig». Äußern wir dagegen unser Fühlen, zum Beispiel «*Ich* langweile *mich*», «Ich hätte so gewünscht, darüber Informationen zu bekommen», dann äußern wir die Gedanken und Gefühle, die unseren Ärger auslösen. Der andere bekommt – ohne bewertet oder kritisiert zu werden – wichtige Informationen über unser Fühlen sowie über das, was wir möchten.

Dieses Äußern des eigenen Fühlens, ohne den anderen zu bewerten, ist bei Schwierigkeiten in zwischenmenschlichen Beziehungen *sehr* hilfreich. «Ich teile meiner Partnerin jetzt häufig meine Gefühle mit. Ich sage ihr, wie ich mich fühle, und ich setze nicht die Maske des Starken oder Beleidigten auf. Diese Gefühle suche ich möglichst mit ihr zu besprechen, statt meine Aggressionen ungefiltert herauszulassen oder sie zu verdrängen. Ich sehe meine feindseligen Gefühle als meine eigenen an und mache nicht den andern dafür verantwortlich, gebe nicht dem andern die Schuld. Wenn ich dann die Gefühle als meine eigenen äußere und dem Partner sage, dann verletze ich ihn nicht. Ich gebe ihm zugleich die Möglichkeit, seine eigenen Gefühle zu prüfen.» Ein anderer Mann: «Wenn meine Frau mich früher kritisierte, war ich persönlich beleidigt, denn es tat mir weh. Und das wehrte ich ab, indem ich sie kritisierte. Ich überspielte also mein Verletzt- und Beleidigtsein dadurch, daß ich sie kritisierte, angriff und herabsetzte. Heute dagegen kann ich mein Verletztsein eher annehmen und es ihr offener mitteilen.» Teilen wir ausschließlich unser unmittelbares Fühlen mit, dann sind unsere Äußerungen frei von Schuldzuweisungen, Vorwürfen und Bewertungen.

Natürlich ist dieses Zulassen, Klären und nicht-wertende Äußern dessen, was wir bei Aggression und Ärger fühlen, nicht einfach. Wir brauchen ein höheres Ausmaß der Bewußtheit über das, was in uns vorgeht. Da viele von uns dies nicht oder kaum je gelernt haben, benötigen wir längere Zeit, ehe es uns in schwierigen Situationen gelingt. Ich stelle immer wieder fest, daß ich bei unberechtigten Vorwürfen oder Angriffen dazu neige, mich bewertend über den anderen zu äußern, statt mitzuteilen, daß ich mich beeinträchtigt fühle. Je mehr es mir gelingt, etwas Abstand zu dem Geschehen zu haben, etwa mir einige Atemzüge Zeit zu geben, den andern etwas reden zu lassen oder es nicht so wichtig zu nehmen, um so mehr vermag ich zu spüren, was ich wirklich fühle, und kann es dann dem andern mitteilen. Ich denke, daß ich dieses Ziel nie erreichen werde. Aber wenn es mir gelingt, dann ist es eine sehr hilfreiche Möglichkeit, Ärger und Feindseligkeit zu vermeiden und dem anderen durch den Ausdruck meines Fühlens wichtige Informationen zu geben.

Wichtig ist, diese Gefühle und Gedanken im Zusammenhang mit Aggression und Ärger möglichst *frühzeitig* ohne Bewertung wahrzunehmen und zu äußern. So vermeiden wir ein Anstauen unangenehmer Gefühle und Spannungen in uns, und wir schlukken nichts herunter.

Dieses Äußern des eigenen Fühlens, ohne den andern zu bewerten, ist auch für sogenannte Vorgesetzte oder sogenannte Höherstehende wichtig. Wenn sie im Zusammensein etwa mit einem Angestellten deutlichen Ärger oder sogar Feindseligkeit verspüren, dann würde ein Ausleben dieser Gefühle den Mitarbeiter, der von ihnen abhängig ist, sehr treffen, vielleicht schädigen. Andererseits würde ein Verschweigen den Vorgesetzten belasten, und der Mitarbeiter hätte keine Information, daß und welche Schwierigkeiten es in der Beziehung gibt. Hier ist es hilfreich, wenn der Vorgesetzte seine Gefühle, die mit Ärger und Aggression zusammenhängen, dem Bewußtsein zuläßt, klärt und zu gegebenem Zeitpunkt dem anderen ohne Bewertungen mitteilt, etwa mit den Worten: «Ich mache mir Sorgen, ob unsere Arbeit wirklich so vorangeht, wie es notwendig ist. Ich frage mich, was wir tun können, um sie zu verbessern.»

Mithelfen, bei anderen Aggression und Ärger zu vermindern

Wir können dazu beitragen, daß Aggressionen und Feindseligkeit im Zusammenleben geringer werden:

▷ Sind wir ruhig und entspannt in einer Auseinandersetzung mit anderen, ohne Feindseligkeit, so wirken wir eher schlichtend. Ferner werden hierdurch andere Menschen, die dies wahrnehmen, beeinflußt; sie reagieren zukünftig etwas mehr in dieser wahrgenommenen Art. Dies wurde in vielen Untersuchungen bestätigt (122; 166; 175).

▷ Beziehen wir in einer Auseinandersetzung die feindseligen Gefühle anderer nicht auf uns persönlich, sondern sehen sie als deren Gefühle an, so fühlen wir uns weniger bedroht und reagieren weniger feindselig. Hierdurch vermeiden wir auch, daß der andere uns mit seinem Ärger manipuliert, daß wir uns dadurch schlecht fühlen und er Macht über uns ausübt. Eine Frau: «Früher war es immer so, daß ich mich sofort angegriffen fühlte und überhaupt keinen Wert in mir spürte. Ich kann's jetzt ertragen, daß alles so furchtbar bei meinem Mann herauskommt. Es rasselt nicht mehr sofort Jalousie bei mir herunter. Ich weiß, daß ich trotzdem einen Wert habe, daß ich ‹Ich› bleiben kann. Ich sehe es jetzt mehr, daß es *seine* Schwierigkeiten sind, daß es keine Angriffe sind, um mich zu verletzen» (174, S. 234).

▷ Durch die richtige Wahl der Situation und der Zeit für eine Aussprache vermindern wir mögliche Feindseligkeit.

▷ Wir können darauf achten, daß andere nicht unnötig in Situationen gebracht werden, in denen sie sich belastet, bedroht und provoziert fühlen und somit eher aggressiv handeln. So fördern im politischen Zusammenleben die Verweigerung allgemeiner Rechte für Gruppen oder einzelne sowie krasse Ungerechtigkeit bei der Verteilung materieller Güter den Ausbruch von Feindseligkeit und Aggression.

▷ Kritik, besonders wenn sie öffentlich erfolgt, etwa in den Medien, löst bei den Betroffenen oft Ärger, Groll und Feindseligkeit aus. Bei Verbesserungsvorschlägen oder Hilfsangeboten statt dessen werden diese Gefühle vermieden, und eine Änderung tritt eher ein. Auch für unsere persönliche Entwicklung ist es gesünder, kreativ konstruktive Möglichkeiten aufzuzeigen, als die Fehler anderer zu kritisieren oder sie bloßzustellen.

▷ Im Umgang mit jungen Menschen kann folgende Kenntnis hilfreich sein: Ärger und Aggression, auch ihre vehemente Bejahung, können ein Schutz sein; dahinter kann Minderwertigkeitsgefühl, Unsicherheit oder Neid gegenüber Erwachsenen stehen. Oft sehen junge Menschen in einem derartigen Zustand zunächst keinen anderen Weg, als aggressiv zu reagieren. Wahrscheinlich benötigen junge Menschen Erfahrungen, um zu lernen, daß Aggressionen nicht der angemessene Weg der zwischenmenschlichen Auseinandersetzung sind. Es kann hilfreich sein, wenn wir in Aggressionen von Jugendlichen auch die Möglichkeit sehen, daß sie hierdurch lernen können. Bei diesem Lernen können wir ihnen durch unsere Art des Reagierens und Diskutierens helfen. Wir bewerten Aggressionen junger Menschen anders, wenn wir darin eine Chance ihres Lernens erblikken können.

Ich möchte im folgenden zwei junge Menschen, ehemalige Studenten, zu Wort kommen lassen, die in den Zeiten der Studentenrebellion 1968 und danach Gewalt und Feindseligkeit ausgeübt haben. Sie veranschaulichen das Lernen aus den Erfahrungen mit Aggressionen. Wilhelm: «Ich hab friedlich demonstriert und bin mit Gummiknüppeln geprügelt worden. Anfangs habe ich nicht zurückgeschlagen. Aber dann gab es eine Zeit, da war mein Zorn so groß, da hab ich auch Steine in die Hand genommen. Aber ich denke, Gewalt erzeugt Gewalt. Ich habe gemerkt, daß Gewalt kein Weg ist, der weiterführt. Es ist kein Weg der Verständigung. Die Fronten werden härter.» – Claudia: «Ich spüre, daß ich allzu häufig nach der Axt greife, statt nach der Palme. Früher ist mir das als die schnellste Lösung anerzogen worden. Aber ich muß sagen, daß ich mich von der Möglichkeit, die Probleme mit Gewalt zu lösen, immer mehr distanziere. Für mich ist das einfach unmenschlich, in welchen Situationen auch immer, dem Gegenüber auf den Kopf zu hauen. Für mich ist es jetzt ein ganz persönliches Erfolgserlebnis, wenn ich in einer Krise, in einer sich zuspitzenden Situation einen Weg finde, ohne daß es zu sehr aggressiven Äußerungen kommt. Ich fühle mich dabei einfach sehr viel wohler» (174, S. 272).

Junge Menschen brauchen Erfahrungen, um zu der Einsicht zu kommen, die Martin Luther King so beschreibt: «Randalieren ist nicht revolutionär, sondern reaktionär, weil es die Niederlage provoziert. Krawalle bringen zwar emotionale Entspannung, aber dann folgt das Gefühl der Zwecklosigkeit» (88, S. 33).

▷ Spielfilme im Kino, im Fernsehen und auf Videokassetten zeigen häufig Gewalt und Aggression. Es ist nachgewiesen, daß hierdurch Neigungen zu Aggressivität und feindseligem Handeln vermehrt werden. Wir können hier auf politische Änderungen drängen. Diese Änderung sollte Spielfilme betreffen, nicht aber Tagesnachrichten mit Aggressionen, die sich real zwischen Menschen und Völkern ereignen. –

Vielleicht werden Sie zweifeln, ob Sie mit Ihrer Aktivität und Ihrem Sein etwas bewirken können. Dazu Albert Schweitzer: «Meine Friedfertigkeit wird mißverstanden und gehöhnt. Das bedeutet, daß noch nicht genug Friedfertigkeit in mir ist. – Ich muß sehen, wie Mißgunst und Böswilligkeit weiter ihr trauriges Spiel treiben. Das heißt, daß ich selber Kleinlichkeit und Neid noch nicht ganz abgelegt habe... Ich bleibe dennoch überzeugt, daß Wahrheit, Liebe, Friedfertigkeit, Sanftmut und Gütigkeit die Gewalt sind, die über aller Gewalt ist. Ihnen wird die Welt gehören, wenn nur genug Menschen die Gedanken der Liebe, der Wahrheit, der Friedfertigkeit und der Sanftmut rein und stark und stetig genug denken und leben» (160, S. 79f).

11
Positive Erfahrungen, Tätigkeiten und Gedanken

Warum haben positive Erfahrungen, Gedanken und Tätigkeiten eine so große Bedeutung für unsere seelische Gesundheit und Lebensqualität?

▷ Sie sind das Gegenteil von Belastung und Anspannung, sie unterbrechen oder vermindern ungünstige Gefühle. Sie ändern unsere Stimmung; wir empfinden während dieser Zeit keinen Stress. Wir grübeln nicht, haben keine negativen Gedanken.

«Wann fühlen Sie sich weitgehend frei von Belastungen und Stress?» fragten wir in einer Untersuchung (153): Fast 90 Prozent der Befragten nannten positiv erlebte Erfahrungen und Tätigkeiten, zum Beispiel: gemütlich mit Freunden oder einem vertrauten Menschen zusammensein; eine schöne Unternehmung starten; ein Spaziergang in der Natur; ein Picknick am Stadtrand; in der Sonne liegen; massiert werden; in der Badewanne liegen; Musik hören; ein schönes Buch lesen; ins Theater oder Kino gehen; Yoga, Meditation oder Atemübungen machen; malen, zeichnen oder modellieren; Frühstück am Sonntag; einen Abend allein zu Hause sein; Briefe schreiben; in der Wohnung ohne Zwang herumkramen.

▷ Während und nach freudvollen Erfahrungen und Gedanken sind wir seelisch und körperlich funktionsfähiger. Wir haben mehr Hoffnung und Kraft. Wir bewerten uns und die Umwelt günstiger; Schwierigkeiten belasten uns weniger. So ergab sich in Untersuchungen ein Zusammenhang zwischen einer günstigen gefühlsmäßigen Grundstimmung und häufigen erfreulichen Tätigkeiten und Erlebnissen. Depressive Personen dagegen erlebten weit weniger freudvolle Ereignisse und engagierten sich weniger in derartigen Aktivitäten (98). Wahrscheinlich besteht eine Wechselwirkung: Bei günstiger gefühlsmäßiger Grundstimmung engagieren wir uns leichter in freudvollen Aktivitäten; und diese fördern wiederum unsere positive Grundeinstellung. Bei ungünstiger depressiver Stimmung dagegen können wir uns weniger in derartigen Tätigkeiten engagieren. Und so kann wiederum die depressive Grundstimmung verstärkt werden.

▷ Vermutlich haben wir eine tiefe Sehnsucht nach positiven Erfahrungen mit uns, mit anderen und mit der Natur. Menschen, die sich ihr eigenes Sterben im entspannten Zustand vorstellten und danach auf ihr Leben zurückblickten (172), sagten häufig. Erlebnisse, die ihnen Freude gebracht hatten, die sie als wertvoll und bereichernd ansahen, ragten beim Rückblick gleichsam wie Bergspitzen aus dem Nebel heraus. Allerdings bedauerten viele, sich zuviel Sorgen in ihrem Leben gemacht und die Ereignisse zu schwer genommen zu haben, so daß sie zuwenig freudvolle Erlebnisse hatten.

Ferner: Zuvor hatten sich die Teilnehmer vorgestellt, wie sie ihre letzten Lebenswochen gestalten wollten. Es hat mich sehr beeindruckt, daß die meisten diese Wochen in großer Harmonie mit sich selbst, ihren Angehörigen und Freunden sowie in der Natur zubringen wollten. Ich habe beim Lesen der Äußerungen oft gedacht: Warum beginnen wir nicht eher damit, unser Leben freudvoller und bereichernder zu gestalten?

Im folgenden möchte ich wichtige Bereiche von erfreulichen Erfahrungen, Tätigkeiten und Gedanken darstellen und in Bereiche ordnen, die sich in Untersuchungen ergaben (97):

Förderliche Beziehungen zu anderen

Gute soziale Kontakte zu Menschen, die wir mögen und die uns mögen, sind sehr wichtig für unsere Lebensqualität und unser Wohlgefühl. Das Zusammensein mit Freunden, mit glücklichen

Menschen, auch das Denken an Menschen, die wir gern haben, ergaben sich in einer Untersuchung als wichtigster Bereich erfreulicher Erfahrungen und Tätigkeiten. «Das Treffen mit lieben Freunden ist etwas, was ich sehr mag und was ich als vollkommen stressfrei erlebe.» – «Schöne ruhige Spaziergänge oder Abende mit ein oder zwei guten Freunden, weg von allem Normalen, von täglichen Pflichten, das ist etwas sehr Entspannendes für mich.»

In unserer Untersuchung, bei der sich Menschen ihr eigenes Sterben vorstellten und dann auf ihr Leben zurückblickten (172), sagten viele: Menschliche Begegnungen seien für sie die bedeutungsvollsten und bereicherndsten Erfahrungen gewesen. «Das, was wirklich in meinem Leben zählt, woran ich Freude und Erfüllung finde, sind meine Beziehungen zu Menschen; zu Menschen, die ich gerne habe und die mich lieben.» – «Es ist für mich wichtig, intensive Nähe zu Menschen zu erleben, und selber zu vermitteln, daß ich andere liebe. Zugleich habe ich gemerkt, das ist etwas, was ich immer zurückgestellt habe und was ich jetzt anders machen möchte.»

Manchen bereitet das Zusammensein und Spielen mit Kindern viel Freude; hier können sie sich ganz spontan und natürlich geben. Einsame oder alte Menschen empfinden das Zusehen beim Spiel der Kinder auf dem Kinderspielplatz als anregend und positiv.

Gute menschliche Kontakte nehmen auch Belastung, Bitterkeit und Ängste von uns. Menschen stehen schwierige Zeiten weitaus besser durch und haben eine größere Lebenserwartung, wenn sie ein zuverlässiges Netz von Freunden, Verwandten und Bekannten haben oder sich in Selbsthilfegruppen engagieren. Warum ist das so?

Gespräche, das Aussprechen persönlicher Erfahrungen sowie ein Austausch persönlicher Gedanken unterstützen und erleichtern uns. Wir können uns selbst klären. Wir bekommen Anregungen von anderen für Lösungsmöglichkeiten und lernen ihre Erfahrungen und Meinungen kennen. «In meinem Leben sind Menschen bedeutungsvoll, mit denen ich gute und hilfreiche Gespräche geführt habe.» – «Es gibt einige Menschen, wenn ich mit denen spreche, fühle ich mich sehr entspannt. Ich suche das Gespräch mit ihnen regelmäßig. Diese Gespräche sind wertfrei, ich werde nicht verletzt.»

Zugleich bekommen wir durch Gespräche Einblick in das seelische Leben anderer, wenn wir zuhören können. Das erweitert unser Bewußtsein. Wir können für andere hilfreich werden. Durch dieses gegenseitige Nehmen und Geben, durch das gemeinsame Teilen unserer Erfahrungen entsteht Verbundenheit.

Derartige Gespräche können unsere persönliche Entwicklung wesentlich fördern. So schrieb mir eine Frau: «Ich habe bei meiner Arbeit an mir selbst nicht von gelehrten Büchern und Theorien am meisten gelernt, sondern aus dem zwischenmenschlichen Kontakt und den Gesprächen mit Menschen meiner unmittelbaren Umgebung.»

In *Krisenzeiten* geben gute Beziehungen zu anderen Hilfe, Unterstützung, Aussprache und Trost. Für manche war bei der Erkrankung in der Familie die Mithilfe von Nachbarn, Freunden und Mitmenschen im Haushalt oder bei der Betreuung der Kinder hilfreich, für andere war es die Möglichkeit, über belastende Erfahrungen zu reden und sich dabei verstanden zu fühlen; für wieder andere war es hilfreich, einfach in den Arm genommen zu werden und das Mitgefühl anderer zu spüren. Eine 38jährige Frau, die nach dem Tod ihrer Mutter und einem eigenen Unfall in eine schwere seelische Krise kam: «Etwa ein Jahr nach dem Tod meiner Mutter fühlte ich mich vollkommen hilflos, ohne Antrieb, abgrundtief traurig. In den Nächten konnte ich nicht schlafen. Meine Herzbeschwerden führten zu akuten Angstzuständen. Was mir half, waren neben meinen religiösen Einstellungen und Gebeten vor allem Menschen, die mich auf dem Weg der Krise begleiteten, besonders meine Schwester und mein Mann. Er war, als ich nach dem Krankenhaus wieder nach Hause kam, fast immer für mich da. Er hat auch weitgehend unsere beiden Töchter versorgt. Ein lieber Mensch war meine Nachbarin. Sie kam täglich, war einfach da und half. Mit meiner Schwester versuchte ich durch viele Aussprachen alles aufzuarbeiten.» Ein Jahr später sagt sie: «Inzwischen habe ich wieder mehr innere Freude und Freiheit... Heute würde ich schneller um Hilfe, um seelische Hilfe bitten. Ich kann heute eher sagen: ‹Ich kann nicht mehr›, ‹Ich brauche Hilfe›. Ich hatte nie darüber nachgedacht, wie wichtig solche Kontakte in und außerhalb der Familie sind.»

Die hilfreiche Unterstützung, die ein 25jähriger von anderen bekam, beschreibt er so: «Während der Trennung von meiner Partnerin kam ich in eine Krise hinein. Die Beziehung verunsicherte mich und mein Leben sehr. Ich fürchtete, völlig fallengelassen zu werden. Meine Partnerin hatte einen anderen und wollte mich nicht mehr. Ich sah eine katastrophale Entwicklung auf mich zukommen, konnte aber nichts dagegen tun. Was geholfen hat, war vor allem, daß mich meine Schwester und deren Freundeskreis aufgenommen haben. Dort wurde ich entschieden unterstützt. Ich konnte Wut und Vorwürfe, die ich in mir hatte, aussprechen. Ich wurde ernst genommen. Und allmählich sah ich manches deutlicher. In der Krise ist es gut zu wissen, daß hilfreiche Menschen da sind. Ich habe viel Unterstützung bekommen. Was mir auch geholfen hat, war, daß ich die Geschichte unserer Beziehung und Trennung Unbeteiligten erzählte, die mich und meine Partnerin kaum kannten. Dabei wurde mir manches klarer. Ich konnte dann alles selbst aus einer gewissen Distanz sehen. Und ich habe erkannt, daß viele unangenehme Aspekte der Beziehung und Trennung in mir begründet sind.»

Selbsthilfegruppen sind für diejenigen, die keine oder nur wenige Familienangehörige, Verwandte und Freunde haben, hilfreich. Hier treffen Menschen mit ähnlichen Belastungen zusammen, mit dem Wunsch, sich gegenseitig zu helfen, etwa bei gefühlsmäßigen Schwierigkeiten, bei der Trennung vom Partner, bei der Bewältigung einer Krebserkrankung oder bei Alkoholabhängigkeit. Die Teilnehmer machen die Erfahrung, sie sind nicht allein mit ihren Belastungen, sie erfahren Verständnis und Angenommensein. Sie lernen gemeinsam mit anderen hilfreiche Formen der Bewältigung ihrer Schwierigkeiten. Sie erhalten Hilfe, und sie geben Hilfe.

Was können wir tun, um zwischenmenschliche Beziehungen, diese Quelle seelischer Kraft, mehr zu erschließen und zu nutzen? In unseren Befragungen ergab sich folgendes:

▷ Möglichst unmittelbar, offen und vertrauensvoll auf andere Menschen zuzugehen statt zurückhaltend zu warten, bis diese auf uns zugehen, schafft mehr Kontakt mit anderen. «Das Lächeln, das du aussendest, kehrt zu dir zurück», sagt ein chinesisches Sprichwort. Albert Schweitzer: «Ich hatte das Glück, in meiner Jugend einigen Menschen zu begegnen, die sich, bei aller Achtung der geltenden gesellschaftlichen Formen, ihre Unmittelbarkeit bewahrt hatten. Als ich sah, was sie Menschen damit gaben, bekam ich Mut, selber zu versuchen, so natürlich und herzlich zu sein, wie ich es empfand. Die Erfahrungen, die ich dabei gemacht habe, haben es nicht zugelassen, daß ich mich jemals ganz unter das Gesetz der Zurückhaltung begab. So gut ich kann, suche ich nun die Herzenshöflichkeit mit der geltenden Höflichkeit zu vereinen. Ob ich es immer richtig mache, weiß ich nicht» (164, S. 43).

▷ Keine übertriebenen Ansprüche und Erwartungen stellen. Eine alleinlebende ältere Frau: «Es ist für mich wichtig, überhaupt mehr unter Menschen zu gehen, auch wenn sie oft meinen Interessen und Wünschen nicht entsprechen.»

▷ Anderen Menschen engagiert helfen, s. S. 245.

▷ Manche beurteilten ihren Arbeitsplatz auch unter dem Gesichtspunkt der Begegnung mit anderen Menschen.

▷ Einsame Menschen benötigen besonders den sozialen Kontakt zu anderen. Aus mancherlei Gründen fällt es ihnen sehr schwer, Kontakte aufzunehmen oder zu halten. Hier können psychologische Gesprächsgruppen hilfreich sein, ihre Gefühle von Minderwertigkeit und Scheuheit zu vermindern; sie können lernen, sich mehr zu öffenen, ihre Gefühle freier zu äußern, Kontakt und Nähe zu erfahren und auszuhalten. Diese psychologischen oder psychotherapeutischen Gruppen sind kein Dauerersatz für Freundschaft und hilfreiche Mitmenschen, abgesehen von einzelnen, die darüber hinaus in Kontakt bleiben. Aber sie sind gleichsam ein Start, aus der Isolierung herauszukommen und sich etwa Selbsthilfegruppen anzuschließen.

Liebe in einer Partnerschaft / Ehe zu geben und zu empfangen ist etwas sehr Erfüllendes, Bereicherndes. Bei manchen jedoch geht eine liebende Beziehung nach einiger Zeit in seelische Belastung und Schwierigkeiten über. Deshalb möchte ich die amerikanische Beraterin Robin Norwood mit ihrer Beschreibung von Liebe anführen, die sie auf Anfrage einer Leserin gibt (124, S. 311 u. 314): «Ich habe in all den Jahren gelernt, daß Liebe nicht das ist, was ich immer dafür gehalten habe, und daß sie paradoxerweise das ist, was ich immer zu ‹zahm› fand, um es für Liebe halten zu können. Das Wort ‹Liebe› wird für viele stark aufgeladene Zustände, Gefühle und Erfahrungen benutzt, die in Wirklichkeit das verkörpern, was Liebe *nicht* ist. Lust, Leidenschaft, Eifersucht, Leiden, Angst, Aufregung, Gier, Verführung, Hoffnung, Unterwerfung, Selbstaufgabe... sind zum Beispiel einige Erregungszustände, die meistens aufgeputzt und als Liebe verkleidet werden. Je überwältigender die Erfahrung für uns war, desto überzeugter haben wir diese Empfindungen als Liebe bezeichnet. Die allgemeine Meinung geht in die Richtung, daß der Mensch, der am meisten aufgewühlt wird, auch am stärksten liebt. Umgekehrt neigen wir zu der Überzeugung, daß der Mensch, der am meisten mit sich in Frieden lebt, wahrscheinlich überhaupt nicht liebt.

Heute glaube ich, daß das Gegenteil stimmt. Die Liebe zu einem Menschen ist nicht zwanghaft, sondern gelassen. Es gibt keine Verzweiflung, kein Getriebensein, und nur ein Mensch, der bereit, fähig und geübt darin ist, sich selbst ganz zu lieben und anzunehmen, ist dazu in der Lage. Die Fähigkeit, einen anderen Menschen zu lieben, erwächst aus einem vollen Herzen, nicht aus einem leeren.

Wesentlich für ihr Sprießen ist eine Atmosphäre von gegenseitigem Vertrauen und Respekt. Wenn diese beiden Elemente fehlen, können viele der aufwühlenden Zustände Wurzeln schlagen und wachsen, die fälschlich Liebe genannt werden und eher Besessenheit sind, aber nicht Liebe.

Außer den grundsätzlichen Bedingungen wie gegenseitiges Vertrauen und gegenseitiger Respekt braucht die Liebe auch die Verwurzelung in gemeinsamen Interessen, Werten und Zielen, um blühen zu können. Weil wir unsere Werte niemals einem anderen Menschen zuliebe ändern und Interessen und Ziele unmöglich über Jahre hinweg begeistert verfolgen können, wenn das Engagement nicht echt ist, kann Liebe nicht wirklich wachsen, wenn wir versuchen, die Übereinstimmung mit einem anderen Menschen vorzutäuschen. Die Wurzeln der Beziehung sind dann einfach zu flach... Und schließlich braucht Liebe ein Klima von Intimität, um ihre höchsten Dimensionen entfalten zu können. Wer darauf hinarbeitet, muß sich dafür einsetzen, dieses Klima immer wieder herzustellen und ständig zu erneuern... Intimität erfordert, daß wir verletzlich werden... und zulassen, als der Mensch erkannt zu werden, der wir wirklich sind.»

Körperkontakt, Zärtlichkeit und sexuelles Zusammensein mit einer geliebten Person wurden in unserer Untersuchung von vielen als Quelle positiver Gefühle genannt. Manche äußerten allerdings, daß selbst sexuelle Kontakte für sie voller Stress waren; etwa weil sie sich unter Leistungsanforderungen stellten, weil sie arbeitsmäßig zu belastet waren oder ihnen künftige schwere Belastungen bevorstanden, weil die Partner unterschiedliche Wünsche hatten oder weil es seelische Schwierigkeiten zwischen ihnen gab. Eine dauerhaft erfüllte sexuelle Beziehung setzt wahrscheinlich gegenseitige Harmonie, gegenseitiges tiefes Verstehen, Respekt und Fürsorge füreinander voraus (61).

Auch jenseits der Partnerschaft sind Körperkontakt, Umarmung und Zärtlichkeit bedeutsam. Eine Frau: «Manchmal muß man nicht unbedingt etwas zu einem Menschen sagen, etwa zu einem Behinderten oder zu einem, dem es schlechtgeht, dem ich Hoffnung machen oder Trost geben will. Ich sehe es als sehr wichtig an, hin und wieder Menschen zu umarmen oder ihnen zärtlich über den Rücken zu streichen. Eine solche Geste kann oft mehr bringen als ein Gespräch, obwohl das Miteinander-Reden auch sehr wichtig ist. Solche zärtlichen Gesten haben eine große Bedeutung besonders dann, wenn jemand traurig ist oder es ihm nicht gutgeht. Leider mache ich immer wieder die Erfahrung, daß dies den wenigsten Leuten bewußt ist; oder daß Menschen trotz vorhandener Sympathie die Nähe zu ihren Mitmenschen vermeiden, aufgrund von Berührungsängsten oder der Furcht, die Gesten könnten sexuell aufgefaßt werden. Umarmung oder anderer Körperkontakt scheint mir so wichtig zu sein für die seelische Gesundheit, jedenfalls ist das meine Erfahrung.»

Aufenthalt in Natur und Stille

Als positiv und seelisch kraftspendend wurden Spaziergänge, Wanderungen und Aufenthalte in der Natur, die Wahrnehmung der Natur, das Erfahren von Stille, das Sehen und Erleben einer schönen Landschaft genannt. «Ich freue mich täglich an der Natur. Am Regen, am Nebel, am Schnee, an Sonnenschein oder Hagelstürmen. Es hilft mir, alles, was mich umgibt, intensiv zu hören, zu sehen, zu riechen, zu spüren und zu fühlen.» – «Ich liege am Strand in der Sonne, mache die Augen zu und träume oder schaue auf das Wasser. Ich habe das ganz intensive Gefühl, zu leben und Schönes zu empfinden.»

In der Stille der Natur kommen wir mehr zu uns selbst; das Wesentliche des Lebens wird uns mehr bewußt. «Wenn ich in der Natur mit mir allein bin und Zeit habe, das erlebe ich als vollkommen stressfrei. Ich bin dann stark genug, so zu sein, wie ich bin, auch von meinen eigenen Erwartungen an mich abzulassen.» – «Ich suche in der Natur allein zu sein, und das ist angenehm für mich. Bei einer Reise habe ich mich öfter von der Gruppe gelöst, um zu mir selbst zu finden. Wenn mich etwas bewegt und ich keine Resonanz finde, obwohl ich mich mitteilen möchte, dann stören mich andere Menschen, und dann habe ich das Bedürfnis nach Alleinsein. Ich will mich dann in der Natur sammeln, besinnen auf das, was wohltut.» – «Wenn ich mir die Sterne angucke und die Wolken betrachte, dann ist das für mich schöner, als Konversation mit Leuten zu machen, die ganz andere Interessen haben.» Der Aufenthalt in einer schönen stillen Natur wird oft als ein Spitzenerlebnis erfahren.

Für kranke Menschen ist der Aufenthalt in der Natur und in der Stille, das Sichfreuen an den kleinen Dingen des Lebens erfüllend und kraftgebend. Vor einigen Wochen bekam ich einen Brief von einer Frau, die an Lähmungen der Beine und des Rükkens erkrankt ist und deren Erkrankung zunimmt: «Manchmal, wenn ich traurig oder ungeduldig oder voller Schmerzen bin, gehe ich auf den Balkon und betrachte dort meine Sonnenblume, ihre Blüten, wie sie sich stets der Sonne zuwenden. Sie ist – wie die Natur überhaupt – ein trefflicher Lehrmeister. Nie ist sie sich selber voraus, kennt keine Überstürzungen, läßt ‹es› mit sich geschehen. Bis zur Vollendung! Und das lasse ich mir von der Blume und der Natur sagen. – Für Dich, der Du so mitten ‹im Leben stehst›, mag das reichlich banal klingen. Für mich sind es manchmal die kleinsten Dinge, die noch groß genug sind, um aus ihnen Anlaß zur Freude, Dankbarkeit, Geduld zu holen. Und momentan brauche ich Geduld, bis sich meine Wirbelsäule von einem entzündlichen Schub erholt hat.»

Auch für sehr aktive Menschen kann das Alleinsein in der Natur wichtig sein. Der Bergsteiger Reinhold Messner: «Ich brauche die Einsamkeit der letzten unberührten Wildnislandschaften dieser Erde, um ganz ich selbst sein zu können. Ich muß von Zeit zu Zeit aus der krankmachenden Hektik unserer westlichen Zivilisation aussteigen, ich muß mich diesem giftigen stinkenden Sog entziehen, um mich und andere nicht zu gefährden... Nur so kann ich selbst ermessen, wer ich bin, wo ich hingehöre» (111, S. 201).

Weitere Aktivitäten, die zu freudigen Empfindungen führen

Haustiere – Hunde, Katzen, Fische, Vögel – wirken sich wesentlich auf die gefühlsmäßige Stimmung und sogar auf die Gesundheit von Menschen aus. Für Alleinstehende oder Ältere in sozialer Isolierung sind Haustiere häufig Partner. Sie können das Tier streicheln, mit ihm reden, für es sorgen.

Die Einführung von Katzen in einem Altenheim führte zu größerer Empfänglichkeit der Bewohner für die Umgebung, für die Mitbewohner und Pflegerinnen. Die Anwesenheit der Tiere schuf eine gemütliche häusliche Atmosphäre im Altenheim; sie führte zu mehr Freude und Zufriedenheit bei den alten Menschen. Durch die Tiere kamen die Heimbewohner häufiger in Kontakt zu anderen und fanden sich im Heim besser zurecht. Teilweise wurden die Tiere als Partner angesehen, für die auch gern gesorgt wurde (20, S. 71).

Eine Untersuchung über Hunde im Altenheim führte zu ähnlichen Ergebnissen. Die Kontaktfreudigkeit und Lebensgrundstimmung nahmen nach der Aufnahme eines Hundes zu. Personen, die häufigen Kontakt mit dem Tier hatten, zeigten mehr Offenheit im zwischenmenschlichen Bereich, mehr Lächeln, Berührungen und Gespräche. Ferner: Bekamen ältere Menschen einen Wellensittich in ihr Zimmer, so entwickelten sie gegenüber dem Tier eine für die Untersucher überraschende innige Anhänglichkeit. Die neue Tierbeziehung förderte eine ausführlichere Unterhaltung mit anderen Menschen. Das sonst im Mittelpunkt stehende Gesprächsthema, die eigene Erkrankung, wurde durch den ständigen Umgang mit dem Wellensittich stark zurückgedrängt (20, S. 73 f).

Der Bonner Psychologie-Professor Bergler hat die vielen positiven Erfahrungen beim Zusammenleben mit einem Hund in einem Buch zusammengestellt (20). Auch bei Kindern ergaben sich günstige Auswirkungen. Das Zusammenleben eines Kindes mit einem Hund fördert sein Einfühlungsvermögen in das Tier sowie eine verantwortliche Fürsorge. Ferner: Kinder erhalten von Tieren Zuneigung, Anerkennung, Trost. Ich bedaure es heute sehr, daß unsere Kinder ohne Hund aufwuchsen und sie diese wichtigen Erfahrungen nicht machen konnten.

Günstige Auswirkungen wurden auch bei kranken Menschen festgestellt: So hatten Patienten nach einem Herzanfall eine günstigere Prognose, wenn sie zu Hause ein Schoßtier hielten oder Zierfisch-Liebhaber waren. Vermutlich wird durch die Tiere in irgendeiner Weise auch der Lebenswille kranker Menschen gefördert. Und: Wenn Menschen mit ihrem liebgewordenen

Hund in Kontakt treten, ihn streicheln und liebkosen, dann schlägt ihr Herz nachweislich langsamer, der Blutdruck sinkt (20, S. 60f).

Manche Ärzte, Psychologen und Heimleitungen berücksichtigen diese Befunde schon. In einer amerikanischen Nervenklinik ging die Zahl der Selbstmordversuche und der Verbrauch an Beruhigungsmitteln deutlich zurück, wenn den Patienten Schoßtiere anvertraut wurden. Ja, in einer englischen Klinik dürfen kranke Hundebesitzer ihre Hunde in das Krankenhaus mitnehmen (57; 72). In einem Krankenhaus bei Paris wurde ebenfalls der Tatsache Rechnung getragen, daß Tiere den Heilungsprozeß bei Kranken beschleunigen: Die Haustiere der Patienten dürfen zweimal in der Woche einen Krankenbesuch machen. Wer seine Tiere allein lassen müßte, kann sie mit ins Krankenhaus bringen. Und die Unterbringung? Zwei Räume wurden für die Hunde, Katzen und Kanarienvögel eingerichtet; eine Gruppe von freiwilligen Helfern betreut sie (70). – Hoffentlich berücksichtigen auch bald bei uns die Leitungen von Alten- und Pflegeheimen diese Befunde und gestatten es den Bewohnern, beim Einzug ihr Haustier mitzubringen.

Spiele können uns beleben, unsere Spontaneität und unsere Kreativität fördern. Sie lassen uns Sorgen, Verbissenheit und Belastungen eher vergessen. Vorausgesetzt, wir tragen Verkrampfungen und Verbissenheit nicht in das Spiel hinein.

Musikhören oder Musizieren wurde häufig als vollkommen stressfrei und entspannend bezeichnet. «Wenn ich nach Hause komme und niemand da ist, dann lege ich mir klassische Musik auf. Ich tanze dann und fühle mich sehr wohl.» Eine Altenpflegerin, 34: «Ich singe in einem Chor mit, wo ich sehr viel Stress abbauen kann. Wenn ich nach dem Wochenenddienst, das sind zweimal zwölf Stunden, im Chor gesungen habe, fühle ich mich sehr entspannt und ausgeglichen. Ich bin dann zwar trotzdem noch müde, weil ich seit 4.30 Uhr auf den Beinen war, aber ich fühle mich richtig entstresst. Manchmal spiele ich auch Klavier, wo ich meinen Stress gut verarbeiten kann.» Singen wirkt deutlich stressmindernd über die Normalisierung der Atmung und die verminderte Erregung des sympathischen Nervensystems.

Auf viele wirkt Musik tröstlich. «Wenn ich die Matthäus-Passion höre, dann fühle ich mich innerlich befreit und geläutert... Wenn in einem besonders ergreifenden Augenblick Musik erklingt, dann kann dies unglaubliche Wirkungen haben. Heute weiß ich, daß sie die tiefsten Gefühle zum Ausdruck bringen und wecken kann», schreibt der Künstler Yehudi Menuhin (109, S. 62).

Im kreativen Gestalten, etwa im Malen, fanden andere Entspannung und Erfüllung. «Ich habe den ganzen freien Tag gemalt, und es war so schön.» – «Wenn ich eine schwierige oder traurige Stimmung in einem Bild ausdrücke, dann muß ich meine Gefühle mehr wahrnehmen; und das bringt mir ein Stück Distanz; ich versinke dann nicht so darin.»

Das Lesen von Büchern, die den Interessen und Wünschen von Menschen entsprechen, wurde als wichtige entspannende Freizeitaktivität genannt. Mir selbst bedeuten Bücher sehr viel, in denen Menschen persönliche Erfahrungen ihres Lebens wiedergeben, etwa die Bücher der Schauspielerin Liv Ullmann, des Künstlers Yehudi Menuhin oder persönliche Gedanken und Briefe des Wissenschaftlers Albert Einstein. Andere finden Entspannung in Romanen, in Reise- oder Abenteuergeschichten.

Je nach ihrem Inhalt haben Bücher unterschiedliche Auswirkungen: Sie können uns in Spannung versetzen oder uns zum Lachen bringen; sie geben uns seelische Nahrung, wir können uns mit unserem Leben und mit den Erfahrungen anderer auseinandersetzen, sie erinnern uns an frühere Erfahrungen. Ferner: Bücher und Zeitschriften können uns ablenken, etwa von Sorgen, erlittenen Kränkungen, schmerzlichen Erlebnissen. Ich habe festgestellt, daß mich, etwa auf Reisen oder nach einem angestrengten Arbeitstag, Zeitungen ablenken. Aber sie erfüllen mich eigentlich wenig, und manchmal frage ich mich hinterher, was mir das Lesen gebracht hat. So suche ich nicht allzu lange bei ihnen zu verweilen.

Tun, was im Moment Freude und Spaß bringt. Sich an keinen Termin, keine Planung gebunden zu fühlen, vermittelt ein Gefühl der Freiheit, etwas tun zu können, aber nicht tun zu müssen. Die Möglichkeit, sich gleichsam dem Strom und den Einfällen des Lebens und der eigenen Person zu öffnen und entsprechend dem spontanen Einfall frei entscheiden und etwas unternehmen zu können, das wird als positiv erlebt. «Ich versuche, die Wochenenden nach Möglichkeit nicht zu verplanen, und laß alles auf mich zukommen.» Ein anderer Mann: «Als vollkommen stressfrei empfinde ich Situationen, wo ich das Gefühl habe, nichts zu müssen, aber jederzeit zu können, mich mit schönen angenehmen Dingen zu beschäftigen.» Diese spontanen angenehmen Tätigkeiten waren für jeden einzelnen verschieden und auch noch unterschiedlich an verschiedenen Tagen. Für manche war es manchmal ein langes Frühstück am Sonntag, an anderen Sonntagen aber nur ein kurzes und dafür das Hinausgehen in die Natur, Sport treiben, musizieren oder in der Stadt herumbummeln.

Sich an schöne Situationen und Gefühle erinnern. «Wenn ich an die Tage des Freizeitseminars denke», schreibt eine Frau, «dann geht es mir gut. Ich fühle mich leicht und befreit, ich fühle irgendwie eine unsichtbare Verbindung zu den Menschen damals. Dann glaube ich zu spüren, daß ich eine Mitte gefunden habe, ich spüre irgendwie diese Harmonie von damals. Das tut mir gut, weil mich die kleinen Alltäglichkeiten doch noch oft sehr mitreißen.» Es kann hilfreich sein, besonders in schwierigen Zeiten, uns an schöne Situationen und Gefühle zu erinnern. Stellen wir uns in einem möglichst entspannten Zustand vor, wie wir in einem früheren Urlaubsort am Meer stehen oder auf der Bergspitze in eine Landschaft blicken, dann erleben wir etwas von diesen Gefühlen damals, von diesem seelischen Frieden; und dies wirkt sich auf unsere jetzigen seelisch-körperlichen Vorgänge aus und gibt uns Kraft in der Gegenwart.

Wir können uns auch vor dem Einschlafen an erfreuliche Situationen erinnern, die wir am Tag erlebten. Wir beenden gleichsam den Tag mit dem Rückblick auf schöne Erfahrungen. Dies wirkt sich auch günstig auf unsern Schlaf aus. Manche werden dabei bemerken, daß sie am Tag kaum solche Situationen erlebten. Das kann ein Motiv sein, entweder bewußter auf erfreuliche Erfahrungen zu achten, oder danach zu trachten, uns wenigstens zwei oder drei erfreuliche Erfahrungen in unserem Alltag zu schaffen.

Lachen und Humor. Der amerikanische Medizinautor Norman Cousins hat beschrieben, wie er sich bei einer sehr schweren Erkrankung viele komische Videokassetten ansah, die Lachen und Humor in ihm hervorriefen (41). Wenn auch seine Auffassung, daß hierdurch seine schwere Krankheit geheilt wurde, fraglich ist: zunehmend mehren sich Informationen, daß Ärzte in amerikanischen Kliniken ihren Patienten Humor und Witze verschreiben. In einigen Krankenhäusern wurden «Lachzimmer» eingerichtet, in denen sich Patienten lustige Videofilme ansehen oder Witze vorlesen lassen können.

Warum sind Lachen und Humor so förderlich? Seelisch löst Humor in uns Heiterkeit, Freude und Optimismus aus. Das angenehme Wohlgefühl lenkt uns von seelischen Belastungen ab. Ferner: Können wir eine schwierige Situation humorvoll betrachten oder einen Witz darüber annehmen, dann sehen wir das Problem aus einem wohlwollenderen Blickwinkel; unsere Sichtweise ändert sich, das Problem relativiert sich. Wir verstricken uns weniger in die Schwierigkeiten hinein, sehen eher neue Aspekte.

Die körperlichen Auswirkungen von Lachen und Humor hat der französische Arzt Rubinstein beschrieben (146): Nach einer anfänglichen beschleunigten, angeregten Phase des Kreislaufs verlangsamt sich der Herzrhythmus, normalisiert sich die Atmung, erniedrigt sich der Blutdruck; es tritt eine deutliche Entspannung der Muskeln ein. Durch das Lachen wird zunächst eine große Anzahl von Muskeln aktiviert und anschließend entspannt, so die Gesichtsmuskeln oder die Kaumuskeln, die häufig bei ängstlichen Personen verspannt sind, die Atemmuskeln bis hin zur Muskulatur des Unterleibs. Die Entspannung der glatten Muskulatur, die der willkürlichen Betätigung entzogen ist, führt zum Beispiel bei den Arterien zu einer Verminderung des arteriellen Drucks. Ferner gelangen morphinähnliche Stoffe in den Kreislauf. Hierdurch wird die Schmerzempfindlichkeit des Organismus herabgesetzt; es kommt zu einer positiveren Stimmung ohne Nebenwirkungen.

Schmerzen werden ferner geringer durch die Ablenkung der Aufmerksamkeit; ein lachender Mensch schenkt seinen Schmerzen weniger Beachtung; danach kehrt der Schmerz oft nicht mehr mit der gleichen Intensität zurück. Das hängt auch mit der Entspannung der Muskulatur zusammen. Denn Schmerzen führen häufig zu Muskelspannungen und diese wiederum zu weiteren Schmerzen, etwa im Kopf- oder Rückenbereich. Mit diesen veränderten körperlichen Vorgängen ist auch ein größeres Gefühl seelischen Wohlbefindens verbunden. Wenn wir also etwas Humorvolles erleben oder produzieren und wenn wir lachen, dann können wir gewiß sein, daß wir damit uns und anderen eine körperlich-seelische Wohltat zukommen lassen. Ein amerikanischer Arzt, dessen Stress-Seminar ich besuchte, sagte, er verschreibe manchen Patienten, am Tag fünf- oder zehnmal zu lachen. Ich fand das damals etwas einfältig. Heute weiß ich, daß dies eine sinnvolle Verschreibung ist.

Positive Gedanken

Belastende Gefühle entstehen durch ungünstige Gedanken und Bewertungen. Wenn es uns gelingt, mehr positive Gedanken zu haben, Positives bei uns und in der Umwelt zu sehen, so fühlen wir uns besser, und auch unsere körperlichen Vorgänge sind weniger beeinträchtigt. Wie aber kommen wir dahin?

▷ Ein Training in «positivem Denken» wird in manchen Büchern und von manchen Beratern als entscheidende Methode empfohlen. Dies kann Menschen mit größeren Belastungen und in schwierigen Situationen helfen; sie werden weniger grübeln und weniger in Panik geraten.

Jedoch hat dieses Vorgehen auch Grenzen: 1. Die suggestiv antrainierten positiven Gedanken stehen im Widerspruch zu den seelischen Gefühlen und Erfahrungen. «Meine bisherige Methode mit dem positiven Denken war nicht erfolgreich», sagt ein Mann. «Etwa bei dem Gedanken ‹Ich bin entspannt› oder ‹Mir geht es gut› kam mir immer die Antwort hoch: ‹Das stimmt nicht!› Wenn ich mir eingeredet habe: ‹Ich werde es schaffen› oder ‹Es geht mir immer besser›, war nachher die Enttäuschung um so größer, wenn es nicht klappte.» 2. Schematisch-positive Gedanken über uns und die Umwelt vermindern unsere Klarsicht, fördern irreale Einstellungen. Das, was wir uns einreden, muß der Wahrheit entsprechen. – Wünschen wir diese schematischen Selbstsuggestionen nicht, dann gibt es andere Möglichkeiten:

▷ Vermehrte Zuwendung und bewußte Wahrnehmung dessen, was an Positivem in unserem Leben vorhanden ist. Statt uns starke Selbstsuggestionen zu geben, die nicht unserem inneren Zustand entsprechen, lenken wir die Aufmerksamkeit mehr auf das Positive bei uns und in der Umwelt. Wir können das verstärken und in Worte fassen, zum Beispiel: «Dies hier mache ich heute gern.» «Jetzt nach der Arbeit fühle ich mich wohler.» – «Ich bin froh, daß ich das geschafft habe.» Fast jeder von uns macht täglich einige Erfahrungen, die für ihn günstig sind. Es liegt an uns, ob wir diese intensiver erleben und uns auch danach noch an sie erinnern oder ob wir uns mehr unangenehmen Erlebnissen zuwenden, dem, was uns fehlt. Eine 79jährige Frau beschreibt, was ihr bei der Bewältigung des Todes ihres Mannes nach 43jähriger glücklicher Ehe half: «Manch ein einsamer Spaziergang durch Gottes schöne Natur gab mir Kraft für den neuen Tag... Jeden Tag, an dem ich gesund erwache, bin ich dankbar, daß ich sehen, hören und mich bewegen kann. Gesundheit ist für mich keine Selbstverständlichkeit, sondern immer wieder ein großes Geschenk. Ich suche alles Schöne im Leben und finde täglich etwas zum Freuen: Das kann am Morgen ein froher Gruß vom Nachbarn sein, ein Anruf meiner Kinder oder auch nur ein Sonnenstrahl auf meinem Frühstückstisch. Viele Menschen sehen das Gute und Schöne um sich herum erst, wenn es ihnen genommen wurde» (69). –

▷ Wir bemühen uns, negative oder sorgenvoll-grübelnde Gedanken zu vermindern, s. S. 174.

▷ Wir denken positive Gedanken und geben uns positive Selbstsuggestionen, die realistisch sind. Statt negativ uns zu sagen «Das schaffst du nie», «Ich kann das nicht», «Ich habe Angst», geben wir uns positive Selbstaufforderungen, zum Beispiel «Entspann dich!», «Denk an etwas Positives», «Es wird auch wieder vorbeigehen!», «Dies hier ist nicht so schlimm wie die Situation damals!», «Wie gut, daß ich morgen etwas Schönes vor mir habe», «Ich will mich jetzt zusammennehmen, und dann ist es bald vorüber».

▷ Machen wir regelmäßig Entspannungsübungen, dann sehen wir aufgrund verminderter nervlich-muskulärer Übererregbarkeit uns selbst und Teile der Umwelt positiver.

▷ Zum Schluß möchte ich ein anschauliches Beispiel geben, wie wir durch positive Einstellungen auch Vorgänge beeinflussen können, von denen manche annehmen, daß sie nicht zu beeinflussen sind: Menschen mit seelischen Schwierigkeiten haben häufig Träume, die angstvoll, verwirrend und beeinträchtigend sind; auch tagsüber beschäftigen sie sich des öfteren mit diesen Träumen. Bei der amerikanischen Psychologin Marie Doyle (45) lernten Personen in drei Sitzungen, positive Erwartungen hinsichtlich des Inhalts ihrer nächtlichen Träume zu haben. Sie nahmen sich vor, im Traum als Handelnde die Situation besser zu beherrschen, aktiver mit den Schwierigkeiten umzugehen und die Probleme besser zu lösen. Ferner wollten sie sich an die Träume am Morgen erinnern können, wobei sie einen eher angenehmen Inhalt hätten. Bei Nachbefragungen sechs Monate später berichteten die Teilnehmer mehr erfreuliche Träume als Personen ohne das Seminar oder mit einem anderen Seminarinhalt. Sie waren auch weniger ängstlich beim nächtlichen Erwachen unmittelbar nach den Träumen; sie grübelten weniger. Dagegen ignorierten sie ihre Träume nicht und sprachen in gleichem Ausmaß zu andern darüber wie vorher. – Vielleicht haben manche hierzu eine ablehnende Haltung. Auf der anderen Seite: Gemäß der Theorie des Nobelpreisträgers für Biochemie, Francis Crick, werden durch das Träumen falsche, überflüssige oder sinnlose Reize und Gedanken gelöscht. Der Organismus wird vor Reizüberflutung und Wahnbildern geschützt. Es ist gleichsam eine mentale Reinigung des Gehirns, ohne tieferen Sinngehalt (108). Können wir dieser Auffassung zustimmen, dann erscheint es sinnvoll, uns durch entsprechende Einstellungen weniger über Träume zu ängstigen und dadurch zu belasten.

Schritte zu positiv empfundenen Tätigkeiten und Erfahrungen

▷ Wir machen uns die Bedeutung freudvoller Erfahrungen, Tätigkeiten und Gedanken für unser Gefühlsleben und unsere Lebensqualität deutlicher bewußt.

▷ Wir suchen herauszufinden: Was macht mir Freude? Wozu habe ich einen besonders günstigen leichten Zugang? In welchen Situationen oder bei welchen Tätigkeiten mache ich befriedigende Erfahrungen? Was könnte mir guttun? Was ist für mich wirklich seelisch aufbauend? – Es ist wichtig, daß jede/r herausfindet, was *sie/er* als positiv erfährt. Für einen ist ein Theater- oder Konzertbesuch entspannend und schön, für den andern ist dies eher stressvoll oder langweilig. Für den einen ist Gymnastik wohltuend, für den anderen eher quälend, er hat mehr Freude an einem Mannschaftsspiel.

▷ Wir können äußere Hindernisse zu mehr erfreulichen Erfahrungen und Aktivitäten vermindern. Wir reservieren uns mehr Zeit dafür, setzen zeitliche Prioritäten in dem, was wir tun. Wir können auch Prioritäten in unseren finanziellen Ausgaben setzen. Indem wir weniger Geld für Prestigeobjekte, für ein Automobil, für Kleider oder Möbel ausgeben, haben wir mehr finanzielle Möglichkeiten für die gewünschten Erfahrungen und Tätigkeiten.

▷ Wir ändern die Einstellungen, die freudvolle Erfahrungen einschränken. Personen etwa mit intensivem beruflichem Engagement sind vermutlich häufiger beeinträchtigt, sich den Schönheiten des Lebens, etwa der Natur, zu öffnen. Eine starke Ziel- und Zukunftsausrichtung im eigenen Handeln schränkt das beschauliche Erleben von Schönheiten ein. So wurde der amerikanische Schauspieler Dustin Hoffman (77) gefragt, ob es stimme, daß das Leben ihn nur als mögliches Material für einen Film interessiere. Hoffman: «Ja. Und das deprimiert mich. Ich saß einmal mit meiner ersten Frau und unserer dreijährigen Tochter Carina bei Sonnenuntergang am Strand. Meine Frau hielt das Kind in den Armen, ich saß etwas abseits, und als die Sonne das Wasser berührte, drehte sie sich um und sagte: ‹Ist das nicht wunderschön?› Ich sagte ‹Ja›. Und ertappte mich dabei, das Bild im Kameraausschnitt zu sehen, mit ihr im Vordergrund, mich selber distanzierend. Man fühlt sich nicht gut dabei.»

▷ Sind wir in vielen Situationen unseres Lebens entspannter und gewinnen eine andere Einstellung zu ihnen, so erleben wir weniger Stress, bewerten sie weniger ungünstig; manches, was derzeit noch belastend für uns ist, kann sogar eine positive Erfahrung darstellen. Denken wir etwa daran, daß Erfahrungen und Tätigkeiten, die manche von uns als belastend und stressvoll wahrnehmen, von anderen als erfreulich und positiv empfunden werden.

Was können Menschen tun, die sich in seelischen Schwierigkeiten – in einem depressiven Tief – befinden und die kaum die Kraft aufbringen für erfreuliche Tätigkeiten und Erfahrungen? Gerade für sie wären die positiven Erfahrungen so wichtig, damit sich ihr Grundgefühl ändern kann. Aber bei ihrer depressiven Stimmung ist es für sie oft schwer, einen Zugang zu freudvollen Aktivitäten zu finden. Ich sehe folgende Möglichkeiten: 1. Größeres Einsetzen für die seelische Gesundheit, zum Beispiel weniger grübeln, mehr Entspannungsübungen. 2. Anregungen, Unterstützungen und Hilfsangebote von Freunden und Gruppenmitgliedern sind lebenswichtig. 3. Einige Gespräche bei einem qualifizierten psychologischen Berater können helfen herauszufinden, was ihnen Freude und Entspannung bringt, wie der Zugang dazu ist. Der Berater kann den Klienten ermutigen und stärken, die ersten Schritte zu tun. Weitere Aussprachen mit dem Berater darüber, was jemand in der Woche unternommen hat, was ihr/ihm gelang, was ihr/ihm Schwierigkeiten machte, können sinnvoll sein. Hilfreich ist auch, die freudvollen Aktivitäten jeden Tag in eine Liste einzutragen.

▷ Gespräche mit Freunden oder einer Selbsthilfegruppe können uns fördern. «Was tust du, wenn du down bist?» fragte mich einmal ein Mann in einer psychologischen Gesprächsgruppe. Aus dieser Frage ergab sich ein sehr anregendes Gespräch; jeder berichtete, was er bei Schwierigkeiten als hilfreich erfahren hatte.

Wenn Sie also mit Freunden oder anderen aufgeschlossenen Mitmenschen zusammen sind, können Sie darüber sprechen: «Was hilft mir, wenn es mir seelisch nicht gutgeht?», «Was macht mir Freude, was ist entspannend und erholsam für mich?» – Sie werden erstaunt sein, welch intensives Gespräch sich daraus entwickelt und wie viele Anregungen die einzelnen daraus entnehmen können.

Andere Gesprächsthemen können sein: «Was hat mir in den letzten Tagen Spaß gemacht?», «Wie kann ich diese Erfahrungen und Tätigkeiten vermehren?», «Was könnte ich noch anderes tun?».

In den Gesprächen bekommen wir viele Anregungen. Wir sehen bewußter, was für uns freudvoll und hilfreich ist. Wir werden auch motivierter, etwas zu tun. Wir können dies verstärken, wenn jeder gegen Ende des Gesprächs praktisch Stellung nimmt: «Was werde ich in den nächsten Tagen tun, um mehr Erfreuliches und Positives zu erleben?» So legen wir uns vor anderen gleichsam fest; dies hilft uns, im Alltag wirklich etwas Konkretes zu tun.

12
Dankbarkeit empfinden

Es ist noch nicht lange her, daß mir die große Bedeutung von Dankbarkeit bewußt wurde und ich erkannte, daß diese Empfindung uns hilft, seelische Belastungen zu tragen. Dankbarkeit, die gespürt wird, ist ein starkes positives Gefühl. Wenn wir dankbar sind, treten die belastenden Gefühle in den Hintergrund. Wir sehen und bewerten dabei Ereignisse und andere Menschen in einer annehmenden bejahenden Bedeutung.

Wie war mein Zugang zu diesem Bereich?

Vor etwa 15 Jahren nahm ich in den USA an einem Seminar teil. Eines Tages sagte der Leiter zu uns Teilnehmern: «Ich bin dankbar, daß Sie hier sind. Dadurch wird unsere Tätigkeit, unser Beruf möglich.» Diese Situation und diese Worte habe ich bis heute nicht vergessen. Sie waren anders, als ich es gewohnt war, wonach Schüler und Studenten ihren Lehrern und Dozenten dankbar sein sollten.

Einige Zeit später machte ich folgende Erfahrung: Wegen Überfüllung der Universität war ich damals mit Arbeit sehr überlastet. Als ich eines Morgens in die Tiefgarage des Instituts fuhr, spürte ich im voraus die Last des Tages auf mir, besonders die lästigen und in meinen Augen unnötigen Verwaltungsaufgaben, und ich stöhnte innerlich. Aber da kam mir der Gedanke: Wie wäre es, wenn ich arbeitslos wäre? Wenn ich nicht diesen Arbeitsplatz und diese Aufgaben hätte? Oder wenn ich hier nicht mehr arbeiten dürfte? Diese Gedanken ließen mich meine Arbeit in anderer Bedeutung sehen, und so änderten sich auch meine Gefühle. Zwar fühlte ich mich nach wie vor körperlich und zeitlich beansprucht. Aber ich belastete mich nicht zusätzlich, indem ich mich beklagte und bedauerte. Ich sah jetzt mehr die guten Seiten meiner Tätigkeit und war dankbar dafür.

Einige Zeit später erkrankte meine Lebenspartnerin an Krebs. In einem Fernsehfilm nahm sie Stellung zu der Krankheit und zu der Art, wie sie damit umging. Auch wir als Familienmitglieder wurden gefragt. Ich sagte damals: Neben den Schmerzen und der Traurigkeit hätte ich auch ein intensives Gefühl der Dankbarkeit. Wir hätten 29 Jahre lang in einer sehr befriedigenden Partnerschaft zusammengelebt. Ich sähe dies als ein großes Geschenk an; es scheine mir undankbar, wenn ich verlangte oder forderte, daß diese Zeit unseres Zusammenlebens nie zu Ende gehen dürfe. – Auch jetzt, fünf Jahre nach ihrem Tod, spüre ich häufig dieses Gefühl von Dankbarkeit, sie kennengelernt, mit ihr zusammengelebt zu haben, von ihr gefördert worden zu sein, und – daß ich sie fördern und ergänzen konnte. Ich bin sehr dankbar, daß ich diese 29 Jahre habe erleben können. Gewiß vermisse ich sie sehr; aber meine Schmerzen und Trauer haben eine andere Färbung, sie füllen mein Bewußtsein nicht so aus.

In den letzten Jahren wurde mir dann zunehmend die Wichtigkeit dieser Einstellung und Empfindung bewußt. Ich fand dies auch in unseren Untersuchungen und Befragungen von Menschen bestätigt. Das Wesentliche von dem, was ich heute über Dankbarkeit und ihre Auswirkung auf Menschen weiß, möchte ich Ihnen im folgenden mitteilen.

Die Empfindung von Dankbarkeit

Wie kommt es zu dieser Empfindung? Wenn wir etwas Schönes erleben, zum Beispiel einen Sonnenuntergang, wenn wir etwas Gutes erfahren oder wenn sich eine belastende Situation, etwa eine Erkrankung, zum Guten wendet und wir uns dessen bewußt sind, dann spüren wir unmittelbar Dankbarkeit.

Diese Dankbarkeit richtet sich auf einzelne Menschen, oder sie wird allgemein empfunden, weil uns etwas Gutes zuteil wurde, weil wir so etwas erleben durften. «Höhepunkte des Lebendigseins sind auch immer durch intensive Dankbarkeit gekennzeichnet», schreibt der Pater und Psychologe Steindl-Rast. «Selbst Menschen, deren Weltverständnis keinen göttlichen Gebenden kennt, dem ihr Dank gewidmet sein könnte, empfinden in solchen Momenten häufig eine tiefe Dankbarkeit» (170, S. 77).

Ein anderer Weg, Dankbarkeit zu empfinden, ist: Wir denken darüber nach und werden uns bewußt, was uns Gutes, Hilfreiches getan wird oder wurde, was wir haben, wodurch wir privilegiert sind, was wir an Gutem und Schönem erleben. Daß wir jeden Tag genügend zu essen haben, eine warme Wohnung, daß wir uns nicht im Krieg befinden, daß wir Menschen haben, die wir lieben und die uns lieben.

Unser Blick kann sich auch auf die Vergangenheit richten. Wir sehen, wie unsere Eltern, Lehrer und andere uns bei unserer Entwicklung oder in schwierigen Situationen halfen.

Wenn wir klar und konsequent denken, kommen wir zu der Einsicht: Ich kann nichts dafür, daß ich dieser oder jener geworden bin, diese Intelligenz oder diese Schönheit habe, in diesem Jahrhundert in diesem Land lebe, keinen Hunger leide. Wir sehen, daß wir nichts dafür können, überhaupt auf dieser Welt zu sein. Und nehmen unser Dasein als ein Geschenk wahr.

Wird uns sehr häufig, ja, fast fortwährend bewußt, was wir an Gutem in unserem Leben erfahren, so ergibt sich gleichsam Dankbarkeit als eine Grundempfindung für das, was unser Leben in der Vergangenheit ausmachte und was wir jetzt erleben. Es ist ein spirituell-religiös-philosophisches Grundgefühl, eine Einstellung unserem Leben gegenüber.

Je mehr ich mich in den letzten Jahren mit Dankbarkeit beschäftigte, um so mehr wurde mir klar, daß ich für fast alles in meinem Leben dankbar bin. Deutlich wurde mir das zum erstenmal in einem Seminar zur Stressverminderung, in dem ich die Teilnehmer bat, sich nach einer kurzen Entspannung vorzustellen, wofür sie dankbar sind. Ich entspannte mich dann selbst und dachte nach. Ich bin meinen Eltern und Lehrern dankbar, daß sie mich ertragen haben, daß sie mich zum Schulbesuch anhielten, obwohl ich sehr oppositionell und eigensinnig war – ich bin dankbar, daß ich fünf Jahre Krieg überleben durfte. Ohne die

Nachsicht meiner akademischen Lehrer hätte ich niemals das Studium beendet und ohne ihre Anregung und Unterstützung niemals in der Wissenschaft gearbeitet. Ich bin dankbar, daß ich eine Arbeit habe, die mich erfüllt, für die ich mich engagieren kann und die ich als sozial sinnvoll empfinde. Ich bin vielen einzelnen Menschen dankbar, daß sie mich förderten und unterstützten. Und für vieles bin ich einer überirdischen Macht oder Kraft dankbar, die ich nicht kenne, für das, was mir an Gutem zuteil wurde und wird, was ich erleben kann. Und ich bin dankbar vielen Personen, von denen ich Gutes erfahre, ohne daß ich ihnen je begegnet bin, und die oft schon gestorben sind. So bin ich dankbar etwa dem Maler van Gogh, daß er trotz großer seelischer Qualen diese wunderbaren Bilder malte und ich sie bewundern und von ihnen berührt werden kann. Ich bin dankbar Komponisten wie Bach oder Vivaldi, daß ich dieser herrlichen Töne teilhaftig werden kann. Oder ich bin dankbar den vielen Menschen, die sich darum bemühten und teilweise dafür ihr Leben gaben, daß auch ich in persönlicher Freiheit leben darf.

So empfinde ich insgesamt gesehen mein Leben als ein Geschenk. Dabei übersehe ich nicht, daß es auch des öfteren Zeiten und Ereignisse gab, in denen ich mich recht belastet gefühlt habe, wo Sorgen mich niederdrückten. Aber ich sehe zugleich auch das Viele, was mir an Gutem, Hilfreichem zuteil wurde.

Bei anhaltender bewußter Einsicht, wieviel Gutes uns angetan wurde und wieviel wir fortlaufend erfahren, ist Dankbarkeit gleichsam ein Begleiter unseres Lebens, ein stetiges Gefühl gegenüber Menschen, Ereignissen und dem Unerklärlichen.

Und: Wenn wir uns bewußt sind, daß andere Menschen uns viel Gutes taten, dann geht daraus die Einsicht hervor, daß andere uns schätzten, achteten oder liebten. Dies hilft uns, daß wir uns selbst mehr als liebenswert empfinden.

Dankbarkeit im Leben von Menschen

Ich möchte Ihnen einige Auszüge aus Büchern und Briefen von Albert Einstein und Albert Schweitzer mitteilen. Sie haben mir geholfen, die große Bedeutung der Dankbarkeit zu sehen. Ich war beeindruckt davon, daß diese beiden Personen, die in ihrem Leben sehr viel geleistet haben, nicht ihre Talente, Persönlichkeit und Leistungen in den Vordergrund stellten, sondern daß sie sich bewußt waren, daß ihre Arbeit nur möglich wurde durch viele andere Menschen, die ihnen halfen. Dankbarkeit ist bei ihnen nicht mit Verzagtheit, Furchtsamkeit oder Passivität verbunden. Die Ausschnitte zeigen auch, daß Dankbarkeit ein religiöses Gefühl sein kann.

Der wohl größte Physiker dieses Jahrhunderts und Nobelpreisträger Albert Einstein: «Jeden Tag denke ich unzählige Male daran, daß mein äußeres und inneres Leben auf der Arbeit der jetzigen und der schon verstorbenen Menschen beruht, daß ich mich anstrengen muß, um zu geben im gleichen Ausmaß, wie ich empfangen habe und noch empfange. Ich habe das Bedürfnis nach Genügsamkeit und habe oft das drückende Bewußtsein, mehr als nötig von der Arbeit meiner Mitmenschen zu beanspruchen.» – «Wenn wir über unser Leben und Streben nachdenken, so bemerken wir bald, daß fast all unser Tun und Wünschen an die Existenz anderer Menschen gebunden ist... Wir essen Speisen, die von anderen Menschen erzeugt sind, wir tragen Kleidungsstücke, die andere Menschen hergestellt haben, und bewohnen Häuser, die andere Menschen gebaut haben. Das meiste, was wir wissen und glauben, haben uns andere Menschen mitgeteilt mittels einer Sprache, die andere geschaffen haben» (50, S. 7 u. 11).

Der Arzt, Philosoph, Theologe, Organist und Friedensnobelpreisträger Albert Schweitzer: «Noch ein anderes bewegt mich, wenn ich an meine Jugend zurückdenke: Die Tatsache, daß so viele Menschen mir etwas gaben, oder etwas waren, ohne daß sie es je wußten... Sie sind in mein Leben eingetreten und Kräfte in mir geworden... Darum kommt es mir immer vor, als ob wir alle geistig von dem lebten, was uns Menschen in bedeutungsvollen Stunden unseres Lebens gegeben haben... Manchmal bekommen sie ihre Bedeutung für uns erst in der Erinnerung... Vieles, was an Sanftmut, Gütigkeit, Kraft zum Verzeihen, Wahrhaftigkeit, Treue, Ergebung in Leid unser geworden ist, verdanken wir Menschen, an denen wir solches erlebt haben» (160, S. 72f).

Dankbarkeit bei seelisch-körperlichen Belastungen

Vielleicht könnten wir meinen, Dankbarkeit sei eine sentimentale romantische Empfindung, die wir spüren, wenn es uns sehr gut geht und wir in ruhigen Zeiten leben. Meiner Erfahrung nach ist es eher umgekehrt: Häufig empfinden und äußern sehr belastete, kranke und auch sterbende Menschen viel Dankbarkeit, Menschen, die ein Schicksal haben, das oft als schwere Bürde angesehen wird.

Zunächst bin ich darauf in den Briefen von Albert Schweitzer gestoßen. Es fiel mir auf, wie häufig er seine schweren Belastungen äußert, aber auch seine Dankbarkeit: «Hätte ich nur einmal einen freien Tag, an dem ich endlich einmal genügend schlafen könnte, einen Tag, an dem ich mich ganz konzentrieren dürfte auf die Beendigung meines Buches, meine Musik treiben und in Muße Orgel spielen könnte, spazierengehen, träumen und lesen nur der Erholung wegen! Wann wird ein solcher Tag kommen? Wird er überhaupt kommen? Aber einstweilen danke ich Gott, der mir die Gesundheit und Kraft gegeben hat, dieses Leben durchzuführen, in einem so beschwerlichen Klima und in dauernder vielseitiger Inanspruchnahme» (162, S. 177).

Als 70jähriger schreibt er: «Jeden Tag empfinde ich mit großer Dankbarkeit zu Gott die Gnade, daß ich in diesen Jahren noch meine Aufgabe im afrikanischen Urwald erfüllen kann. Die große Spende... wird mit dazu helfen, die vielen Patienten in meinem Spital zu ernähren, die von weit herkommen, gar nichts besitzen und für mich ein Gegenstand beständiger Sorge sind... Ich fühle mich so bedrückt, wenn ich einen noch nicht ganz ausgeheilten Kranken wegschicken muß, nur um sein Essen einzusparen... Was die Arbeit in diesem Lande so schwer macht, das sind die schreckliche Hitze und das feuchte Klima. Hier in den Niederungen des Urwaldes ist es am schlimmsten... Ich genieße das außerordentliche Privileg, dieses Klima recht gut zu vertragen, wofür ich Gott täglich danke» (162, S. 167).

Aus einem Brief an Pablo Casals: «Ich muß es als ein Privileg ansehen, daß ich mit 90 Jahren noch eine gute Gesundheit habe und fähig bin, meine Arbeit zu tun» (162, S. 343).

In seinem Buch «Ehrfurcht vor dem Leben» äußert Albert Schweitzer: «In meinem eigenen Dasein sind mir Sorge, Not und Traurigkeit zu Zeiten so reichlich beschieden gewesen, daß ich mit weniger starken Nerven darunter zusammengebrochen wäre. Schwer trage ich an der Last von Müdigkeit und Verantwortung, die seit Jahren ständig auf mir liegt. Von meinem Leben habe ich nicht viel für mich selber, nicht einmal die Stunden, die ich Frau und Kind widmen möchte. Als Gutes ist mir zuteil geworden, daß ich im Dienste der Barmherzigkeit stehen darf, daß mein Wirken Erfolg hat, daß ich viel Liebe und Güte von Menschen erfahre, daß ich treue Helfer habe... und daß ich über eine Gesundheit verfüge, die mir angestrengtestes Arbeiten erlaubt, daß ich eine sich stets im Gleichgewicht haltende Gemütsart und eine mit Ruhe und Überlegung sich betätigende Energie besitze und daß ich alles, was mir an Glück widerfährt, auch als solches erkenne und als etwas hinnehme, für das ich Dankbarkeitsopfer darzubringen habe... Wieviel werde ich von der Arbeit, die ich mir vorgenommen habe, noch fertigbringen? Mein Haar beginnt zu ergrauen. Mein Körper fängt an, die Strapazen, die ich ihm zumute, und die Jahre zu spüren. Dankbar blicke ich auf die Zeit zurück, in der ich, ohne mit meinen Kräften haushalten zu brauchen, rastlos körperliche und geistige Arbeit leisten durfte. Gefaßt und demütig schaue ich auf die aus, die kommt, damit mich Verzichten, wenn es mir beschieden sein soll, nicht unvorbereitet treffe» (160, S. 163 f).

Diese Äußerungen von Albert Schweitzer waren für mich der Anlaß, deutlich zu sehen, daß manche auch bei starken seelisch-körperlichen Belastungen intensiv Dankbarkeit empfinden.

Das tiefe Gefühl der Dankbarkeit scheint auch die Angst vor

dem eigenen Sterben zu mindern. Das veranschaulicht die folgende Äußerung einer Frau, die nach einer Sterbemeditation – der Vorstellung einer schweren Krankheit und des eigenen Sterbens im entspannten Zustand – sagte: «Ich bin jetzt hier in das Leben wieder zurückgegangen mit dem Gefühl: Alles, was ich empfinden darf, ist ein Geschenk. Das nehme ich auch gerne an. Trotzdem bin ich bereit zu sterben, mit einem Gefühl von Freude und Dankbarkeit» (172, S. 323).

Manche erlebten Dankbarkeit auch bei ihren sterbenden Angehörigen oder Patienten, die sie begleiteten. Eine Frau: «Mein Vater hat seinen Tod akzeptiert, wie er im Leben alles akzeptierte. Er hat es uns noch leicht gemacht. Er hat vor seinem Tod mit Dankbarkeit alles entgegengenommen, hat sich gefreut, uns zu sehen» (172, S. 122).

Als ich die Wichtigkeit von Dankbarkeit deutlich sah, bat ich in unseren Seminaren belastete Menschen, sich zu entspannen und dann nachzudenken, worüber sie Dankbarkeit empfinden. Anschließend sprachen sie in kleinen Gruppen darüber. Die meisten waren erstaunt, daß sie trotz ihrer Belastungen nach anfänglichem Suchen so viel fanden, worüber sie dankbar waren. Ein Mann: «Von allein komme ich zu selten darauf; ich sehe zuviel meine Ängste und Sorgen. Und wenn ich mal etwas sehe, dann sage ich mir: ‹Ja, aber…› Ich war überrascht, was alles kam, und mit einem so tiefen Gefühl.»

Eine Frau, deren Partner sich von ihr getrennt hatte und die sich dadurch sehr belastet fühlte und in unser Seminar zur Trennungsbewältigung kam, schrieb: «Ich bin dankbar, nie wirkliche Not kennengelernt zu haben. Ich bin dankbar, daß ich mich trotz eines Autounfalls mit drei Brüchen vor neun Monaten wieder ohne Schmerzen bewegen kann. Ich bin dankbar zu leben und daß es zwei Kinder in meinem Leben gibt. Daß ich eine gute Ausbildung hatte, daß die ersten neun Ehejahre mit meinem Mann gut waren, daß ich seelisch und körperlich lieben konnte. Daß es Menschen gab, die wie aus dem Nichts auftauchten, an die ich mich wenden konnte und die mir halfen. Daß ich die Kraft habe, in schwierigen Situationen meines Lebens weiterzumachen. Daß ich in einer Umwelt lebe, wo es friedlich zugeht.

Daß ich einen Beruf ausübe, wo ich Freude habe und wo ich etwas von mir an andere weitergeben kann. Und daß ich frei bin, Entscheidungen durch mich selbst zu fällen.»

Was macht es uns schwer, Dankbarkeit zu empfinden?

Vielen wird beim Nachdenken bewußt, daß sie angesichts des vielen Guten, das ihnen zuteil wurde und wird, wenig Dankbarkeit empfinden. «Keiner von uns kann ohne Beschämung an das, was er so ohne Gefühl der Dankbarkeit in seiner Jugend hinnahm, zurückdenken», schreibt Albert Schweitzer (163, S. 159). Was sind die Gründe hierfür?

▷ Wir halten das, was uns an Gutem widerfährt, für selbstverständlich. Wir denken wenig darüber nach, wir machen uns nicht die Bedeutung klar, die die Handlungen der anderen für uns haben, für unsere Entwicklung, für unser Wohlbefinden. Eine Rheumapatientin: «Wenn ich ehrlich bin, habe ich durch die Krankheit auch viel gewonnen. Ich sehe neue Wege in meinem Leben, die mich sehr bereichern. Vieles, was früher selbstverständlich war, ist es jetzt nicht mehr. Ich bin sehr dankbar, wenn ich ohne Schmerzen bin.» Auch die Hilfe anderer nehmen wir zu oft als selbstverständlich an. «Als die Träumenden gehn wir dahin und nehmen, was andere an uns tun, als selbstverständlich an, wo es gar nicht selbstverständlich ist, und wo wir für das Geringste, was wir selber tun, erwarten, daß es der andere schätzt und darüber gerührt ist», schreibt Albert Schweitzer (163, S. 159).

▷ Unsere Gedanken und unsere Aufmerksamkeit sind dem sehr zugewandt oder gar in dem gefangen, was wir nicht mehr oder noch nicht haben, wo uns etwas fehlt, was nicht günstig für uns ist. Unsere Sorgen geben den Blick nicht frei für das, was wir bekamen oder haben.

▷ Manche befürchten, durch ihre Dankbarkeit gegenüber anderen in Abhängigkeit zu geraten: «Dankbarkeit ist mir peinlich; ich fühle mich verpflichtet, und das hasse ich.» Gewiß, Dankbarkeit bringt uns zu einer weniger ablehnenden Haltung anderen gegenüber. Eine Frau, 42, in einem Gespräch: «Ihr meint, dafür müßte ich meiner Mutter dankbar sein, daß sie mich geboren hat, aufgezogen hat, während der Krankheit betreut hat? Das ist zuviel verlangt!» Einige Zeit später äußert sie: «Eigentlich ist ja Dankbarkeit ein schönes Gefühl, und ich sage mir, du müßtest es doch haben. Eigentlich möchte ich sie haben, aber auf der andern Seite will ich sie auch wieder nicht. Warum eigentlich?» Wiederum einige Zeit später äußert sie: «Dankbarkeit macht mir auch angst. Sie gibt eine gewisse Nähe, aber auch Abhängigkeit, und ich bin verletzbar.» – Der katholische Pater und Psychologe Steindl-Rast: «Warum ist es so schwierig, ein Geschenk als Geschenk anzuerkennen? Der Grund ist dieser: Wenn ich zugebe, daß etwas ein Geschenk ist, dann gebe ich auch meine Abhängigkeit vom Geber zu... Aber es gibt etwas in uns, das sich bei der Vorstellung von Abhängigkeit sträubt. Wir wollen es allein schaffen... Wenn ich ein empfangenes Geschenk anerkenne, dann erkenne ich das Band an, das mich an den oder die Gebende bindet» (170, S. 17f). Dies ist wohl auch ein Grund, warum manche Hilfe ablehnen, obwohl sie sie benötigen.

So möchten manche sich frei fühlen von anderen und lassen Gefühle von Dankbarkeit nicht zu. Mein Eindruck ist, daß sie in Wirklichkeit dadurch unfrei werden, etwas nicht wahrhaben und zulassen wollen. Vermutlich verursacht dies auch unklare Schuldgefühle, dem früheren Partner gegenüber, den Eltern, dem Hilfe Gebenden. Ich denke, es ist eine unzutreffende Auffassung, empfundene Dankbarkeit lasse nicht zu, daß wir uns gegenüber einem Menschen frei fühlen.

▷ Das, was jemand uns an Gutem angetan hat, kann durch andere ungünstige Erfahrungen mit ihm verdunkelt werden. Wir können oder möchten dann nicht die positiven Seiten sehen. Es ist schwer, einen anderen, etwa den Partner, der sich von einem getrennt hat, differenziert zu sehen. Also das zu sehen, was er/sie uns an Gutem getan hat, worin er/sie uns förderte, und dafür Dankbarkeit zu empfinden; und auf der anderen Seite das zu sehen, worin er/sie uns beeinträchtigte, schädigte, und Gefühle von Verletzung zu empfinden. Dann ist es einfacher, den anderen überhaupt abzuwerten, auch das früher Positive, und ihn insgesamt negativ zu sehen. Aber dabei sind wir nicht realistisch, wir täuschen uns selbst; durch die Verzerrung, Abwertung und Abwehrhaltung verlieren wir seelische Energie und Freiheit.

▷ Erschwerend ist die Auffassung, wir müßten einem Menschen für alles dankbar sein und dürften daneben nicht auch unterschiedliche Auffassungen haben, uns von ihm abgrenzen, um in manchem nicht beeinträchtigt zu werden. Es ist nicht notwendig, daß wir zum Beispiel unseren Eltern für alles dankbar sind.

▷ Stellen wir den Wert, die Leistung und Kompetenz unserer Person in egozentrischer Weise heraus, dann bereitet es Schwierigkeiten, anderen Menschen, dem Schicksal oder einer überirdischen Kraft gegenüber dankbar zu sein. Unsere Verdienste werden dann geschmälert; wir möchten nicht die Abhängigkeit von dieser höheren Kraft, wir möchten keine Gnade, Demut und Bescheidenheit. Vielleicht fürchten auch Menschen, ihnen würde die Kraft fehlen, sich im Leben rigoros durchzusetzen, wenn Dankbarkeit eine Grundhaltung ihres Lebens werden würde. Wahr daran mag sein, daß sie weniger unsozial handeln könnten. Auch manchen Helfern – Psychotherapeuten, Psychologen und Ärzten – fällt es schwer, zuzugeben, daß sie den Hilflosen und Kranken ebenso brauchen wie der Hilflose den Helfer, um in ihrem Beruf arbeiten zu können; diese Auffassung der gegenseitigen Abhängigkeit schränkt sie in ihrer Auffassung von Macht und Kompetenz ein.

▷ Es ist schwer, Dankbarkeit zu empfinden und zugleich etwa ein Gefühl von Enttäuschung zu haben. Erhalten wir ein Geschenk, das uns nicht gefällt, dann mögen manche Enttäuschung oder sogar Ärger spüren. Zugleich, wenn wir uns der guten Absichten des anderen bewußt sind, werden wir Dankbarkeit spüren. Dies beides zu sehen und zu empfinden sowie dem anderen auszudrücken, überfordert wahrscheinlich viele. Also jemandem zu sagen, daß wir ihm dankbar sind, daß er an uns gedacht hat, sich die Mühe dieses Geschenkes machte, und zu sehen, daß wir es kaum gebrauchen können.

▷ Ausreden behindern das Gefühl der Dankbarkeit. «Die gewöhnlichste Ausrede, mit der jemand sich dem Empfinden der Dankbarkeit entzieht, lautet: ‹Der andere hat nur seine Pflicht getan›», schreibt Albert Schweitzer. «Damit ist das Empfinden der Dankbarkeit gegen die Menschen, die uns am nächsten stehen, herabgesetzt» (163, S. 161).

▷ Menschen, die sich in starker Bitterkeit und Depression befinden, fällt es schwer, Dankbarkeit zu empfinden. Das Gefühl von Dankbarkeit ist ja gegensätzlich zu ihrer Bitterkeit und depressiven Verstimmung. Und: In einem niedergedrückten seelischen Zustand bewerten sie vieles, auch rückblickend ihr Leben, eher negativ. Sie sehen und erinnern überwiegend die Ereignisse, die ihrem jetzigen ungünstigen Gefühlszustand entsprechen. «Wenn es mir so schlechtgeht, bin ich meinen Eltern nicht dankbar, daß ich geboren wurde. Ich glaube, daß es gut wäre, wenn ich ihnen dankbar sein könnte. Aber ich kann es noch nicht. Geht es mir aber besser, kann ich schon eher dankbar sein.» In einem seelisch gesunderen, entspannten Zustand können wir eher Dankbarkeit empfinden und genauer sehen, was andere Gutes für uns taten.

Anderen unsere Dankbarkeit ausdrücken

Teilen wir einem/einer anderen die Dankbarkeit mit, die wir durch ihre/seine Handlungen, Worte oder ihr/sein Dasein empfinden, dann wird diese Empfindung in uns nicht nur bewußter, sondern die/der andere fühlt sich ermutigt, bestätigt; es entsteht ein Gefühl eines größeren Zusammengehörens, wir sind weniger entfremdet, sind uns näher.

Eine weitere Möglichkeit des Ausdrucks von Dankbarkeit sind Handlungen. Albert Schweitzer: «Dankbarkeit ist aber noch etwas mehr... Sie besteht darin, daß ich für alles, was ich Gutes empfangen habe, Gutes tue. Oft kannst du einem Menschen nicht vergelten, was er dir erwiesen, weil er nie in die Lage kommt, dich zu brauchen, vielleicht auch nicht mehr auf der Welt ist. Überhaupt kannst du für alle Barmherzigkeit, die dir geschieht, nicht immer bestimmten Menschen danken. Oft kennst du die nicht, von denen sie ausgeht... Darum, in der Art, wie dir Gutes widerfahren ist, tue Gutes zum Danke. Führe bei dir selbst Rechnung darüber, ob du den Betrag, den du an das

Schicksal und an unbekannte Menschen schuldest, richtig begleichst» (163, S. 170f).

Offensichtlich aber teilen wir unsere Dankbarkeit zu selten anderen in Worten oder Handlungen mit. «Blicke ich auf meine Jugend zurück, so bin ich vom Gedanken bewegt, wie vielen Menschen ich für das, was sie mir gaben und was sie mir waren, zu danken habe», schreibt Albert Schweitzer. «Zugleich aber stellt sich das niederdrückende Bewußtsein ein, wie wenig ich jenen Menschen in meiner Jugend von diesem Dank wirklich erstattet habe. Wie viele von ihnen sind aus dem Leben geschieden, ohne daß ich ihnen ausgedrückt habe, was die Güte oder die Nachsicht, die ich von ihnen empfing, für mich bedeutete! Erschüttert habe ich manchmal auf Gräbern leise die Worte für mich gesagt, die mein Mund einst dem Lebenden hätte aussprechen sollen. Dabei glaube ich sagen zu können, daß ich nicht undankbar war... Aber bis zu meinem zwanzigsten Jahr, und noch darüber hinaus, habe ich mich zu wenig dazu angehalten, die Dankbarkeit, die in mir war, auch zu bekunden» (160, S. 70f).

Was sind die Gründe dafür, warum wir so selten Dankbarkeit ausdrücken?

▷ Wir sind uns in dem Moment, wo uns etwas Gutes zuteil wird, der Bedeutung dieses Guten für uns nicht deutlich bewußt. Wir freuen uns zwar, wir nehmen die Wohltat gerne an, aber erst nach und nach wird uns bewußt, was uns widerfahren ist.

▷ Wir ermessen zuwenig, was es für Menschen bedeutet, Dankbarkeit von anderen zu empfangen. Sie erhalten mehr Kraft zu guten Handlungen und innere Befriedigung; es kann sich keine Verbitterung bei ihnen über Undankbarkeit anderer bilden.

▷ Manche empfinden tiefe Dankbarkeit, jedoch: sie scheuen sich davor und sind zu schüchtern, sie zu äußern. Sie zeigen ihre Dankbarkeit den anderen eher in Handlungen und Taten. «In einigen Gesellschaften bedeutet das Ausbleiben jeglicher Dankesworte nicht etwa ein Mangel an Dankbarkeit, sondern vielmehr eine tiefere Bewußtheit des gegenseitigen Zugehörens, als es unsere Gesellschaft besitzt», schreibt David Steindl-Rast. «Für jene Menschen wäre ein Ausdruck wie ‹Ich danke dir› ebenso unangebracht wie etwa für uns das Verteilen von Trinkgeldern an Familienmitglieder» (170, S. 164).

So habe ich früher zu oft vorausgesetzt, daß die anderen wußten, was ich für sie empfand. Von meiner Frau Anne-Marie und auch von meinen Kindern habe ich gelernt, etwas von dem Gefühl meiner Dankbarkeit auszudrücken und es nicht nur in Taten und Fürsorge Ausdruck finden zu lassen. So werden auch die Gefühle, die wir füreinander empfinden, bewußter. Auch für mich gilt, was Albert Schweitzer so beschreibt: «Oft auch ließ ich mich durch Schüchternheit zurückhalten, Dankbarkeit auszusprechen» (160, S. 71).

▷ Oft verschieben wir das Aussprechen unserer Dankbarkeit; wir meinen, wir könnten das bei anderer Gelegenheit besser mitteilen. Aber dann können wir diesen Menschen nicht mehr erreichen, wir vergessen es oder sind zu bequem.

▷ Wenn Dank nur aus Höflichkeit und Formgründen ausgesprochen wird, dann wird dies häufig als belastend, formal und unecht empfunden. «Anderen meinen Dank zu sagen, das macht mir Stress.» Eine Möglichkeit ist, den Dank Stunden oder Tage später schriftlich oder mündlich mitzuteilen, wenn wir Dankbarkeit empfinden.

Wie sich Dankbarkeit auf uns auswirkt

Wahrscheinlich werden Sie mir zustimmen, daß sich Dankbarkeit günstig auf den auswirkt, der sie erhält. Er empfindet Freude, fühlt sich anerkannt, wird in seinem Engagement bestärkt.

Ob Sie mir aber auch darin zustimmmen, daß Dankbarkeit sehr große Auswirkungen auf den hat, der sie empfindet? Weit größere als auf den, der sie empfängt? Je mehr ich mich mit Dankbarkeit beschäftigte, um so deutlicher sind mir die starken positiven Auswirkungen klargeworden.

Geholfen hat mir auch ein Artikel über die Naikan-Psychotherapie in Japan (141). Seelisch beeinträchtigte Klienten werden in der Naikan-Psychotherapie durch einen vorsichtigen und zurückhaltenden Psychotherapeuten gebeten, darüber nachzudenken: 1. Was habe ich von anderen empfangen? 2. Was habe ich ihnen zurückgegeben? 3. Welchen Kummer habe ich ihnen bereitet? Zunächst über die Personen in ihrer Vergangenheit, dann in der Gegenwart. Ein Klient denkt etwa über seine Mutter nach. Er soll nicht herausfinden, daß seine Mutter ein idealer Mensch war. Sondern er denkt darüber nach, was er von ihr empfangen hat, was sie für ihn getan hat. Und: was er ihr angetan hat, was er ihr gegenüber nicht getan hat. Welche negativen Seiten sie in der Beziehung zu ihm auch gezeigt haben mag: der Klient hat sicher auch einiges Positive von ihr empfangen und war wahrscheinlich kein untadeliges Kind.

Das Ergebnis einer solchen Überprüfung ist oft eine neue Einsicht und Bewertung der Vergangenheit und Gegenwart. Manche Klienten lernen zum erstenmal, ihr Leben mit nüchternen Blicken zu betrachten. Sie kommen etwa zu der Einsicht, daß sie von anderen geliebt und umsorgt worden sind, was sie als selbstverständlich hinnahmen. Diese Naikan-Psychotherapie hat deutlich günstige Auswirkungen bei Menschen mit psychoneurotischen Beeinträchtigungen, psychosomatischen Erkrankungen, sozialen Schwierigkeiten, Suchtabhängigkeit sowie bei Personen in Haftanstalten. Sie wurde auch von Teilnehmern mit dem Wunsch nach persönlicher Weiterentwicklung als hilfreich empfunden. –

Im folgenden möchte ich darstellen, was durch die Empfindung von Dankbarkeit in uns ausgelöst wird:

▷ Die Empfindung von Dankbarkeit ist ein starkes positives Gefühl; sie ist mit einer akzeptierenden Haltung verbunden, mit seelisch-körperlicher Entspannung und einer Verminderung von Belastungen.

▷ Bei Dankbarkeit sind unsere Wahrnehmung und Bewertung auf die Bedeutung des Guten in unserem Leben gerichtet, was uns an Positivem zuteil wurde und wird. Da uns bei dem, was wir sind, überwiegend andere Menschen geholfen haben, sehen wir unsere Vergangenheit und Gegenwart realistischer. Diese realistische Art, unser Leben zu betrachten, das Gute zu sehen, bedeutet eine größere Bewußtheit der Situation und ihrer Bedingungen. Zugleich werden wir freier davon, das Positive unseres Lebens und unsere Dankbarkeit zu verdrängen, zu verstecken und darüber Schuld zu empfinden. Das führt zu weiterer Entspannung. Ferner führt diese realistischere Wahrnehmung, dieses positivere Bewerten und dieses entspannende Gefühl der Dankbarkeit zur Verminderung von depressiven Stimmungen, von Verbitterung, seelischen Belastungen, Schuldzuweisung an andere. Wir hadern weniger mit dem Schicksal. Die Umwelt wird weniger feindlich gesehen.

▷ Unser Selbstwertgefühl bessert sich. Wir sehen uns mehr als eine Person, die es wert war und ist, von anderen soviel Gutes zu erhalten. Wenn ich deutlich sehe, was andere für mich getan haben, dann sehe ich zugleich, daß sie mich liebten, gern hatten. Das ist gegensätzlich zu der depressiven Auffassung: «Niemand liebt mich.»

▷ Unsere Vergangenheit kann nicht geändert werden. Gelingt es uns jedoch, die Ereignisse und Menschen in unserer Vergangenheit in anderer Bedeutung zu sehen, etwa was sie auch Gutes für uns hatte, so ändert sich der Einfluß der Vergangenheit auf uns. Und diese Änderung unserer Sicht der Vergangenheit wirkt sich bedeutsam auf unser gegenwärtiges Erleben und Verhalten aus.

▷ Wenn ich sehe, wie sehr andere Menschen mir geholfen haben und helfen, dann verstärkt dies mein Gefühl der Zusammengehörigkeit und Verbundenheit mit ihnen. Wir kommen zu befriedigenderen zwischenmenschlichen Beziehungen, kritisieren weniger, neigen weniger zum Nörgeln und zu Vorwürfen.

▷ Empfinden wir häufig Dankbarkeit in vielen Momenten unseres Lebens, ja über unser Leben überhaupt, dann empfinden wir ein religiös-spirituelles Gefühl der Geborgenheit, der Gnade und des Geliebtseins. Das ist gegensätzlich zu dem Gefühl der Verlassenheit und Einsamkeit, auch gegensätzlich zu dem Gefühl der Selbstherrlichkeit, der Betonung der eigenen Kompetenz und des Prestiges. Es macht uns bescheidener und demütiger. Und damit freier in der Wahrnehmung dessen, was wir wirklich sind.

▷ Sehen wir deutlich, welche Annehmlichkeiten wir haben, wieviel Gutes wir uns erfüllen können, etwa im Vergleich mit Millionen anderer Menschen in Entwicklungsländern, welche Möglichkeiten an Nahrungsmitteln, Wohnung und Bildungsstätten wir haben, dann bekommen wir eine realistische Bewertung für die Konsum- und Luxusangebote in unserem Alltag. Wir werden realistischer gegenüber unseren eigenen Bedürfnissen.

▷ Durch die Einsicht, was wir alles an Gutem bekamen, fühlen wir eine größere soziale Verpflichtung, werden bereiter, soziale Dienste für andere zu leisten, ihnen zu helfen. Zugleich werden wir durch unser soziales Engagement für andere freier von Alltagssorgen und Belastungen. Dankbarkeit läßt uns an das Gute in der Welt glauben; sie motiviert uns, Gutes zu tun.

▷ Wir sind weniger enttäuscht und verbittert, wenn wir nicht die Dankbarkeit anderer für unsere Handlungen erhalten. «Arbeitest Du an Dir, das große Gesetz der Dankbarkeit zu erfüllen», schreibt Albert Schweitzer, «so trägt Dir diese Anstrengung nebenbei etwas Merkwürdiges ein: Du leidest weniger unter der Undankbarkeit, die Dir begegnet, als vorher» (163, S. 173).

Wie können wir dankbarer werden?

Folgende Schritte habe ich als hilfreich erfahren:

▷ Wir werden uns der Bedeutung bewußt, die Dankbarkeit für uns und für unsere Mitmenschen haben kann.

▷ Wir fragen uns öfter: Was wurde und wird mir Gutes zuteil? Was tragen andere zu meinem Wohlbefinden bei? Was erlebe ich Schönes? Was sehe ich als wertvoll in meinem Leben an?

▷ Nehmen wir vermehrt wahr, was uns an Gutem widerfährt, dann empfinden wir unmittelbar Dankbarkeit. Lassen wir die Dankbarkeit voll zu und teilen sie anderen mit, so wird sie uns bewußter. – Hinderlich ist es, wenn wir uns zwingen wollen, dankbar zu sein, wenn wir nicht das Gute in unserem Leben *sehen*. – Fühlen wir uns in einer schwierigen seelischen Situation deprimiert, dann ist es schwer, Gutes zu sehen. Bessert sich unser Zustand, so können wir eher dankbar sein.

▷ Vor dem Einschlafen können wir uns öfter fragen: Wofür bin ich an diesem Tag dankbar? Oder wir fragen uns in einer Mittagspause: Was war schön an diesem Vormittag, wofür bin ich dankbar? Was empfand oder empfinde ich als schön? Häufig werden wir dabei gewahr, daß wir uns das Schöne und Gute durch unsere eigenen Einstellungen beeinträchtigten oder nicht bewußt wahrnahmen. Durch dieses häufige Nachdenken bekommen wir eine andere Einstellung unseren alltäglichen Erfahrungen gegenüber. Wir nehmen Gutes und Schönes als weniger selbstverständlich hin, auch unsere Gesundheit, daß wir reichlich zu essen haben, daß wir im Winter nicht zu frieren brauchen.

▷ In unseren therapeutischen Seminaren zur Verminderung von schwerem Alltags- sowie Lebensstress empfanden die Teilnehmer folgendes als sehr hilfreich: Nach einer Entspannung dachten sie nach, worüber sie in ihrem Leben dankbar waren. Anschließend sprachen sie in kleinen Gruppen darüber. Ich bin immer wieder sehr beeindruckt, daß manche, die anfänglich für kaum irgend etwas dankbar waren oder überwiegend Vorwürfe und Beschuldigungen äußerten, durch den gegenseitigen Erfahrungsaustausch lernten, in ihrem Leben Gutes zu sehen. Etwa dankbar zu sein für den eigenen Körper und seine Gesundheit oder trotz einer körperlichen Erkrankung seelisch heil zu bleiben, dankbar zu sein für das Lächeln eines Menschen, für Bäume oder Blumen in der Natur. Allmählich sehen wir mehr den großen Reichtum dessen, was uns an Gutem widerfährt.

Etwas Ähnliches können Sie auch im Kreis Ihrer Familie, von Bekannten und Freunden oder in einer Selbsthilfegruppe machen. Die Teilnehmer schließen die Augen, entspannen sich einige Minuten, indem sie auf das Ein- und Ausströmen ihres Atems achten. Dann denken sie etwa fünf Minuten nach, wofür sie in ihrem Leben dankbar sind. Anschließend erfolgt die Aussprache über das, was jeder erlebt hat. – Wenn die Teilnehmer keine Entspannung und kein vorhergehendes Nachdenken möchten, dann können sie auch sofort über ihre Dankbarkeit sprechen und im Gespräch Anregungen erhalten. – Wir können das auch in einem Kreis von Freunden und Bekannten am Jahresende beim Rückblick machen. Oder wir können mit ein oder mehreren Begleitern auf dem Spaziergang darüber sprechen, die anderen fragen, wofür sie dankbar sind, und ihnen mitteilen, wofür wir Dankbarkeit empfinden.

Allmählich lernen wir, unsere Erfahrungen differenzierter zu betrachten: etwa den früheren Partner oder unsere Eltern nicht nur ungünstig zu sehen, sondern neben der Empfindung von Beeinträchtigung, Schmerz und Trauer auch wahrzunehmen, was wir Gutes erhielten. Oder dankbar zu sein, daß wir uns trotz dieser Beeinträchtigungen zu dem entwickelt haben, was wir heute sind. – Wir können uns auch in die Rolle unserer Eltern oder eines anderen Menschen hineinversetzen: Wie nehmen sie uns wahr, als ein Kind, Partner oder Freund mit Dankbarkeit oder Undankbarkeit? Manche Einsichten mögen schmerzhaft sein, aber wir sehen dann die Realität, verzerren und verleugnen nicht.

Wir können auch aufschreiben, wofür wir in unserem bisherigen und / oder jetzigen Leben dankbar sind. Dann liegt es gleichsam offen vor uns auf dem Tisch. Oder in einer Gruppe schreibt jeder vor dem Gespräch das auf, wofür er dankbar ist. Eine Frau: «Ich hab mir neulich mal aufgeschrieben, wofür ich dankbar bin. Und ich habe gesehen, das ist viel mehr als das Negative. Aber meist verdeckt das Negative das viele, was gut ist. Ich habe herausgefunden, wenn ich das viele Gute sehen kann, das ich empfangen habe, dann habe ich auch dieses Gefühl von Dankbarkeit.»

Durch die häufige Frage, was uns Gutes zuteil wird und wofür wir dankbar sind, kommen wir zu anderen Sichtweisen unserem Leben gegenüber. Ferner werden wir zu Handlungen angeregt, daß anderen Gutes zuteil wird und sie Dankbarkeit empfinden können.

Dankbarkeit empfinde auch ich jetzt am Ende des Buches: daß ich daran arbeiten und es vollenden durfte, obwohl die Arbeit manchmal belastend war, daß mich so viele Menschen in den vier Jahren dabei unterstützten. Dankbar bin ich auch Ihnen für Ihr Interesse, daß Sie es gelesen haben.

Ich hoffe, daß das Buch Sie anregt und Ihnen hilft, Schritte in Ihrem Leben klarer zu sehen und diejenigen zu gehen, die für Ihr Leben befriedigend sind.

Literatur

1 Abele, A., und Brehm, W. (1984): Psychologie Heute, 3, S. 42–45

2 Affleck, G., Pfeiffer, C., Tennen, H., and Fifield, J. (1987): Arthritis and Rheumatism, 30, S. 927–931

3 Airola, P. (1987): Natürlich gesund. Reinbek: Rowohlt-Taschenbuch

4 Ajaya, S. (Ed.) (1977): Meditational Therapy. Glenview: Himalayan International Institute

5 Allen, V. L. (1985): Arousal, Affect and Self-perception. In: Spielberger, C., and Sarason, I. (Eds.): Stress and Anxiety. Vol. 9, S. 79–93. Washington: Hemisphere

6 Anderson, K., Bradley, L., Young, L., McDaniel, L., and Wise, C. (1985): Psychological Bulletin, 98, S. 358–387

7 Averill, J. (1982): Anger and Aggression. New York: Springer

8 Baar, H. (1987): Schmerzbehandlung in Praxis und Klinik. Heidelberg: Springer

9 Baar, H. (1988): Hamburger Abendblatt, 3./4.9.1988, S. 32

10 Bandura, A. (1977): Psychological Review, 84, S. 191–215

11 Baresch, A. M. (1987): Hamburger Morgenpost, 4.12.1987, S. 21

12 Barnard, C. (1984): Mit Arthritis leben. München: Scherz

13 Beck, R., und Millhagen, U. (1984): Diplomarbeit. Univ. Hamburg: Fachbereich Psychologie

14 Becker, P. (1985): Zeitschrift f. Klinische Psychologie, 14, S. 169–184

15 Behrendt, M. (1988): Diplomarbeit. Univ. Hamburg: Fachbereich Psychologie

16 Behrens-Tönnies, U., und Tönnies, S. (1986): In: Heyse, H. (Hg.): Erziehung in der Schule, S. 146–152. Bonn: Deutscher Psychologen Verlag

17 Beitel, E., und Kröner, B. (1982): Zeitschrift f. Klinische Psychologie, 11, S. 1–15

18 Benson, H. (1976): The Relaxation Response. New York: Avon

19 Berbalk, H., Kollenbaum, V., und Völkel, H. (1984): Zeitschrift f. Klinische Psychologie, 13, S. 276–287

20 Bergler, R. (1986): Mensch und Hund. Köln: Agrippa

21 Bernstein, D., und Borkovec, T. (1982): Entspannungstraining. Handbuch der progressiven Muskelentspannung. München: Pfeiffer

22 Beyersdorff, D. (1988): Signal, Biologische Krebsabwehr, Nr. 20, S. 2

23 Biaggio, M. (1980): Journal of Personality and Social Psychology, 39, S. 352–356

24 Billings, A., Cronkite, R., and Moos, R. (1983): Journal of Abnormal Psychology, 92, S. 119–133

25 Bleick, C., and Abrams, A. (1987): Journal of Criminal Justice, 15, S. 211–230

26 Borkovec, T., Robinson, E., Pruzinsky, T., and DePree, J. (1983): Behaviour Research and Therapy, 21, S. 9–16
27 Brengelmann, J. (1987): Zeitschrift für das Post- und Fernmeldewesen, H. 10, 21. 10. 1987, S. 2–7
28 Brengelmann, J. (1986): Persönliche Effektivität, Streß und Lebensqualität. In: Resch, A. (Hg.): Psyche und Geist: Fühlen, Denken und Weisheit, S. 395–423. Innsbruck: Resch
29 Brenner, H., and Böker, W. (Eds.) (1989): Schizophrenia as a systems disorder. Brit. Journal of Psychiatry, Supplementum 5, Vol. 155.
30 Brück, v., M. (1988): Denn wir sind Menschen voller Hoffnung. München: Kaiser
31 Bruhn, T. (1986): Prävention, 9, S. 90–92
32 Burns, D. (1983): Angstfrei mit Depressionen umgehen. Pfungstadt: Minotaurus
33 Calatin, A. (1988): Ernährung und Psyche. 3. Aufl. Karlsruhe: Müller
34 Cappeliez, P., and Blanchet, D. (1986): Canadian Journal on Aging, 5, S. 125–134
35 Carnegie, D. (1984): Sorge dich nicht – lebe! Bern: Scherz
36 Carrington, P. (1983): Das große Buch der Meditation. München: Heyne-Taschenbuch
37 Cassileth, B., et al. (1985): The New England Journal of Medicine, 312, S. 1551–1555
38 Chomé, J., Paul, Th., und Pudel, V. (1984): Ernährungs-Umschau, 31, 1, S. 12–16
39 Cöllen, M. (1987): Stern, Nr. 40, 24. 9. 87, S. 80
40 Collingwood, T. (1972): Journal of Clinical Psychology, 28, S. 583–585
41 Cousins, N. (1981): Der Arzt in uns selbst. Reinbek: Rowohlt
42 Crandall, J. (1984): Journal of Personality and Social Psychology, 47, S. 164–174
43 Degen, R. (1986): Psychologie Heute, 6, S. 12–13
44 Dietzel, M. (1988): Lichttherapie der endogenen Depression. Psychiatrische Univ.-Klinik Wien. Manuskript
45 Doyle, M. (1984): Journal of Clinical Psychology, 40, S. 467–474
46 Drews, M. (1987): Der praktische Arzt, 16, S. 8–11
47 Dürr, H.-P. (Hg.) (1988): Physik und Transzendenz. München: Scherz
48 Duskin, R. (1984): Working with Stress. Manuscript. Kripalu-Yoga-Center, Honesdale (Boston)
49 Ebert, D. (1986): Physiologische Aspekte des Yoga. Leipzig: Thieme
50 Einstein, A. (1988): Mein Weltbild. Frankfurt: Ullstein-Taschenbuch
51 Einstein, A. (1988): Religion und Wissenschaft; Naturwissenschaft und Religion. In: Dürr, H.-P. (Hg.): Physik und Transzendenz, S. 67–78. München: Scherz
52 Einstein, A. (1986): Aus meinen späten Jahren. Frankfurt: Ullstein-Taschenbuch

53 EINSTEIN, A. (1986): Ausgewählte Texte. München: Goldmann-Taschenbuch
54 EINSTEIN, A. (1981): Briefe. Zürich: Diogenes
55 ELLINGHAUS, D. (1986): Rücksichtslosigkeit und Partnerschaft. Köln: Ifaplan
56 FRANKFURTER ALLGEMEINE ZEITUNG (1987): 20.5.1987, S. 33
57 FRANKFURTER ALLGEMEINE ZEITUNG (1984): 22.2.1984, S. 25–26
58 FESHBACH, S. (1986): Journal of Social and Clinical Psychology, 4, S. 123–132
59 FOLKMAN, S., and LAZARUS, R. (1986): Journal of Abnormal Psychology, 95, S. 107–113
60 FOSTER, J., and GALLAGHER, D. (1986): Journal of Gerontology, 41, S. 91–93
61 FOX, R. M. (1987): Personzentrierte Qualitäten in der Partnerschaft. Frankfurt: Lang
62 FOX, M., und TAUSCH, R. (1983): Zeitschrift f. Personenzentrierte Psychologie und Psychotherapie, 2, S. 499–509
63 FRANCIS, C. (1989): Welt am Sonntag, Nr. 8, 9.2.1989, S. 54
64 FUNDERBURK, J. (1977): Science Studies Yoga, a Review of Physiological Data. Honesdale (PA.): Himalayan International Institute
65 GESTRICH, R. (1987): Am Krankenbett. Stuttgart: Quell
66 GOLDFRIED, M., and GOLDFRIED, A. (1975): Cognitive Change Methods. In: Kanfer, F., and Goldstein, A. (Eds.): Helping People Change. New York: Pergamon
67 GROSSCUP, S., and LEWINSOHN, P. (1980): Journal of Clinical Psychology, 36, S. 252–259
68 HALWEG, K., und HOOLEY, J. (1986): Rückfallprädiktion bei depressiven Patienten. In: Bericht 35. Kongreß Deutsche Gesellschaft f. Psychologie, Bd. 1, S. 487. Göttingen: Hogrefe
69 HAMBURGER ABENDBLATT (1989): 18./19.2.1989, S. 7
70 HAMBURGER ABENDBLATT (1989): 6.2.1989, S. 2
71 HAMBURGER ABENDBLATT (1987): 11.12.1987, S. 30
72 HAMBURGER ABENDBLATT (1984): 14.9.1984, S. 24
73 HAMMEN, C., KRANTZ, S., and COCHRAN, S. (1981): Cognitive Therapy and Research, 5, S. 351–358
74 HAWKING, S. (1988): Eine kurze Geschichte der Zeit. Reinbek: Rowohlt
75 HEISENBERG, W. (1988): Ordnung der Wirklichkeit. In: Dürr, H.-P.: Physik und Transzendenz, S. 323–336. München: Scherz
76 HEYDEN, T., SCHMECK-KESSLER, K., und SCHREIBER, H.-J. (1984): Zeitschrift für Klinische Psychologie, 13, S. 288–299
77 HOFFMANN, D. (1986): Stern, Nr. 29, Sonderbeilage
78 HOLMES, T., and RAHE, R. (1967): Journal of Psychosomatic Research, 11, S. 213–218
79 HOUSTON, B. (1977): In: Spielberger, C., and Sarason, I. (Eds.): Stress and Anxiety, IV, S. 205–226. Washington: Hemisphere

80 Jacobson, E. (1938): Progressive Relaxation. Chicago: Univ. of Chicago Press

81 Janke, W., Erdmann, G., und Kallus, W. (Hg.) (1985): Stressverarbeitungsbogen (SVF). Göttingen: Hogrefe

82 Johnson, S. (1987): Eine Minute für mich. Reinbek: Rowohlt

83 Khema, A. (1987): Sei Dir selbst eine Insel. Zürich: Theseus

84 Khema, A. (1988): Meditation ohne Geheimnis. Zürich: Theseus

85 Kiefer, L. (1988): Rheuma-Schmerz und Entzündung, 8, S. 44–48

86 Kielholz, P. (1988): Die Depression ist ein Selbstheilungsmechanismus. Psychologie Heute, 1, S. 29–31

87 Kindermann, W. (1987): Jugend, Zeitschrift für Kinder- u. Jugendhilfe, 68, S. 254–267

88 King, M. L. (1984): Frieden ist kein Geschenk. Freiburg: Herder

89 Koopmann, P., und Höder, J. (1983): Aktuelle Rheumatologie, 8, S. 29–33

90 Kuda, M., und Schürgers, G. (1987): Die soziale Lage der Göttinger Studierenden. In: Studentenwerk Göttingen, S. 26–34

91 Kuo, Z. (1930): Journal Comparative Psychology, 11, S. 1–30

92 Labhardt, F. (1982): Der Einfluß von autogenem Training bzw. Betablockade auf Stress bei Chirurgen. In: Kielholz, P., Siegenthaler, W., Taggart, P., und Zanchetti, A. (Hg.): Psychosomatische Herz-Kreislaufstörungen. Bern: Huber

93 Lazarus, A. (1980): Innenbilder. Imagination in der Therapie und als Selbsthilfe. München: Pfeiffer

94 Lazarus, R. (1986): The Psychology of Stress and Coping. In: Spielberger, C., and Sarason, I. (Eds.): Stress and Anxiety, Vol. 10, S. 399–418. New York: Hemisphere

95 Lazarus, R., and Folkman, S. (1984): Stress, Appraisal and Coping. New York: Springer

96 Lewinsohn, P. (1975): Unpleasant Events Schedule. Manuskript, Univ. of Oregon

97 Lewinsohn, P., and Amenson, C. (1978): Journal of Abnormal Psychology, 87, S. 644–654

98 Lewinsohn, P., and Graf, M. (1973): Journal of Consulting and Clinical Psychology, 41, S. 261–268

99 Lewinsohn, P., Hoberman, H., Teri, L., and Hautzinger, M. (1985): An Integrative Theory of Depression. In: Reiss, S., and Bootzin, R. (Eds.): Theoretical Issues in Behavior Therapy, S. 331–359. New York: Academic Press

100 Lewinsohn, P., Mermelstein, R., Alexander, C., and MacPhillamy, D. (1985): Journal of Clinical Psychology, 41, S. 483–498

101 Lodes, H. (1981): Atme richtig. Bergisch Gladbach: Bastei-Lübbe-Taschenbuch

102 Lohmann, M. (1987): Die Auswirkungen einer geleiteten Vorstellungsübung über Sterben und Tod im entspannten Zustand. Frankfurt: Lang

103 Luks, A. (1989): Der Lohn der guten Tat: Gesundheit. Psychologie Heute, 3, S. 22–23
104 Lysebeth, A. v. (1977): Yoga. München: Heyne
105 Marc Aurel (1973): Selbstbetrachtungen. 12. Aufl. Stuttgart: Kröner
106 Mattern, H. (1988): Der praktische Arzt. 7, S. 22–27
107 McGowan, R., Jarman, B., and Pederson, D. (1974): Journal of Psychology, 86, S. 57–60
108 Melnechuk, T. (1983): Psychology Today, 11, S. 22–32
109 Menuhin, Y. (1982): Ich bin fasziniert von allem Menschlichen. München: Piper-Taschenbuch
110 Menuhin, Y. (1983): Welt am Sonntag, Nr. 46, 13. 11. 1983, S. 57–58
111 Messner, R. (1982): Mein Weg. München: Goldmann-Taschenbuch
112 Miller, P., et al. (1985): Journal of Nervous and Mental Disease, 173, S. 707–716
113 Mindell, E. (1986): Die Vitamin Bibel. München: Heyne-Taschenbuch
114 Minsel, B., Becker, P., and Korchin, S. (1988): Journal of cross-cultural Psychology. In press
115 Moos, R., and Billings, A. (1982): Conceptualizing and measuring coping resources and processes. In: Goldberger, L. and Breznitz, S. (Eds.): Handbook of Stress. New York: Macmillan
116 Morrison, R., and Bellack, A. (Eds.) (1987): Medical Factors and Psychological Disorders. New York: Plenum
117 Mullen, B., and Suls, J. (1982): Journal of Psychosomatic Research, 26, S. 43–49
118 Müller, E. (1985): Bewußter leben durch Autogenes Training und richtiges Atmen. Reinbek: Rowohlt-Taschenbuch
119 Müller, B., und Beu, K. (1987): Diplomarbeit. Univ. Hamburg: Fachbereich Psychologie
120 Nehru, P. (1983): Mahatma Gandhi. Bergisch Gladbach: Bastei-Lübbe-Taschenbuch
121 Nolen-Hoeksema, S. (1987): Psychological Bulletin, 101, S. 259–282
122 Nolting, H.-P. (1987): Lernfall Aggression. Reinbek: Rowohlt-Taschenbuch
123 Nordlohne, E., Hurrelmann, K., und Holler, B. (1989): Prävention, 6, 1989, im Druck
124 Norwood, R. (1988): Briefe von Frauen, die zu sehr lieben. Reinbek: Rowohlt
125 Nuernberger, P. (1983): Freedom from Stress. Honesdale (PA.): Himalayan International Institute
126 Pauling, L. (1987): How to live longer and feel better. New York: Avon
127 Pauling, L. (1988): In: Rezepte, die das Leben ändern. Erstes Deutsches Fernsehen, 21. 8. 1988
128 Pearson, D., and Shaw, S. (1984): The Life Extension Companion. New York: Warner
129 Pearson, D., and Shaw, S. (1982): Life Extension. New York: Warner

130 Pfeiffer, C. (1989): Nährstoff-Therapie bei psychischen Störungen. 2. Aufl. Heidelberg: Haug
131 Pfeiffer, C. (1988): In: Rezepte, die das Leben ändern. Erstes Deutsches Fernsehen, 21.8.1988
132 Planck, M. (1988): Religion und Naturwissenschaft. In: Dürr, H.-P. (Hg.): Physik und Transzendenz, S. 21–39. München: Scherz
133 Plöhn, S., Berbalk, H., und Tausch, R. (1989): Ein kombiniertes Therapieangebot bei seelischen Stressbelastungen, eine Untersuchung an 75 Klienten. Im Manuskript
134 Pöllmann, L., Oesterheld, R., und Pöllmann, B. (1987): Schmerz–pain–douleur, 8, S. 39–42
135 Prävention (1988), 11, 3, S. 91
136 Prettner, H. (1985): Selecta, 44, S. 3914–3922
137 Psychologie Heute, 1986, 2, S. 9–10
138 Quitmann, H., Tausch, A., und Tausch, R. (1974): Zeitschrift f. Klinische Psychologie, 3, S. 193–204
139 Raab, K. (1987): Hamburger Morgenpost, 1.8.1987, S. 7
140 Ram Dass, und Gorman, P. (1988): Wie kann ich helfen? Berlin: Sadhana
141 Reynolds, D. (1983): Naikan-Therapie. In: R. Corsini (Hg.): Handbuch der Psychotherapie, Bd. II, S. 769–781. Weinheim: Beltz
142 Rogers, C. (1983): Freedom To Learn for the 80's. Columbus: Merrill
143 Rogers, C. (1983): Therapeut und Klient. Frankfurt: Fischer-Taschenbuch
144 Rogner, O., Frey, D., und Haveman, D. (1985): In: Bericht über den 34. Kongreß der Deutschen Gesellschaft für Psychologie in Wien 1984, Band II, S. 683–685. Göttingen: Hogrefe
145 Rohracher, H. (1977): Einführung in die Psychologie. 11. Aufl. München: Urban u. Schwarzenberg
146 Rubinstein, H. (1987): Lachen macht gesund. Landsberg: mvg-Taschenbuch
147 Ruwwe, F., und Tausch, R. (1989): Gesprächspsychotherapie und Desensibilisierung als Hilfen zur Lebensstressbewältigung nach Trennung vom Partner. Im Manuskript
148 Schenk, C. (1984): Der Praktische Arzt, 18, S. 1409–1410
149 Schill, Th. (1980): Psychological Reports, 47, S. 1192
150 Schill, T., Adams, A., and Bekker, D. (1982): Psychological Reports, 50, S. 602
151 Schilpp, B. (1983): Diplomarbeit. Univ. Hamburg: Fachbereich Psychologie
152 Schirmak, H. (1988): Diplomarbeit. Univ. Hamburg: Fachbereich Psychologie
153 Schnepper, V., Knocke, U., und Peuyn, D. (1988): Diplomarbeit. Univ. Hamburg: Fachbereich Psychologie
154 Schuitemaker, G. (1986): Orthomolekulare Ernährungsstoffe. Freiburg: Verlag f. Orthomolekulare Medizin

155 Schultz, J. H. (6. Aufl. 1950): Das Autogene Training. Stuttgart: Thieme
156 Schulz, R., and Decker, S. (1985): Journal of Personality and Social Psychology, 48, S. 1162–1172
157 Schwab, R. (1987): Zeitschrift für Personenzentrierte Psychologie und Psychotherapie, 4, S. 449–461
158 Schwarz, R. (1986): Zeitschrift für Allgemeine Medizin, 62, S. 879–883
159 Schwarzer, R. (1981): Stress, Angst und Hilflosigkeit. Stuttgart: Kohlhammer
160 Schweitzer, A. (1988): Die Ehrfurcht vor dem Leben. München: Beck-Taschenbuch
161 Schweitzer, A. (1987): Die Weltanschauung der indischen Denker. München: Beck-Taschenbuch
162 Schweitzer, A. (1987): Leben, Werk und Denken 1905–1965, mitgeteilt in seinen Briefen. Heidelberg: Lambert Schneider
163 Schweitzer, A. (1986): Was sollen wir tun? Heidelberg: Lambert Schneider
164 Schweitzer, A. (o. J.): Worte Albert Schweitzers. Freiburg: Hyperion
165 Seaver, G. (1950): Albert Schweitzer. 3. Aufl. Göttingen: Deuerlich
166 Selg, H. (1974): Menschliche Aggressivität. Göttingen: Hogrefe
167 Selye, H. (1984): Stress – mein Leben. Frankfurt: Fischer-Taschenbuch
168 Shriftman, M. (1988): Orthomolekulare Psychiatrie. In: Calatin, A. (Hg.): Ernährung und Psyche. 3. Aufl., S. 37–48. Karlsruhe: Müller
169 Simonton, O., Matthews-Simonton, S., and Creighton, J. (1982): Wieder gesund werden. Reinbek: Rowohlt
170 Steindl-Rast, D. (1986): Fülle und Nichts. München: Goldmann-Taschenbuch
171 Tausch, A. (1987): Gespräche gegen die Angst. Reinbek: Rowohlt-Taschenbuch
172 Tausch, A., und Tausch, R. (1985): Sanftes Sterben. Reinbek: Rowohlt
173 Tausch, D. (1987): Die Vorstellung des möglichen Sterbens einer nahestehenden Person. Frankfurt: Lang
174 Tausch, R., und Tausch, A. (1988): Wege zu uns und anderen. Reinbek: Rowohlt-Taschenbuch
175 Tausch, R., und Tausch, A. (1979): Erziehungspsychologie. 9. Aufl. Göttingen: Hogrefe
176 Tausch, R., und Tausch, A. (1981): Gesprächspsychotherapie. 8. Aufl. Göttingen: Hogrefe
177 Tavris, C. (1984): Anger. The misunderstood Emotion. New York: Simon and Schuster
178 Taylor, S. (1983): American Psychologist, 38, S. 1161–1173
179 Teml, H. (1987): Entspannt lernen. Passau: Veritas
180 Tönnies, S., und Heering-Sick, H. (1989): In: Sergl, H. und Müller-Fahlbusch, H. (Hg.): Angst und Angstabbau in der Zahnmedizin, S. 71–76. Berlin: Quintessenz
181 Tönnies, S., und Overbeck, K. (1981): In: Stocksmeier, U., und Her-

mes, G. (Hg.): Psychologie in der Rehabilitation, S. 162–166. Rheinstetten: Schindele
182 Ulich, D. (1989): Das Gefühl. 2. Aufl. München: Psychologie Verlags Union
183 Ullrich, A. (1987): Krebsstation: Belastungen der Helfer. Frankfurt: Peter Lang
184 Ullrich, A. (1987): Ärztliche Praxis, 39, S. 3115–3116
185 Weber, A. (1987): Der Läufer, H. 4, S. 40–44
186 Weber, A. (1986): Seelisches Wohlbefinden durch Laufen. Oberhaching: Sportinform
187 Weber, A. (1984): Suchtgefahren, 30, S. 160-167
188 Welt am Sonntag (1986): 18. 5. 1986, S. 25
189 Welt am Sonntag (1987): 11. 1. 1987, S. 11
190 West, G., and Simons, R. (1983): Research on Aging, 5, S. 235–268
191 Wickert, J. (1987): Einstein. Reinbek: Rowohlt-Taschenbuch
192 Wirz-Justice, A., Buchel, A., Woggon, B. (1986): Psychiatry Research, 17, S. 75–77
193 Wurtman, R., und Wurtman, J. (1989): Spektrum der Wissenschaft, 3, S. 86–93
194 Zilbergeld, B., and Lazarus, A. (1987): Mind Power. Boston: Little, Brown
195 Zimbardo, P., und Ruch, F. (1978): Lehrbuch der Psychologie, 3. Aufl. Heidelberg: Springer

Detailliertes Inhaltsverzeichnis

5
Situationen weniger belastend gestalten 95

6
Entspannter leben, belastbarer werden 128

12
Dankbarkeit empfinden 306

Sachregister

Über den Autor

Reinhard Tausch, geboren 1921, begann sein Studium nach fünfeinhalb Jahren Militärzeit im Krieg und einer schweren Verwundung. Nach dem Lehrerexamen und dem Studium der Psychologie an der Universität Göttingen war er Assistent am Psychologischen Institut der Universität Marburg und Dozent am Pädagogischen Institut Weilburg/Hessen. Von 1961 bis 1964 war er Professor und Leiter des Forschungsinstituts für Psychologie der Erziehung und des Unterrichts an der Pädagogischen Hochschule Kettwig/Duisburg, danach Wissenschaftlicher Rat an der Universität Köln.

Seit 1965 arbeitet Prof. Dr. Reinhard Tausch am Psychologischen Institut der Universität Hamburg.

Zusammen mit seiner Frau Anne-Marie Tausch wandte er sich der Erforschung seelischer Vorgänge in Erziehung und Unterrichtung zu. Ihre zahlreichen Untersuchungen und ihr verbreitetes Buch «Erziehungspsychologie» trugen mit dazu bei, daß sich das autoritäre, dirigierende Klima in deutschen Schulen und Familien wandelte.

Ein weiterer Schwerpunkt waren ihre Forschungsarbeiten in der Klinischen Psychologie. Sie entwickelten und überprüften Möglichkeiten, seelisch beeinträchtigten Menschen durch Gruppen- und Einzelgespräche der Personzentrierten Psychotherapie von Carl Rogers zu helfen. Ihr Buch «Gesprächspsychotherapie» erschien in mehreren erweiterten Auflagen. In 15 Fernsehsendungen gaben sie einer breiteren Öffentlichkeit Einblick in hilfreiche seelische Vorgänge bei einfühlsamen Gruppengesprächen.

Während seine Frau Anne-Marie – Mutter von drei Kindern – mit Hilfe der Deutschen Forschungsgemeinschaft eine Untersuchung durchführte, wie seelisch hilfreich Gruppengespräche für Krebskranke sind, erkrankte sie 1978 selbst an Krebs. Aufgrund ihrer persönlichen und wissenschaftlichen Erfahrungen schrieb sie das Buch «Gespräche gegen die Angst».

Nach ihrem Tod 1983 vollendete Reinhard Tausch das gemeinsame Buch «Sanftes Sterben». Es enthält neben den persönlichen Erfahrungen die hilfreichen Erfahrungen vieler Menschen im Umgang mit Sterben und Tod.

In den letzten Jahren beschäftigte sich Reinhard Tausch intensiv damit, wie Menschen Stressbelastungen bewältigen, sowohl die kleinen alltäglichen ärgerlichen Vorkommnisse als auch große Belastungen, Enttäuschungen und Verluste. Denn in der internationalen Forschung waren wichtige gesicherte Erkenntnisse über den Zusammenhang von Stress-Bewältigung mit seelisch-körperlicher Gesundheit gewonnen worden. Es wird zunehmend klarer, daß die Verminderung und angemessene Bewältigung von seelischen Belastungen ein Schlüssel zur Verbesserung der seelisch-körperlichen Lebensqualität und zur Vorbeugung von seelisch-körperlichen Belastungen ist.

Reinhard Tausch befragte zusammen mit Diplomanden und Doktoranden des Psychologischen Instituts III der Universität Hamburg zahlreiche Menschen über ihre Erfahrungen bei der Bewältigung von Belastungen. Im vorliegenden Buch stellt er die Erfahrungen vieler Befragter, neue wissenschaftliche Forschungen sowie eigene Erfahrungen zusammen, die wesentlich dafür sind, wie Menschen sich selber bei seelischen Belastungen und bei der Vorbeugung von seelisch-körperlichen Erkrankungen helfen können.

Anne-Marie Tausch

Gespräche gegen die Angst

Krankheit – ein Weg zum Leben

288 Seiten. Kartoniert und als rororo sachbuch 8375

«Die Autorin ist selbst an Krebs erkrankt. Sie spricht die Sprache einer Betroffenen. ‹Gespräche gegen die Angst› weisen einen Weg, nicht nur für die 700 000 Tumorpatienten, die jährlich in der Bundesrepublik der Behandlung bedürfen, sondern auch für die Angehörigen der ‹helfenden› Berufe. Und für alle, die Angst vor der Krankheit haben.»

Michael de Ridder, Stern

«Der Bericht belegt mit eindrucksvollen Beispielen, daß die Betroffenen durch die Auseinandersetzung mit ihrer Situation und durch die einfühlende Unterstützung anderer lernen können, ihre Erkrankung, ja sogar die Möglichkeit ihres baldigen Todes zu akzeptieren und als Chance zur Besinnung und Neuorientierung zu begreifen.»

Ärztliche Praxis

«Auch für den, der weder krank ist noch sich mit der Krankheit des Angehörigen auseinandersetzen muß, ist dieses Buch wichtig, weil es ihn einer Situation gelassener entgegensehen läßt, die jeden Tag eintreten kann.» *Erik Verg, Hamburger Abendblatt*

«Der Autorin ist es mit diesem Buch gelungen, ein Stück Gesundheitsaufklärung zu leisten, die weder belehrend noch langweilig ist. Hier erfährt man mehr über Krebs als in naturwissenschaftlichen Abhandlungen. Und man erfährt auch, daß man diese Krankheit in vielen Fällen bessern, oft sogar überwinden kann. Das Buch kann dazu beitragen, die weitverbreitete Angst vor dem Schreckgespenst Krebs ein wenig zu mildern.» *Doris Gothe, Deutsche Welle*

Reinhard Tausch / Anne-Marie Tausch

Wege zu uns und anderen

Menschen suchen sich selbst zu verstehen
und anderen offener zu begegnen
rororo sachbuch 8403

Ein Buch, das Mut macht, die Verantwortung für sich selbst zu übernehmen, offene und angstfreie Kommunikation zu leben.

Anne-Marie Tausch / Reinhard Tausch

Sanftes Sterben

Was der Tod für das Leben bedeutet
368 Seiten. Kartoniert

«Das Buch ist allen, die Schwerkranke und Sterbende betreuen und begleiten, sehr zur Lektüre zu empfehlen. Es bietet viele Anregungen und zeigt Wege auf, mit sich selbst in dieser Situation besser umgehen und so auch den Sterbenden gut begleiten zu können.»

Deutsche Krankenpflegezeitschrift

Rowohlt

Spencer Johnson

Eine Minute für mich

Deutsch von Lieselotte Mietzner

128 Seiten. Gebunden

Prof. Dr. Carl Rogers, einer der Gründerväter der Humanistischen Psychologie, sagt über Spencer Johnsons neues Buch:
«Dieses so ganz schlicht und einfach erzählte moderne Gleichnis vermittelt tiefe psychologische Einsichten, die vielen Menschen das Leben erleichtern und verschönern können.»

Dieses Buch lohnt sich. Es schenkt Ihnen:
- ein sicheres Gefühl für innere Ruhe und Gleichgewicht
- bessere Beziehungen zu anderen Menschen im Beruf und zu Hause
- mehr Energie und eine positive Ausstrahlung
- weniger Ärger und Hektik bei der Arbeit und im Privatbereich
- ein erfrischendes Gefühl von Vitalität und Kreativität.

Rowohlt

Robin Norwood

Wenn Frauen zu sehr lieben

Die heimliche Sucht, gebraucht zu werden

Deutsch von Sabine Hedinger

352 Seiten. Broschiert

Briefe von Frauen, die zu sehr lieben

Betroffene machen Hoffnung

Deutsch von Jürgen Peter Krause und Karin Petersen

416 Seiten. Broschiert

«‹Wenn Frauen zu sehr lieben› ist unter deutschen und amerikanischen Frauen zu einem Kultbuch der Lebenskorrektur geworden.»

Der Spiegel

«Der Band ‹Wenn Frauen zu sehr lieben› wurde zum Millionenseller, avancierte zum ‹Kult-Buch› und löste einen wahrhaften Psycho-Boom aus. Und sofort nach der Publikation brach eine Brieflawine los, der die Autorin nur in einem weiteren Buch Herr, resp. Frau werden konnte. So entstand ‹Briefe von Frauen, die zu sehr lieben›. Das ist aber nicht einfach eine Ansammlung von Betroffenheitsergüssen. Die Autorin hat selektiert, gebündelt und in einfühlsamen, verbindenden Textpassagen eine bereichernde Form des Dialogs in Szene gesetzt.» *Prinz*